临床老年口腔医学

陈作良　陈宏柏　朱友家　主编

厦门大学出版社

编写人员

主　编：陈作良　　陈宏柏　　朱友家

副主编：王万春　　官玉芹　　程晓华

编　者：（按姓氏笔画顺序排列）

　　　　王万春　潍坊医学院附属口腔医院·青岛市口腔医院

　　　　尹　路　厦门医学高等专科学校附属口腔医院·厦门市口腔医院

　　　　邓末宏　武汉大学附属口腔医院

　　　　邓冠红　厦门医学高等专科学校附属口腔医院·厦门市口腔医院

　　　　朱友家　武汉大学中南医院

　　　　陈作良　厦门医学高等专科学校附属口腔医院·厦门市口腔医院

　　　　陈宏柏　厦门医学高等专科学校附属口腔医院·厦门市口腔医院

　　　　官玉芹　厦门医学高等专科学校附属口腔医院·厦门市口腔医院

　　　　林　晨　武汉大学口腔医学院博士研究生

　　　　徐东伟　厦门医学高等专科学校附属口腔医院·厦门市口腔医院

　　　　章和平　厦门医学高等专科学校附属口腔医院·厦门市口腔医院

　　　　黄文霞　厦门医学高等专科学校附属口腔医院·厦门市口腔医院

　　　　程晓华　广东省口腔医院·南方大学附属口腔医院

　　　　韩阳平　福建医科大学口腔医学院硕士研究生

序

随着科技的进步和卫生保健事业的发展,人口的寿命普遍延长,老年人占全人口的比例正在增长,人口老龄化已引起各国广泛的关注。我国人口老龄化的速度也很快,到1999年9月我国60岁以上的老年人已占人口总数的10%,进入了老年人口型的国家。2005年我国老年人已达到1.44亿,是世界上老年人口最多的国家。

老年口腔医学是一门新兴的学科,也是较活跃的一个学科。有许多待开发的领域,有良好的发展前景。

口腔疾病是老年人的常见病和多发病,老年人占总人口的比例虽然不高,但在口腔科的就诊患者中占有较高的比例。随着氟化物在全球的广泛应用及各种口腔保健措施的普及,儿童及成年人的口腔疾病明显下降,以至在一些国家造成牙医过剩,而老年人的口腔疾病仍有上升的趋势。许多国家的口腔工作者从市场需求的角度已把重点转向老年口腔医学。我国的老年口腔医学发展也很快,一些口腔医学院校设立了老年口腔医学的课程,很多口腔医院建立了老年口腔科。各口腔杂志发表的有关老年口腔医学的论文逐年增加,很多口腔医生开始对这一学科产生兴趣。

欣喜看到了又一本有关老年口腔医学的书籍出版,说明我国的老年口腔医学正在引起广大口腔医务工作者和社会的重视,也证明我国的老年口腔医学自1985年以来取得了长足的发展。

该书全面展现了近年来老年口腔医学的研究成果,系统地描述了老年口腔医学的基础理论和临床特点。该书有两个显著的特点:一是基础理论部分描述全面,对衰老的理论、全身各系统和口腔局部组织器官的增龄性变化的特点作了较深刻的阐述,而且篇幅恰当。二是突出了临床特色。全书对老年口腔疾病的临床特点与诊疗特殊性进行描述,观点鲜明,重点突出。是从事口腔医学临床、教学和科研工作者一本较好的参考书。

我是1985年在武汉举办的全国第一届老年口腔医学研讨会上认识该书主编陈作良教授的,他在会上报告了论文,给我留下了很深的印象。他还是在北京举办的全国老年口腔医学学习班的首批学员。我还曾为他联系去丹麦留学,遗憾的是因种种原因未能成行。陈作良教授一直致力对老年口腔医学的临床研究,取得了很大成绩。该书既是他个人潜心专修的结果,也反映了我国老年口腔医学近十年来的研究成果。希望有更多的专业工作者和社会关注老年口腔健康,为发展和繁荣我国的老年口腔医学共同努力!

栾文民

2010年11月

编者按

随着社会进步和卫生保健水平的提高,老年人口所占人口比重逐年递增。人口老化日益凸显,令世人瞩目。而老年人口腔健康问题尚未引起足够重视。愿以此拙作与同道交流维护老年口腔健康数十年的心得,为规范老年人口腔健康保健与疾病防治尽绵薄之力!

本书分十三章,涵盖了老年口腔医学各方面的内容,重点在临床特点和诊治特殊性,以此来突出该书的"临床"特色。用近四分之一的篇幅对人体衰老发生的基础理论和全身各系统衰老的特征以及口腔各组织器官衰老的生物学基础,进行了简要的叙述。把近年来学者们的研究成果和前人的经验相融合,提炼出老年口腔医学的理论基础,突出了该书的学术特色。因而该书既适用于以临床为主的基础口腔医学工作者,也可作为高等学校从事口腔医学临床、教学、科研三结合的口腔医学工作者的参考书。

本人自1986年在北京医院参加全国首次老年口腔医学学习班开始入门这一学科,几十年来一直关注这方面的研究进展,并在日常工作中积累老年口腔医学的诊治特点,所以该书临床特色突出,但因我才疏学浅,难免会出现学术观点的偏差,甚至错误也在所难免。在此,希望广大读者能宽容、理解、批评和指正。我代表参与该书的其他编者一并致以真诚的感谢!

此书的出版,使我长嘘一口气,几十年勤勤恳恳在老年口腔医学上的学术研究与临床实践终于结出了果实。这也得益于李辉奉、栾文民等导师们的谆谆教诲,得益于我国口腔事业的蓬勃发展。

此书的出版,也让我了了一个"心愿",我要将此书作为我母亲百岁寿诞的礼物。我九岁丧父,母亲一手把我拉扯大,其恩天高地厚,但我亲眼目睹了我母亲深受口腔疾病折磨。我少年时,母亲被牙疼折磨得夜不能寝,白天又必须下田劳作,有时甚至晕倒在田头;真正感受到了"牙痛不是病,痛死无人问"的痛苦与无奈。大学毕业时,已六十六岁的母亲全口仅剩下残冠、残根和松动牙,在湖北医科大学口腔医院工作的我本想指望拔除病牙后,可以义齿修复,让她享有口腔健康的快乐!哪知道让我院的镶牙教授给她精心修复的义齿怎么也不适应。从六十六岁到八十岁,断断续续镶了八次,没有一次能让她把义齿使用下去。刚开始她满心欢喜去镶,不久就弃之不用。而她从六十六岁一直健康地活到了今天(九十九岁),几十年来就靠当时我给她治疗留下的上下各一的两个磨牙残冠(留作镶牙固位的牙)咀嚼。我悔,当时如果有一点老年口腔医学知识,我母亲不至于仅靠两颗残牙生活了近四十年。但也给了我一个启示,老年人口腔只要有一个咀嚼功能区就能维持生命所需的全部营养。这就是老年口腔医学内容之一,镶牙要赶早,迟了不适应。有条件的能早期修复出四个功能区更好,没有条件的能保住一个功能区也行。愿天下的母亲、父亲们口腔都健康!

陈作良

2010.11.15

目 录

序
编者按

第一章 概论 ………………………………………………………………… 1

  第一节 研究老年口腔医学的意义 ………………………………………… 1

    一、随着人口结构的改变,老年的口腔保健越来越受重视 …………… 1

    二、口腔病为老年人的常见病和多发病 ………………………………… 1

    三、口腔保健水平的不断提高,使老年口腔疾病出现一些新特点 …… 2

    四、老年人的口腔疾病可成为全身重要脏器疾病的起因 ……………… 2

  第二节 老年口腔医学的发展概况 ………………………………………… 2

    一、国外研究状况 ………………………………………………………… 3

    二、国内研究概况 ………………………………………………………… 4

  第三节 老年口腔医学的名称及定义 ……………………………………… 6

  第四节 老年口腔疾病的特点 ……………………………………………… 8

    一、老年口腔疾病的定义 ………………………………………………… 8

    二、老年口腔病患者的心理学特点 ……………………………………… 8

    三、老年口腔的生物学特点 ……………………………………………… 9

    四、老年口腔疾病的特殊性 ……………………………………………… 11

第二章 衰老的生物学基础 ……………………………………………… 13

  第一节 衰老学说 …………………………………………………………… 13

    一、衰老的遗传安排学说 ………………………………………………… 13

    二、衰老的损伤消耗学说 ………………………………………………… 14

  第二节 衰老的不同水平 …………………………………………………… 18

    一、整体水平的增龄性变化 ……………………………………………… 18

    二、组织与器官水平的增龄性变化 ……………………………………… 18

    三、细胞水平的增龄性变化 ……………………………………………… 19

    四、分子水平的增龄性变化 ……………………………………………… 19

第三节　生物的衰老过程 …………………………………………… 19
　第四节　衰老生理学 ……………………………………………… 20
　　一、整体生理性衰老 ……………………………………………… 20
　　二、皮肤系统的生理性衰老 ……………………………………… 23
　　三、感觉的生理性衰老 …………………………………………… 25
　　四、呼吸系统的生理性衰老 ……………………………………… 26
　　五、血液循环系统的生理性衰老 ………………………………… 28
　　六、消化系统的生理性衰老 ……………………………………… 29
　　七、神经系统的生理性衰老 ……………………………………… 31
　　八、内分泌系统的生理性衰老 …………………………………… 33
　　九、泌尿系统的生理性衰老 ……………………………………… 35
　　十、生殖系统的生理性衰老 ……………………………………… 37
　　十一、运动系统的生理性衰老 …………………………………… 38
　　十二、免疫系统的生理性衰老 …………………………………… 39
　第五节　期望寿命 ………………………………………………… 39
　　一、中国居民平均预期寿命 ……………………………………… 40
　　二、实际可能寿命 ………………………………………………… 41

第三章　老年口腔医学的生物学基础 …………………………… 45
　第一节　牙体组织的增龄性变化 ………………………………… 45
　　一、釉质 …………………………………………………………… 45
　　二、牙本质 ………………………………………………………… 46
　　三、牙骨质 ………………………………………………………… 47
　　四、牙髓 …………………………………………………………… 47
　第二节　牙周组织的增龄性变化 ………………………………… 48
　　一、大体观 ………………………………………………………… 48
　　二、组织结构变化 ………………………………………………… 49
　　三、胶原合成和物理性状的变化 ………………………………… 49
　　四、牙周韧带宽度的增龄性变化 ………………………………… 49
　　五、牙槽骨 ………………………………………………………… 50
　第三节　口腔黏膜的增龄性变化 ………………………………… 50
　　一、大体观 ………………………………………………………… 51
　　二、口腔黏膜的增龄性变化 ……………………………………… 51

三、黏膜和皮肤下结缔组织的增龄性变化 ………………………… 51
四、上皮细胞的增殖与更新 ………………………………………… 52

第四节 唾液腺及唾液分泌的增龄性变化 …………………………… 55
一、唾液腺的生理解剖及功能 ……………………………………… 55
二、唾液腺及唾液的增龄性变化 …………………………………… 59

第四章 老年口腔病的病史收集与口腔检查的特殊性 …………… 62
第一节 病史收集 …………………………………………………… 62
一、问诊顺序 ………………………………………………………… 62
二、问诊方法 ………………………………………………………… 63
三、视诊 ……………………………………………………………… 63
四、全面收集证据,明确主次诊断 ………………………………… 63
五、口腔检查 ………………………………………………………… 63

第二节 病历书写 …………………………………………………… 64
一、局部个别牙治疗的病历书写 …………………………………… 64
二、老年口腔病人表格式病历 ……………………………………… 66

第五章 牙体牙髓疾病 ………………………………………………… 68
第一节 非龋性疾病 ………………………………………………… 68
一、楔状缺损 ………………………………………………………… 68
二、牙隐裂 …………………………………………………………… 70
三、磨损 ……………………………………………………………… 72

第二节 龋病 ………………………………………………………… 75
一、冠部龋 …………………………………………………………… 75
二、根面龋 …………………………………………………………… 78

第三节 牙髓病 ……………………………………………………… 80
第四节 根尖周病 …………………………………………………… 84

第六章 牙周病 ………………………………………………………… 101
第一节 概况 ………………………………………………………… 101
一、我国老年人牙周病状况 ………………………………………… 101
二、老年牙周病的特点 ……………………………………………… 101
三、老年牙周病的防治 ……………………………………………… 103

第二节 龈病 ………………………………………………………… 104
一、牙龈炎 …………………………………………………………… 104

二、牙龈增生 …………………………………………… 106

三、牙龈退缩 …………………………………………… 108

第三节　牙周炎 …………………………………………… 109

一、老年人牙周炎的概况 ………………………………… 109

二、老年人牙周炎的发病因素 …………………………… 110

三、老年人牙周病的临床特点 …………………………… 113

第七章　口腔黏膜疾病 …………………………………… 121

第一节　老年人口干症 …………………………………… 121

一、系统性疾病引起的老年人口干症 …………………… 121

二、涎腺局部疾病引起的口干症 ………………………… 123

三、老年人继发性口干症 ………………………………… 126

四、放射性口干症 ………………………………………… 128

第二节　老年人口面感觉异常 …………………………… 130

一、异常口味 ……………………………………………… 130

二、口腔异常感觉 ………………………………………… 131

三、感觉障碍 ……………………………………………… 136

第三节　口腔恐癌性疾病 ………………………………… 141

一、慢性口面部疼痛性疾病 ……………………………… 141

二、慢性炎性疾病 ………………………………………… 142

三、良性肿瘤和瘤样病变 ………………………………… 143

第四节　口腔癌前病变 …………………………………… 144

一、口腔白斑 ……………………………………………… 145

二、口腔红斑病 …………………………………………… 151

三、口腔扁平苔藓 ………………………………………… 152

四、盘状红斑狼疮 ………………………………………… 157

五、褥疮性溃疡 …………………………………………… 161

第八章　老年人的颌面部疼痛 …………………………… 163

第一节　概述 ……………………………………………… 163

一、疼痛的定义 …………………………………………… 163

二、疼痛的机理 …………………………………………… 163

三、头面部疼痛的分类 …………………………………… 165

第二节　急性口面部疼痛 ………………………………… 166

  一、三叉神经痛 ································ 167

  二、舌咽神经痛 ································ 172

  三、颞下颌关节紊乱综合征 ···················· 174

 第三节　慢性口面部疼痛 ······························ 175

  一、慢性口面疼痛综合征 ························ 175

  二、灼口综合征 ································ 176

  三、舌痛症 ···································· 178

第九章　老年人常见的口腔颌面外科疾病诊疗特点 ············ 180

 第一节　老年人拔牙的特殊情况处理 ······················ 180

  一、老年人拔牙适应证 ·························· 180

  二、患有各种系统性疾病的老年患者拔牙的注意事项 ····· 181

  三、老年人拔牙的心理治疗 ······················ 183

  四、老年人拔牙的术中要点 ······················ 184

  五、老年人拔牙的术后注意事项 ·················· 186

 第二节　老年口腔病人住院治疗特点 ······················ 187

  一、老年住院病人的心理特点 ···················· 187

  二、老年住院病人的护理特点 ···················· 190

  三、术前准备 ·································· 192

  四、麻醉注意事项 ······························ 193

  五、老年人输血补液问题 ························ 194

  六、术后观察要点 ······························ 196

 第三节　老年人口腔颌面部外伤的治疗特点 ················ 197

  一、外伤的临床与治疗一般特点 ·················· 197

  二、软组织外伤的临床与治疗特点 ················ 198

  三、骨外伤的临床与治疗特点 ···················· 199

 第四节　老年人常见的口腔颌面部肿瘤的治疗特点 ············ 204

  一、良性肿瘤 ·································· 204

  二、恶性肿瘤 ·································· 207

 第五节　老年人口腔急性感染的临床与治疗特点 ·············· 212

  一、颜面部疖、痈 ······························ 212

  二、颜面部间隙感染 ···························· 213

  三、急性化脓性颌骨骨髓炎 ······················ 215

第六节 老年人涎腺疾病的临床与治疗特点 216
　一、概述 216
　二、老年人的涎腺疾病 220

第十章　老年人口腔修复 234

第一节　老年人失牙后的生物学变化 234
　一、老年人局部组织的增龄性变化 234
　二、老年人全身生理的增龄性变化 236

第二节　老年人失牙后的修复类型选择 237
　一、老年口腔修复前的口腔准备 237
　二、修复体种类的选择 238

第三节　老年人口腔修复的设计原则 242
　一、义齿设计应与牙周组织的支持能力相适应 242
　二、义齿设计要适合口腔解剖生理特点 243
　三、重视老年患者修复的特殊要求 244

第四节　可摘局部义齿修复 245
　一、老年人可摘局部义齿的适应证 245
　二、老年人可摘局部义齿的设计原则 245
　三、老年人可摘局部义齿的修复特点 246

第五节　固定义齿修复 247
　一、设计原则 247
　二、老年人固定修复特点 248

第六节　覆盖义齿 250
　一、老年人覆盖义齿的修复原理 250
　二、老年人覆盖义齿的设计原则 251
　三、老年人覆盖义齿的修复特点 253

第七节　老年全口义齿修复 254
　一、全口义齿的设计原则 254
　二、修复前硬组织的准备与治疗 255
　三、老年人全口义齿制作要点 257
　四、平衡的建立 259

第八节　老年口腔种植义齿修复 260
　一、老年人种植修复特点 261

二、设计要点 261

第十一章 老年人的正畸治疗问题 264

第一节 老年人错𬌗畸形的原因 264
一、先天发育的一些错𬌗畸形到了老年时会显得更突出 264
二、牙周疾病所致的牙齿移位 264
三、个别牙移位 264

第二节 老年人错𬌗矫治适应范围 265
一、牙间隙过大 265
二、错位牙 265
三、错𬌗畸形 266

第三节 老年人正畸治疗的适应证及矫治方法 266
一、老年人正畸的特点 266
二、适应证 267
三、老年人正畸治疗的特殊考虑 267
四、老年人正畸治疗的步骤 268
五、矫治方法 268

第四节 老年人错𬌗畸形正畸治疗应注意的问题 269
一、患者的口腔卫生 269
二、患者余留牙的健康状况 269
三、患者的全身状况 269
四、患者的经济状况 269
五、患者的心理状况 270
六、患者的家庭状况 270

第五节 正畸治疗前的准备 270
一、心理准备 270
二、口腔卫生准备 270

第十二章 老年人的口腔预防保健 272

第一节 老年人日常的口腔自我保健 272
一、养成良好的口腔卫生习惯,掌握正确的牙齿保健方法 273
二、纠正不良的口腔卫生习惯和生活方式 279
三、合理膳食 279
四、消除影响口腔卫生的不利因素 280

五、定期口腔健康检查…………………………………………………280
　　六、老年人自检方法……………………………………………………280
　第二节　社会和行政卫生部门可实施的措施………………………………281
　　一、口腔卫生宣传………………………………………………………281
　　二、社区牙病预防保健…………………………………………………285
　　三、老年口腔健康保健的政策支持……………………………………288
　　四、成立老年口腔病防治院所…………………………………………290

第十三章　老年人口腔流行病学……………………………………………292
　第一节　老年人口腔流行病学意义…………………………………………292
　　一、提供老年人口腔疾病和健康状况流行因素的资料………………292
　　二、提供老年口腔疾病预防、早期诊断、早期治疗的系统评价………293
　　三、提供卫生决策和评估的依据………………………………………293
　第二节　老年口腔流行病状况及特点………………………………………293
　　一、老年人常见口腔疾病流行特征……………………………………293
　　二、老年人常见口腔疾病相关因素……………………………………296
　第三节　老年口腔健康状况调查……………………………………………298
　　一、抽样调查方法………………………………………………………298
　　二、样本含量……………………………………………………………300
　　三、测量老年人口腔常见疾病流行情况常用指数和标准……………301
　　四、总结资料……………………………………………………………304

参考文献……………………………………………………………………307

第一章 概 论

第一节 研究老年口腔医学的意义

在本书开篇,请让我们引用一些数据来说明写作本书的必要性和紧迫性:1830 年,我国 3 个新生儿中仅有 1 个能活到 60 岁以上,而现在 10 个新生儿中有 8 个可以活到 60 岁以上。1920 年,一个 10 岁的少儿仅有 40% 的机会拥有祖父母及外祖父母中的两个,而今却有 80% 的机会。我国解放前人平均寿命为 35 岁,1957 年为 56 岁,1987 年为 69 岁,老年人口仅占全国总人口的 8%,2004 年人均寿命 72 岁,到 2009 年我国人口平均寿命 73.05 岁,其中男性 71.3 岁,女性 74.8 岁。我国老年人口达到 1.6714 亿,占人口总数的 12.5%,已步入老年化社会,因而,科学、系统、全面地研究老年学、老年医学、老年口腔医学势在必行。

一、随着人口结构的改变,老年的口腔保健越来越受重视

随着现代化科学技术和卫生保健事业的飞速发展,人的寿命大幅增长,人口分布的结构发生了改变,老年人占的比例逐年增加,所以,人口老龄化已成为当今世界普遍存在的重大社会问题。例如,丹麦 1980 年老年人口占 20%;日本老年人增长迅速,2000 年老年人已占人口总数的 20%;我国到 2025 年,老年人口将占总人口的 20%。口腔保健直接影响老年人的饮食、消化、衰老及心理健康等一系列问题,老年人的口腔保健越来越受到重视并被提上议事日程。

二、口腔病为老年人的常见病和多发病

丹麦的调查表明,老年人的龋患率为 90%,2/3 的老年人患有牙周病,而 1/3 的老年人牙周病需要治疗。我国的调查也表明,老年人的龋患率为

86.17%(不包括静止龋),根面龋占52.30%,缺牙老人占老年人口的90%以上。2005年第三次全国口腔健康流行病学调查报告显示:65～74岁老年人龋患率为98.4%,龋均为14.65颗;根龋的患病率为63.6%,龋均为2.74颗。研究资料表明,龋病、牙周病及缺牙等常见的口腔疾病老年人患病率相对较高。

三、口腔保健水平的不断提高,使老年口腔疾病出现一些新特点

过去无牙颌(edentulism)曾经是老年化的标志,而无牙颌已急剧下降。据统计1957—1983年,美国65～74岁人口的无牙颌从55.4%下降到34.1%。1971年瑞典一次调查也表明,2/3的老年人为无牙颌,1/3的老年人有天然牙齿存留,10年后的1981年调查结果正好相反,1/3的老年人为无牙颌,而2/3的老年人有天然牙存留。2005年我国调查65～74岁老年人平均存留牙数为20.97颗,牙齿缺失率为86.1%。这些调查结果显示:随着科学技术、口腔医疗技术发展及人类文明的进步,老年人口腔中存留的天然牙逐渐增多,使龋病、牙周病的发病机会增加。加之口腔的增龄性变化,使老年人的口腔病治疗变得更为复杂并独具特点。而且老年人的全身情况及心理状态均与青壮年不同,所以对老年人的治疗必须具备老年口腔医学的知识和经验。

四、老年人的口腔疾病可成为全身重要脏器疾病的起因

不良的口腔卫生和慢性的牙齿疾病,往往会引起全身其他系统的疾病。营养的吸收与消化,也因咀嚼功能丧失而受到影响。另外,因不全咀嚼和湿润不均而引起窒息(asphyxiation)的情况也常有发生。再如牙源性感染引起的颌面部感染、细菌性心内膜炎、肾脏疾病等系统性疾病也不鲜见。因而,口腔疾病与老年人的全身健康和长寿有着密切关系。

第二节 老年口腔医学的发展概况

老年口腔医学是老年医学和口腔医学的一个分支,其研究发展史与老年医学和口腔医学的发展息息相关。

为寻求长生不老之术,我国2 400多年前的《黄帝内经》对养生之道就有较详细的论述。国外较我国要晚些,希腊、埃及、印度、巴比伦等国均有自己的

传统养生方法。对于老年医学的现代研究始于20世纪早期。作为一门独立的学科，老年口腔医学发展更晚，大约开始于20世纪80年代，主要是临床口腔医学的研究。

一、国外研究状况

美国Naschar于1909年提出Geriatrics(老年医学)名称，并在1941年写了 *Text of Geriatric* 一书。苏联Mey是该国研究长寿最早的学者，1908年著《寿命延长》一书，并提出大肠中毒的衰老学说。20世纪50年代，欧、美、日本先后成立了老年学会或老年医学会，出版专著、杂志，开设老年科、老年门诊、老年病房，在医学院校、护校开设老年医学课程。60年代匈牙利、荷兰、法国等先后建立了老年研究中心。

1974年，美国成立了国家老年研究所(National Institute of Aging, NIA)，成为国家卫生研究所的重要组成部分。该所每年研究课题600多个，设四个研究部门：(1)生物学研究及临床医学部，包括分子细胞生物学、老年临床生理学、老年病学等。(2)行为科学研究部，包括老年心理学、老年社会精神学、社会变化中的老年人、老年人与社会措施等。(3)流行病学部，包括人口统计及生物统计学部(即寿命预测)。(4)老年学研究中心，包括临床生理学及行为科学实验室、分子及细胞生物学实验室、分子衰老实验室、神经科学实验室。

1977年，在美国佛罗里达州的迈阿密城召开了一次老年医学的专题学术讨论会，总结出版了 *The Theoretical Aspect of Aging* 一书，该书是近代有关衰老理论的专著。

日本因为老年人口增长迅速，对老年医学的研究很活跃。1963年正式制定《老人福利基本法》，规定全国70岁以上的老人均可享受免费医疗；东京已提前到65岁。国家鼓励社会团体或个人以各种形式建立老人养育院、老人之家、老人院。老人院(日托式)可以得到政府的资助。1972年国家大量投资建立东京养育院，该院规模大，设备完善，临床科研配合默契，建院以来成绩显著，论文多，学术活跃，在国际上享有较高声誉。其附属医院是日本最大的老人医院，收治65岁以上老人，尸检率高达84.6%。同年建造的东京都老人综合研究所为日本规模最大、学科较全的老年研究所，设11个学部31个研究室，研究课题均围绕衰老问题。

英国、丹麦、荷兰、瑞典等国也都非常重视老年医学。其中，英国的老年医学发展最早，始于20世纪50年代，其发源地是格拉斯哥，目前研究工作主要侧重于临床分析、生理性研究、协作性调查研究及衰老机理的研究。在格拉斯哥有以著名的 Anderson 教授而命名的老人之家。其他发达国家对老人问题均普遍重视，老年人的福利措施完善，老年医学均取得了较大的成就。

近年来，作为老年医学的一个重要分支，老年口腔医学已发展成为一门独立的学科，而且越来越受到广泛重视。老年牙科学最先是在美国和欧洲发展起来的。这些国家在 20 世纪 80 年代初期相继成立了老年牙科协会。1984 年在巴黎召开了第一届国际老年牙科学术会议，同年，成立了国际老年牙科协会（Assoiation of International Gerodentics，AIG）。1986 年在新加坡召开了第二届国际老年牙科学术会议，有 22 个国家的 400 名代表参加，栾文明代表我国出席了会议。

美国、英国、丹麦、瑞典的牙科学院先后开设了老年牙科学课程。以丹麦奥胡斯市皇家牙科学院为例，从 1982 年开始正式为四五年级的学生开设老年牙科学课程，共有 37 个学时讲课，5 次分组讨论，60 小时的实习。奥胡斯皇家牙科学院还设有老年口腔科，招收老年医学研究生，并设有老年门诊。欧美许多国家正相继开设老年口腔医学课程。目前发展老年口腔医学的方向还是"两条腿走路"：从事老年口腔医学的人员目前虽然还为数不多，但增加较快；另一部分主要靠口腔各科的人员在各自领域中从事一些有关老年口腔医学的研究，如口腔外科的专家研究老年人口腔外科疾病与治疗。此外，一些专业杂志也纷纷创立，如由丹麦出版的专门研究牙髓病的老年牙科学杂志 Gerodentics《老年牙病学》和美国出版的 Gerodontology《老年牙科学》。

二、国内研究概况

我国以现代医学方法研究老年医学始于 20 世纪 50 年代中期，主要进行老年病人临床研究、流行病学调查及衰老变化的实验室研究。1964 年，中华医学会在桂林召开第一届全国老年学和老年医学学术会议，并制定了老年学十年科研规划，后因十年动乱而停顿。1978 年，各地相继成立了老年医学学会等学术组织。1981 年，在贵阳召开了第二届老年医学学术会议，收到论文 450 多篇，正式成立了中华医学老年医学会。1982 年创建《中华老年医学杂志》，并相继建立了 30 多个老年医学研究机构，几乎各省市均建立了老年医学分会，在一些综合医院、医学院或老年医学研究所均配备了专业人员，从事老年医学研究。1985 年，上海建立了我国第一座老年医院。我国目前对老年医学的研究主要集中在五个方面：

(1)流行病学调查。1979年,广州、武汉、广西联合组成考察队,到广西巴马县的五个公社对90岁以上老人进行了全面系统的调查。随后各地均开展了对老人的社会、健康等调查,对地理环境、微量元素、卫生营养、生活习惯、劳动、遗传及社会因素与长寿的关系进行了研究,统计分析了老年常见病的发病和转归。各地还建立了防治和观察点,进行前瞻性长期纵向观察。通过分析,发现环境和社会因素对长寿有明显影响。此外,遗传因素也起重要作用,在长寿老人中,60%有长寿家族史。

(2)临床研究,重点多为内科。通过对老年病的临床表现、诊断依据及防治措施进行了研究。研究表明,同样疾病老年人和青年人在临床表现、诊断治疗上的差异很大。还开展了对老年人无创伤性检查的研究。在中西医结合上也进行了不少工作。1982年召开了中西医结合研究与防治老年病会议,总结了不少这方面的经验。

(3)测定老年人生理参考值。老年人生理参考值是通过对健康老人的健康普查获得的。其测定的项目繁多,从身高、体重到心率、血压,从呼吸功能到神经传导检查,从X线检查到超声心动及其他专科检查。在实验室检查中,除血、尿常规外,还包括血糖、糖耐量、肝功能、血脂及免疫等多方面检查,由此获得了一整套老年人的健康生理参考值。

(4)衰老变化及衰老机制的研究。研究表明,长寿老人的血浆纤维粘蛋白随年龄增加。电镜研究也表明老年人的免疫细胞、免疫功能、免疫复合物存在变化。此外,对内分泌、微量元素的变化,衰老机制的动物实验,细胞培养及中医衰老的指标等也进行了研究。

(5)抗衰老的研究。根据一些影响衰老变化的因素或设想,进行抗衰老药物、健身运动、饮食营养、精神心理及生活方面的研究。中医中药在研究延缓衰老作用方面做了较多的工作。如用何首乌、补骨脂、生熟地黄对家蚕的生长、发育及寿命进行观察;用古方中成药对小白鼠正常骨髓细胞DNA合成抑制作用进行观察;从改变老人血浆粘度,增加老人血氧含量方面进行研究;用人参、鹿茸、灵芝、冬虫夏草、黄芪及地黄进行抗衰老的研究,均取得了较好的结果。此外,对传统的气功、太极拳的健身作用,通过对长期进行健身的老人进行各种生理功能检查,肯定了其延缓衰老的作用。

我国对老年口腔学的研究起步稍晚,但研究势头迅猛,发展迅速。1982年,我国派栾文民教授赴丹麦学习老年牙科,两年后回国。他积极开展工作,首先在北京成立了老年口腔病调查小组,调查前对小组成员进行统一标准的培训。调查小组整群抽样调查了北京市区和郊区的2 191名60岁以上的老年人,获得了许多有价值的资料,为我国老年口腔医学的研究开了先河,奠定了发展基础。

1986年初,栾文民代表我国出席了第二次国际老年牙科学学术会议,他的《北京2 191名老年人口腔健康调查》一文受到会议代表普遍好评。其数据资料得到专家认可,并被国外专家引用。在这次会议上,栾文民教授被选为国际牙科学会委员和国际老年牙科杂志编委。

1986年12月1—4日,由于栾文民的积极工作,以及韩琮琦及其他学者的支持,在湖北武汉召开了第一届全国老年口腔病专题研讨会。在这次会议上成立了中华医学会口腔科学会老年口腔医学组,组成了以韩琮琦为组长、栾文民为秘书兼委员的7人领导小组。这次会议无疑是我国老年口腔医学研究的里程碑,为我国深入开展老年口腔医学研究打下了基础。

1987年5月4—16日,由口腔科学会老年口腔医学组在北京医院组织举办了全国第一批老年口腔病学习班,邀请了丹麦的6名专家讲课。此次会议得到了卫生部和北京老年医学研究所的大力支持。老年口腔医学已引起口腔医学界的重视。

此后,我国老年口腔医学得到了蓬勃发展。2000年4月,在南京成立了中华口腔医学会老年口腔医学病专业委员会,每三年召开一次老年口腔医学学术会议。2002年,邱蔚六教授的专著《老年口腔医学》和刘洪臣的专著《老年口腔医学》相继问世;11月,由解放军总医院口腔医学教研室主办的《老年口腔医学杂志》创刊,刘洪臣担任主编。现在,我国的老年口腔医学在许多大专院校开设了课程。老年口腔医学有学术组织,有专门从事老年口腔医学的硕士、博士研究生及博士后研究人员。

第三节　老年口腔医学的名称及定义

老年医学又称老年卫生学(Geriatrics,是 geras = old age 加上 iatrice = surgery medicine),是研究人类衰老机理变化(衰老的特征、原因、过程、机制等)、老年病防治(包括推迟衰老和抗衰老的措施)以及社会医学的科学。研究领域包括遗传、生理、生化、病理、饮食、思维、心理、生活习惯、职业、生活环境、卫生条件等直接影响衰老的内外因素。

老年学又称衰老学、老人学（Gerontology，geron＝old man），是研究人类衰老背景、老人福利与健康及老年人的健康与社会学关系的学科。也可以说是研究人类衰老变化及有关问题的科学，是使老人在社会和家庭中安享幸福健康晚年的科学。其研究范围包括老年生物学、老年医学、老年心理学、老年社会学等。可见老年医学是老年学的重要组成部分，是现代医学的一门专门学科，是在老年人不断增加，寿命不断增长形势下发展起来的新兴学科。老年学和老年医学有着密切联系，不可孤立对待，老年医学不能脱离老年学而独立存在。

老年（elderly或aged），是指生命过程中组织器官走向衰老，生理功能走向衰退的阶段。

衰老（aging，senility，senescence），是一种渐进性的老年性变。英语中有多个词汇包含衰老的意思，但具体所指略有不同。aging是老年的渐变，是正常的衰老；senility属不正常的衰老；senescence有正常生理衰老之意，也有老态龙钟之意。

衰老是渐进的，影响衰老的因素很多。每个人的衰老进度不一，同一机制的各个器官的衰老变化也不一样，故"老年"只是个一般的概念，很难确定一个"老年"的界线。目前国内外对老年的划分往往只能以年龄为依据。有人认为elderly多指60～74岁，aged多指75岁以上（包括90岁以上）的长寿者（longevous）。

目前，我国elderly和aged二词通用，发达国家多以65岁以上者为老年。1980年，亚太地区老年学会议正式规定60岁以上为老年。在研究工作中，年龄组的计算以5年为一组，即60～64，65～69，70～74……以此类推，有人主张将75～90岁列为长寿期，也可不分，统称老年期。

老年口腔医学，又称老年牙科学，其英文名称常用的有Geriatric Stomatology，Oral Gerontology，Gerostomatology，Geriatric Dentistry，Gerodontology。1986年12月1—4日在武汉召开的"第一届老年口腔医学病专题讨论会"确定我国采用"老年口腔医学"（Geriatric Stomatology）的中英文名。老年口腔医学研究口腔组织的衰老过程和特点，研究老年口腔疾病的病因、病理、临床表现和诊断、治疗及预防，也涉及衰老的生物学、心理学、社会学、行为科学、人口学和哲学等许多方面。因此，对老年口腔医学的研究单凭口腔医学的知识是不够的，研究者必须具备老年口腔医学专业知识和其他关联学科的知识。

第四节 老年口腔疾病的特点

一、老年口腔疾病的定义

老年人口腔疾病(aged people's oral diseases)种类复杂,但到底哪些疾病可以定义为老年口腔病呢?依据老年口腔病的定义,目前较公认的观点,包括四类疾病:(1)老年人口腔特有的疾病,即在其他人群没有或偶发,如根面龋;(2)青壮年可以发生,但多见于老年期,如全口失牙、根折等;(3)老年人和青壮年都患有此类疾病,但其临床表现不同,如老年人牙周病以牙龈退缩为主,而青壮年则以牙周袋的形成为特征;(4)老年人和青壮年都患此病,但治疗方法上有差异,如牙髓疾病的变异干髓治疗、失牙的修复治疗、黏膜疾病的用药治疗等。以上四类疾病可以统称为老年性口腔疾病。

二、老年口腔患者的心理学特点

现代心理学将学习过程视为信息的获得和处理过程,信息获得即对信息加工和编码,信息处理为将信息从脑的某一结构传递至另一结构的过程。老年人在信息处理过程中,主动抑制过程减弱,并易出现干扰,因而学习效率降低。记忆过程包括感觉记忆(瞬时记忆)、初级记忆(短时记忆)及次级记忆(长时记忆)。人至老年期感觉系统退化,知觉广度变窄,致感觉记忆降低。因此,即使老年人牙体破坏大,但症状不明显,由于脑细胞丢失,致初级记忆轻度减弱。次级记忆即复杂编码过程,老年人对信息编码的分析及重新组织能力均较差。老年人的记忆过程(主要为信息提取和组织编码过程)有困难,致回忆能力下降。因此,对病史描述不清,缺乏逻辑性。有的老年人对过去很熟的人名字记不起来,但再认能力下降不明显。一般记忆与编码过程所需精力较大,再认过程所需精力较小。老年人的体力及精力均减弱,所以信息提取和编码受影响较大。随增龄因记忆力减退,概念形成逐渐困难,所以病史的叙述主次不清,需反复提示。解决问题须利用次级记忆中的知识,提出解决问题的策略,老年人受记忆减退的影响,使这种能力下降。老年人因工作记忆容量受限,所以逻辑推理也减弱。增龄对情感状态的影响有两种观点:一种认为人至老年期对消极情感的感受性强,如对忧郁、焦虑、孤独感受性强,有的表现为缺乏感情且迟钝,对医生缺乏信任感;另一种认为老年人除生理功能改变外,情感状态与中、青年无明显差异。个性即心理学的人格,指一个人不同于其他人的全部心理特征的总和。个性包括性格、兴趣、爱好、倾向性、价值观等。横断方法研究提示老年人个性结构稳定不变,但易回顾及沉思,倾向内心世界。纵向研究提示个性如反应性、适应性和自信心仍持续稳定,但活动性、反应性、自我控制能力下降,往往对医护人员提供的服务不满意,喜欢自以为是,甚至要求医师按他的要求进行治疗,否则,视为不尊重老人。

三、老年口腔的生物学特点

衰老是一种正常的生理过程,决定于遗传、生物、心理及社会的各种因素的相互作用。衰老是一种必然的生物学过程。人类生长发育一般在20～25岁达到成熟期,有的器官如脑至30岁左右方达到成熟期。此时,身体的各种生理功能具有最发达潜力、最大功能储备及最大活力。此后,逐渐出现生物衰老,各种生物学效应逐渐降低(起初生物学衰老速度较缓慢,至老年期加快)。不同个体衰老速度差异较大,同一个体不同系统及器官衰老速度亦不相同。如面部肌群、颌骨、牙体的衰老在不同的个体表现不尽相同,同一个体内的牙体组织、牙髓、牙周组织衰老出现的时间及衰老程度亦不一致。这些差异与遗传、生活方式(饮食习惯、口腔卫生保健习惯)、营养、职业及体育锻炼等明显相关。

(一)口腔各种生理功能的改变

1. 下颌运动

下颌运动受三叉神经的调节,其协调受锥体外系纹状体的苍白球和小脑的影响。它受到三个因素的制约:①左、右颞下颌关节;②𬌗;③神经肌肉结构。第一个制约因素即双侧颞下颌关节是难以改变的;第二个制约因素在一定范围内人为地加以调整,通过修改𬌗面甚至重建,可改变应力在牙周膜上的分布,从而改变本体感受器传入的信号,间接地调节;第三因素即神经肌肉的反应,以致影响下颌运动。老年人牙𬌗面牙尖多为低平,其运动以水平向运动为主,其颞颌关节已适应了低平牙尖的运动。因此老年人镶牙时牙尖的恢复不要太尖锐,应做成低平牙尖的𬌗面形态。这样,老年人对假牙的适应性就更好。

2. 咀嚼功能

机体在一定时间内,对定量食物嚼细的程度,称为咀嚼效率。它是衡量咀嚼能力大小的一个重要生理指标。咀嚼效率受多种因素的影响,如:①牙齿的功能性接触面积。功能性接触面积越大,咀嚼效率越高。若𬌗关系异常,牙齿的大小、形态、数目、排列等不正常,牙体、牙列的缺损均可减少接触面积,而导致咀嚼效率降低。而老年人普遍存在牙体、牙列的缺损,咀嚼效率会显著降低。②牙周组织的健康状况。根外露、根分叉病变、牙周炎是老年人的常见病,无疑影响老年人的咀嚼效力。③颞颌关节疾患。由于失牙、牙体磨耗、缺损,从而导致𬌗接触发生改变,导致颞颌关节疾患,进一步影响咀嚼效率。因此,老年人的咀嚼效率普遍下降。

3. 吞咽功能

吞咽(deglutition,swallowing)为复杂的反射活动,它将食团从口腔经咽、食管输入胃内。吞咽包括一连串按顺序发生的环节,每一环节由一系列的活动过程组成。从吞咽开始至食物到达贲门所需的时间与食物的性状、人体的体位有关,液体食物约需3～4秒,糊状食物约需5秒,固体食物较慢,约需6～8秒,通常不超过15秒。对于老年人来讲,由于咀嚼效率下降,唾液分泌量减少,以及吞咽肌群老龄性变化,其吞咽速度有所减慢。老年人吞咽各种食团所需的时间无客观数据。

4. 语言功能

语言是一个复杂的神经反射和发音器官协调配合的过程。口腔既参与发音,也是语音的共鸣器官。因此,口腔的部分缺损或畸形必然影响言语功能。如老年人的牙列缺失,义齿修复使口腔容积缩小,均可影响语言功能。

5. 唾液功能

正常成人每天的唾液分泌量为1 000～1 500 mL,其中的绝大多数来自三对唾液腺。在无任何刺激的情况下,唾液的基础分泌为每分钟0.5 mL。少量健康老人的唾液分泌改变不大,但大多数老年人全身或口腔患有不同疾病而影响唾液的分泌功能。有的直接患有唾液腺疾病,使唾液分泌量急剧减少,因而使唾液的消化、润滑、清洁、杀菌和抗菌、稀释和缓冲等功能明显降低,使口腔内的牙体、牙周健康受到严重威胁。因此,对老年人唾液分泌量要多多关注。

6. 感觉功能

由于老年味蕾上的味觉细胞逐渐萎缩变性或坏死,而逐渐失去味觉。随着对其中一种味觉的丧失,老年人的饮食谱逐渐变窄,直至最后食之无味,食欲减退,加速衰老。其他的触压觉、温度觉、疼痛觉均有一定程度的减退。

(二)口腔内各器官和组织的形态改变

见第三章。

四、老年口腔疾病的特殊性

老年人的神经生理及全身生理状况的改变,使老年口腔病人对口腔疾病的认识和感受有不同程度的改变。如有的老年人尽管口腔的余留牙已松动,有龋坏,甚至有的龋坏已达牙髓,但没有像青壮年那样有症状明显的主诉,冷热刺激亦无明显酸痛。甚至有的没有几颗余留牙,其主诉也不是咀嚼功能下降来就诊。老年口腔疾病临床症状复杂交错,症状表现较轻,所以有时诊断困难,易发生误诊、误治,或漏诊、漏治。老年口腔疾病有如下特点:

(一)症状及体征不典型

牙齿经过一生的咀嚼,𬌗面均存在不同程度的磨耗,其中一部分牙牙本质已磨耗2/3,甚至已穿髓。此时病人仅感觉到咀嚼无力,而冷、热刺激不敏感,叩诊(±),有些楔状缺损已穿髓,病人也仅感到冷、热刺激痛,而无自发性疼痛。慢性牙髓炎主要表现为刺激性疼痛,很少有自发性疼痛。隐裂牙即使已累及牙髓,也仅表出为咬𬌗痛。三叉神经痛也多呈现非典型状况,无电击样疼痛,定位分界不清楚,有时与牙痛绞合在一起,给诊断带来困难。

(二)多种疾病同时存在

老年人口腔易同时患多种疾病,主要影响因素:①各种系统的生理功能相互联系密切,一个系统发生异常可导致另一系统异常。如糖尿病患者易影响牙周的健康,牙周炎症易出血,病人刷牙减少,又容易导致牙齿龋坏;由于糖尿病人长期服药,又可导致口腔黏膜苔藓样损害。②口腔的牙周、牙体疾病多为慢性过程,在其过程中当某一器官发生急性过程的改变时,其他器官也随之发生改变。如当一个慢性根尖周炎急性发作时,已存在的慢性牙周炎也跟随着呈现急性过程,形成牙周脓肿。③各种症状的出现率及损伤的累积效应随年龄增加而逐渐增加。如牙体的楔状缺损、𬌗面磨耗、牙周疾病均出现累积效应,即随年龄增加而发病率上升,损害亦加重。④多种牙体、牙周疾病并存。一种疾病掩盖另一种疾病或干扰原有疾病的症状,治疗了一种主诉症状的疾病后,原有"无症状"的疾病又表现出"症状",有一种水中按葫芦的感觉。⑤多种牙体和牙周疾病并存时,症状往往类似,鉴别诊断较为困难。如牙体敏感症可由多种疾病引起,因此治疗老年疾病要分清主次,循序渐进。

（陈作良）

第二章　衰老的生物学基础

衰老即老化,英文名称是 aging,是指老年的一种渐进性改变。衰老的确切定义很难下,因为不仅生物界,而且宏观的物体都存在衰老问题。一般而论,衰老标志着物体的功能、结构和分子运动发生了改变,但到底是哪种改变起主导作用对于非生物界有时是清楚的,而对于生物界的最高级的生命体——人,是很难研究清楚的。组成人体有九大系统,每个系统有许多器官,而组成每个器官的细胞形态、功能均有所不同,而且各系统、各器官、各细胞相互影响,这就使得对人的衰老的研究显得错综复杂。鉴于此,便产生了有关人体衰老的许多学说。

第一节　衰老学说

目前文献中有关衰老的学说很多,粗略统计有百余种,但基本上可归纳为两种相互对立的认识。一种认为,衰老是机体固有的随时间演进的退化过程的结果,即遗传决定论,或称遗传安排学说。另一种认为,衰老是机体结构随机损伤导致组织崩溃的结果,即损伤消耗学说。应该指出,这些学说实际上是在较粗浅的实验基础上的一种推论或一种假设,缺乏充分的事实根据,有一定的片面性。但假设往往是科研的前奏,近几十年来基础科学飞速发展,为验证这些假设创造了良好条件。

一、衰老的遗传安排学说

从动物死亡年龄的简单统计分析,可以绘制出各种动物在自然条件及在实验条件下的生命曲线,计算出平均寿命和最高寿命。各种动物有其特有的生命曲线,而且比较稳定。人们认为这一事实是寿命受遗传影响的根据之一。不同人群的生命曲线是不同的,即使客观条件差异巨大也不影响曲线的基本形态。医疗卫生事业的进步使人的平均寿命有了较明显的增长,但对最高寿命没有什么影响,表明最高寿命是受遗传特征支配的。

(一)"生物钟"学说

认为生物衰老是由遗传安排的,即生物的衰老是由机体中一种像时钟一样的机构控制的,认为人体中存在着控制衰老的遗传密码,体外培养细胞的实验支持这一假设。Hayflick 培养人肺组织的成纤维细胞,开始至死亡的分裂次数与被检查的年龄有一定关系:胎儿(50 ± 10)次,新生儿至青春期(30 ± 10)次,20 岁以上(20 ± 10)次。从 20 世纪 60 年代起,有不少对小白鼠多种器官组织进行移植的实验,如对皮肤、卵巢、前列腺、骨、肠管及子宫等都作过移植传代的研究。移植给幼鼠的皮肤组织可以连续传代存活 7 年,前列腺可在皮下存活 6 年而不出现组织学的异常。

(二)错误论和密码限制论

错误论和密码限制论即大分子合成错误论。认为白蛋白生物合成过程中均发生错误,导致产生错误蛋白,错误蛋白在体内不断积累后细胞代谢降低,从而出现衰老。

细胞所合成的蛋白类型取决于细胞可利用的遗传信息,为细胞密码类型所规定。对各种组织中的 tRNA 和 tRNA 合成酶类型的研究表明,这些分子某些结构成分在不同的生理过程中,如细胞分化、激素刺激及生长中是有变化的。有研究者发现,9 个月和 3 个月的大白鼠组织中提取的 tRNA 分子是不一样的。也有人认为 28 个月和 12 个月的小白鼠 tRNA 中的核苷并无不同。但不论是否有结构成分的变化,不同年龄细胞酶的类型上的复杂变化似乎和密码限制学说吻合。

密码限制论的要点是:有的氨基酸有一个以上的密码,如丝氨酸就有 6 个密码。年轻人或年轻动物能使用 6 个密码中的任何一个来合成蛋白质。老年人却只能使用 6 个密码中的一部分,不能使用代表氨基酸的各种密码,使合成所需的蛋白质减少或缺如,从而使细胞结构功能发生衰老改变。

二、衰老的损伤消耗学说

这类学说总的认为衰老不是由遗传安排的,即不是由遗传基因控制的,包括在这类学说中有许多见解,都强调机体在生命过程中受到了随机因素的影响而致机体衰老。有人打了一个比喻:1 000 只玻璃杯用普通包装,每年平均损伤20%,但如果改进包装,就可以降低消耗,人如果使用适当的抗衰老方法,器官功能下降的速率就会减慢,寿命就可以延长。支持此类学说的观点及实验有如下几种,扼要介绍如下:

(一)蛋白合成差错学说

20世纪60年代,Orgel认为从理论上推断,细胞在合成结构蛋白过程中完全有可能发生差错,包括插入氨基酸种类的误差和插入部位的误差。这种差错的发生率,据Orgel估计可以高达$1/10^4$。蛋白质合成差错的后果,一般并不严重,但如果发生在酶的活力中心,则可引起酶活力或特异性降低;如果发生在传递遗传信息的酶系,最后将造成有差错蛋白的大量积累,使细胞失去原有功能而死亡。

(二)体细胞突变学说

20世纪60年代初,随着放射生物学的蓬勃发展,衰老的体细胞突变学说也盛行一时。这一学说认为,体细胞也和生殖细胞一样,可以自发地发生突变,组织器官内有突变的细胞积累到一定数量,就将影响正常功能,一般表现为功能减退。有人强调指出,从概念上如果要把体细胞突变作为衰老基本机理,那么这些突变应该随时可以发生,而且不受染色体部位限制。假如由于细胞内某种改变物质的刺激造成细胞突变,从而衰老死亡,那么就应该把细胞内改变物质的排泄障碍(而不是细胞突变)看作是衰老的基本机理。

致突变物质与衰老的关系的研究早在20世纪60年代就开始了。1962年,有人用X射线对小白鼠做单次照射,结果表明寿命的缩短与照射剂量成正比,这似乎证明可以用人工改变的加速衰老来研究自然衰老的机理。但也有实验表明,某些化学改变物质虽可缩短寿命,但并不加速衰老;某些致病突变作用很强的物质,即使用量很大,也不明显地缩短寿命。可见人工改变衰老和自然衰老的关系,还有许多方面有待进一步研究。

(三)大脑伤害学说

血脑屏障学说认为,大脑受到血液中的毒质伤害后,人的脑细胞就会减少。因脑细胞数出生后就定了,随着年龄增长而逐渐减少,故设想神经系统伤害与个体衰老有着因果关系。巴甫洛夫认为,各种过分刺激使大脑皮层长期处于兴奋状态,强迫动物不断地担负力所不及的过度紧张,都会引起大脑细胞的萎缩和破坏,不能胜任调节细胞和器官的机能活动,从而使机体发生衰老现象。该学说的中心点就是,先有大脑神经细胞的减少,脑组织硬化、萎缩而导致机体的衰老。这一学说仍处于推论阶段。

(四)大肠中毒学说

该学说认为,肠内细菌产生的特殊物质引起慢性中毒,从而导致衰老。它认为这些物质主要在结肠部位产生,因此提出结肠切除和经常饮用酸奶可以起到抗衰老作用。

(五)代谢残渣学说

大多数老年动物的细胞中都有色素颗粒的沉积,通常称为老年色素或脂褐质。它的出现是细胞衰老功能减退后某种特殊变化的结果,也是老年人的共同现象。在老年人神经细胞中发现脂褐质,其含量与年龄成正比。也有人发现心肌中色素量与年龄成正比。大白鼠小脑背核神经细胞及浦肯野细胞中脂褐质量也随年龄增长而增多。

脂褐质的沉积方式也可能有重要意义,因为这种色素对细胞的正常代谢有破坏作用。在幼年小白鼠小脑的某些神经细胞中,色素颗粒平均地分布在细胞核的周围,到了老年这些体积增大的颗粒就集中到核旁。有人认为脂褐质在细胞内积聚到一定程度,会造成 RNA 的损害。如果色素浓度过高,细胞的代谢受到影响,导致细胞的最后萎缩死亡。

但是,有关脂褐质的来源、产生及沉积机理和脂褐质与衰老的关系,仍需进一步探讨。

(六)代谢慢性中毒学说

机体在代谢过程中,会产生一些有毒物质,如胺、酮体、CO_2 等,这些物质在机体解毒之前会对某些细胞造成毒性损伤。这种慢性、长期毒性损伤最终会导致受损的细胞中毒、萎缩,从而对人体的衰老发挥作用。这一学说是推论式的,有待进一步证实。

(七)自由基学说

此学说是近几年提出的。在代谢过程中,会释放一些自由基物质,如 O_2^-,这种物质在一定量的情况下对机体超氧化物歧化酶(SOD)进行破坏,使其失去清除自由基的作用，O_2^-产生过量或SOD减少，均会对机体膜分子的正常结构进行破坏，因而可使组织、器官向衰老转变。支持自由基在衰老过程中产生作用的一个重要依据，就是用抗氧化剂喂养小白鼠可以延长寿命。因抗氧化剂可以抑制自由基的损害，故而近年来SOD抗衰老的研究和应用颇多。

（八）大分子交联学说

异常或过多的大分子交联，也被认为是导致衰老的一个因素。例如细胞核DNA的股间交联，很可能是损害大分子的一种重要方式。细胞外胶原蛋白纤维和弹性纤维的交联，也可能是衰老的重要因素。自由基对细胞的损害方式之一就是使大分子产生异常交联。从这个意义上讲，游离自由基与衰老的关系就是大分子交联与衰老关系中的一个特殊内容。

（九）内分泌功能减退学说

人在发育成熟过程中的巨大变化，在很大程度上是由内分泌系统统一调节的，因而内分泌功能与衰老的关系一直是受到关注的课题。内分泌器官分泌功能随机体的衰老而下降，人们自然会想到衰老与分泌功能下降有关，尤其是性腺功能减退与衰老有明显关系。但有人研究发现阉人的寿命也和正常男性一样。因此，内分泌功能减退在衰老过程中到底起什么作用并不十分清楚。

（十）免疫学说

从20世纪50年代起，把衰老视为一种免疫现象的学者大有人在。有关免疫学说与衰老的关系，目前流行两种观点：(1)免疫功能减退学说。持这种观点的人认为，人体的许多重要免疫器官发育至一定大小时即逐渐衰退，尤其以胸腺的减退最为明显。T淋巴细胞的增殖随年龄增长而下降，B淋巴细胞的免疫功能随年龄增长而下降，个体间的免疫功能差异也随年龄增长而扩大。(2)自体免疫学说。50年代，Walford认为衰老是由于体细胞自身识别的变化，在高等动物中主要是网状内皮系统细胞的变化，使体内产生自体破坏过程，其性质与自体免疫和移植性疾病很相似。他认为，衰老是由于机体内部轻度的组织不相容性反应这一自体免疫现象对机体自身组织破坏的结果。这个观点得到了某些临床资料的支持。如类风湿性关节炎等的发病率都随年龄增长而增多，抗甲状腺、抗细胞核、抗胃壁细胞等抗体均随年龄增长而增高。但是，自体免疫现象随年龄的增长与衰老机理之间的关系现在还不清楚。至少有一个现象不易解释：自体免疫现象发生率女性比男性随年龄增长快，幅度也大。按 Walford 的观点，男性应该比女性长寿，事实却相反。因此，尽管目前已经有一些临床和实验测定免疫系统随机体衰老而降低功能的直接资料和许多自体免疫现象方面的间接资料，但迄今还没有衰老的自体免疫机理的直接证据。

由此可见，尽管衰老学说很多，但目前还没有一种学说能完全清楚地解释机体的衰老机理，这些学说为我们提供了研究衰老机理的线索。

第二节 衰老的不同水平

在衰老过程中，机体从宏观到微观产生了一系列的变化。随着科学技术的进步，人们对衰老变化的认识也在发展和深入，迄今已在不同的水平对增龄性变化进行研究。

一、整体水平的增龄性变化

老年期须发变白，稀疏或秃顶；额头眼角出现皱纹，上睑松垂，下睑肿胀如袋；手背皮松可捏起皱褶而短时不落，曝晒机会多的皮肤常出现黑褐色斑痣；角膜出现"老人环"；牙龈萎缩使牙根外露，临床牙冠增长，易于松脱。此外，老年人体重、身高都有所下降，肢弯背驼，肌力下降，步履缓慢，加以视力、听力减弱，反应迟钝，逐渐达到"老态龙钟"的地步。这些是不需借助工具就能一目了然观察到的整体水平的衰老变化。

二、组织与器官水平的增龄性变化

上述整体水平的增龄性变化一目了然，但产生这些变化的机理只能进一步从组织与器官水平的衰老上来探讨。例如，颌骨牙槽骨由于成骨细胞减少而导致牙槽骨的形成减少，使牙齿松动，椎间软骨盘萎缩导致脊柱变短而影响身高，皮下结缔组织中弹性纤维失去弹性会导致皮肤松弛，局部黑色素细胞增生会使皮肤出现色素斑……在呼吸系统，老人肺每分钟摄氧量减少，肺活量下降；在循环系统，心输出量到老年下降，而心肌此时有大量脂褐素沉积，瓣膜与心内膜加厚，传导系统的起搏细胞数量减少，动脉趋于硬化；在神经系统，老人一定脑区的神经细胞减少，脂褐质沉积，传导速度下降，记忆减退，反应迟钝，睡眠时间减少。总之,组织与器官的衰老变化带来功能及行为的变化。

三、细胞水平的增龄性变化

机体内细胞在衰老中的变化可能直接或间接影响到所属器官的衰老。有人认为,在某些器官内细胞的丧失如得不到补充,会影响该器官的功能。在出生后基本不再分裂的细胞(如神经细胞、肌肉细胞)就是如此。但由于迄今还不可能对同一个体从年轻到年老来计算某器官的细胞数进行比较,在横向研究中因技术的局限性或病理条件的干扰,细胞减数的精确性仍是个复杂的问题。

四、分子水平的增龄性变化

衰老离不开原生质成分及其生化反应的改变,特别是原发性的衰老变化同蛋白质、核酸等大分子的变化分不开。在衰老中蛋白质的合成各步都有变化,包括蛋白质的修饰、信使核糖核酸(mRNA)水平的改变、脱氧核糖核酸(DNA)的结构与功能的变化等。蛋白质最终的翻译后修饰为赖氨酸残基的糖基化反应。胶原蛋白糖基化的结果产生交联,导致酸溶解性降低,胶原趋向僵硬。另一个重要的变化是氨基酸的消旋作用,即左旋镜像体随时间进展消旋为右旋镜像体,如人衰老的晶体蛋白和白内障晶体中右旋对左旋氨基酸的比值增高。目前对消旋的生物学意义虽不甚了解,但有人计算人牙釉质的天门冬氨酸每年有 0.1% 由左旋转变为右旋,认为是很好的生物学标志。衰老中蛋白质合成与降解都下降,这样每个细胞的蛋白质含量就看不出什么变化。合成的下降可能与 mRNA 的聚集随年龄增长而下降有关。

关于 RNA 合成的年龄变化,研究结果矛盾颇多,可能是由于研究方法不够准确以及对胞内核苷酸库不易掌握所致。

细胞衰老还与 DNA 结合蛋白的显著改变有关,DNA 与组蛋白的结合随年龄增长而增多。在染色质内组蛋白与非组蛋白的比值上升,这些变化可能降低转录能力。

第三节 生物的衰老过程

从胚胎到死亡的生理过程是一个连续过程。真正的生理衰老过程必须具备:①广泛性,即在人体的所有细胞上都能测到;②固有性(内在性),即进行不受外界影响;③进行性,即渐进性发生和不可逆性;④有害性,即对有机体的生存有害。

然而,要区别由遗传基因控制的正常衰老与因受疾病和环境影响的表现型病理变化是非常困难的,基因型衰老是难以研究的。人类容易遭受外界致病因素影响,而且还有着个体间的差异,要区别真正的衰老过程和外界作用长期积累的过程是很困难的。

人的机体的增龄性变化进程并非是进入暮年才开始的。国内外抗衰老医学专家的研究结果是:20岁开始衰老的有肌肉、动脉系统、心脏、喉头、胸腺和大肠;30岁开始衰老的有食管、气管、胃、咀嚼肌、肾脏、输尿管、膀胱、指甲;40岁开始衰老的有软骨、骨、静脉、硬膜、毛发、耳鼓膜,并且身高已矮了约0.4厘米;50岁开始衰老的有肌腱、牙齿、红细胞、皮肤,视力开始退化,出现老花眼,声调从"C调升为E平调",腰围达到最粗水平;60岁开始衰老的有神经、角膜、巩膜,辨色能力下降,味觉减退,肺活量比30年前减少一半,身高矮了2.2厘米。30岁时身长开始缩短,至90岁时体表面积可减少5%左右,心脏排血量较25岁时减少30%～40%,骨质增生达100%。以上这些,都是人们从外观不易觉察的人体衰老现象。

(林晨、陈作良)

第四节 衰老生理学

所谓的衰老生理学,即研究人体的生理性衰老,是指随年龄的增长,人体内各器官及组织细胞的功能出现退行性变化或衰退状态。个体生理性衰老具有全身性、进行性、衰退性和内在性等基本特征。

一、整体生理性衰老

(一)人体结构成分的衰老变化

1. 水分减少

正常成年男子全身含水量约为体重的60%,女子约为50%。随增龄而其总含水量逐渐减少,60岁以上老年人全身含水量男性约为51.5%,女性为

42%～45.5%。虽然老年人细胞外水分并不比年轻人少,但其细胞内的含水量由42%降至35%。

2. 脂肪增多

随着年龄的增长,新陈代谢逐渐减慢,耗热量逐渐降低,因而食入热量常高于消耗量,剩余热量即转化为脂肪而储积,使脂肪组织的比例逐渐增加,身体趋于肥胖。老年人体脂肪含量与水含量呈反比。脂肪可转化为胆固醇,人体脂肪含量与血总胆固醇含量呈平行关系。因此,一般血脂随增龄而逐渐上升。有资料表明,血总胆固醇量30岁时为$(3.2\pm0.14)g/L$,而70岁时为$(4.2\pm0.27)g/L$。

(二)细胞数减少,器官及体重减轻

成人后,各种细胞数量开始减少,并随年龄增长而逐渐加剧。75岁老人组织细胞减少约30%。老年人细胞萎缩、凋亡及水分减少等原因,致使人体各器官重量和体重减轻,其中以肌肉、性腺、脾、肾等减重最为显著,而甲状腺、肾上腺、脑等减重较少。在衰老过程中,细胞萎缩最明显的是肌肉,通常,各种肌肉的功能于30岁开始即逐渐下降,老年期下降更明显。70～80岁女性手的肌力下降约30%,而男性则下降约58%。肌腱韧带萎缩,肌腱附着处常发生钙化、僵硬,致使动作缓慢,反应迟钝。

(三)器官的功能下降

人体各器官生理功能均随增龄而下降,主要表现为各器官的储备能力减小,适应能力降低及抵抗能力减退等。

(四)代谢的衰老变化

物质代谢在细胞中不断产生某些高分子交联物,这些废物无法被细胞内的酶分解利用,也很难通过细胞膜进入血液而排出体外,日积月累,势必妨碍细胞的正常生理功能,导致细胞和机体的衰老。

与青年期的生长进行性、同化性和合成性的倾向相反,老年期的特点是代谢呈退行性、异化性和分解性,这种倾向通常在衰老症状出现前就已开始了。老年期代谢的异化倾向较强,这主要是由内分泌等变化造成的。老年人体内具有同化作用的激素减少,具有异化作用的激素相对占优势。在体内促进蛋白质合成的激素是雄性激素。女性体内亦含雄性激素,其含量约为男性的

1/3,是由肾上腺皮质分泌的。雄性激素随增龄而直线下降,与此相应的促蛋白质合成的作用即随之降低。

1. 糖代谢的变化

老年人糖代谢功能下降,食糖后血糖浓度明显升高,回到食糖前水平的时间则显著延长,说明老年人有患糖尿病的倾向。研究证明,50岁以上糖代谢异常者占16%,70岁以上糖代谢异常者占25%。糖代谢异常及糖尿病患者大多有高脂血症。动脉粥样硬化是糖尿病的重要并发症之一。糖代谢异常表现为细胞摄入葡萄糖障碍、葡萄糖-6-磷酸化及糖原合成障碍。糖代谢异常与脂质代谢异常之间有密切的关系,二者多并存。

2. 脂肪代谢的变化

随着机体的衰老,体内由不饱和脂肪酸形成的脂质过氧化物易积聚,而脂质过氧化物极易产生自由基。血浆内分子状氧的增多是自由基的发生原因,血清脂蛋白也是自由基的来源。随着年龄的增长,血中脂质明显增加,人总血脂20～29岁时为(3.2 ± 0.14)g/L,到70岁时增至(4.7 ± 0.28)g/L。这主要是由于总胆固醇增加所致。血清卵磷脂、游离脂肪酸和甘油三酯均随增龄而增加,使老年人易患高脂血症、高血压、冠心病及脑血管病。脂质代谢异常,使老年人好患特发性乳糜脂粒症、高β脂蛋白血症和高前β脂蛋白(即极低密度脂蛋白)血症。

3. 蛋白质代谢的变化

蛋白质是生命活动的基础,是构成细胞的主要成分。因此,蛋白质代谢的衰老变化是人体生理功能衰退的重要物质基础。随着增龄,肌肉、脑、肾和血液中各种蛋白质的比例发生明显变化,如血清白蛋白含量降低,而总球蛋白增高,20～29岁时白蛋白与球蛋白的比值为(1.38 ± 0.03),而70～79岁时则为(1.02 ± 0.02),而且蛋白质分子可随增龄而形成大而不活跃的分子,蓄积于细胞中,致使细胞活力降低,分解代谢大于合成代谢,更新换代发生改变,各系统的功能亦随之下降。

4. 无机物代谢的变化

细胞膜的重要功能之一是选择性通透,以保持细胞内外离子平衡。细胞内液以钾、镁等离子为主,而细胞外液则以钙、钠等离子为主。随着年龄的增长,酶活力降低,细胞膜的选择性通透等功能减退,致使离子交换能力逐渐低下。老年人最显著的无机物代谢异常表现为骨关节变性,尤以骨质疏松症为甚。骨胶原、骨粘蛋白等有机成分减少,而磷酸钙与碳酸钙等无机物增多。这些无机物往往形成磷灰石的复合体沉积于骨基质中,故老年人容易骨折。

5. 能量代谢的变化

生命的基本特征是新陈代谢。合成代谢吸收能量,分解代谢释放能量,因而物质变化与能量转移紧密相连。

机体的能量储备功能随其生长、发育和衰老等阶段而异。成年以前,蛋白质合成十分旺盛,电解质和水随年龄增加,脂肪的含量也略有增加。成年期的体重和身体的组成相对稳定。成年以后,随着年龄的增长,脂肪储存量超过蛋白质的储存量,因为脂肪组织具有能量储存库的作用。蛋白质和糖在体内达到一定量后均转变为脂肪而被储存。机体储存脂肪的能力几乎没有限制。

6. 基础代谢

基础代谢是指机体在基础状态下的能量代谢,即在清醒而又极端安静状态时,排除了肌肉活动、食物、环境温度和精神紧张等因素影响时的能量代谢。单位时间内的基础代谢称基础代谢率。人的基础代谢率随性别、年龄等生理情况而异,通常,男性的基础代谢率较女性高,幼年较成年高,年龄愈大基础代谢率愈低。人自 20~90 岁,平均每增加 10 岁基础代谢率降低 3%,故老年人活动力降低。

(五)适应能力的变化

生物对其内外环境的变化均有一定范围的适应能力,因此,生物才得以生长、发育和生存于自然界。在生命活动的后期,适应能力随年龄的增长而下降。

由于人体各器官功能随增龄而衰退,代谢减慢,老年人对外界和体内环境改变的适应能力下降,体力活动时易心慌气喘,活动后恢复时间延长,对外界冷热的适应能力减弱,夏季易中暑,冬季易感冒。由于老年人储备力降低,一些年轻人很容易应付的体、脑力劳动,老年人常难以负担。老年人血压波动大,与其体位适应能力减退有关。适应能力下降的速度与老年人过去所受训练及是否仍积极从事有关活动密切相关。

二、皮肤系统的生理性衰老

皮肤是保持身体正常生理活动的第一道防线,从面积和重量而论,皮肤是人体最大的器官。老年人皮肤的触觉、痛觉、温觉减弱,表面的反应性衰减、失调,对不良刺激的防御等功能降低,再生和愈合能力减弱。通常在 40 岁左右皮肤出现衰老特征。

(一)附属器——毛发、甲的变化

头发在40岁以后,随着年龄的增长,毛囊下端生长毛发的毛乳头减少,血管逐渐硬化,代谢功能下降,内分泌失调,营养(包括许多微量元素)不足,致使头发稀疏。由于毛乳头萎缩,毛发更新能力减弱,粗长的毛发变为细短,甚至秃发。同时,随着增龄,毛母基(毛球)内的黑色素细胞逐渐减少,合成黑色素的功能减退,酪氨酸酶减少和失去活性,使毛干色素逐渐减少,毛发变白,变脆。嗅毛、味毛、听毛逐渐减少或脱落,使相应的嗅觉、味觉、听觉功能逐渐下降。支气管上的纤毛,输精管、输卵管上的绒毛减少、萎缩,使之排除异物、输送精子和卵子的功能下降。小肠上皮的微绒毛的萎缩退化使其吸收营养的能力下降。

老年人因毛细血管硬化、供血不足等原因,指(趾)甲变脆、变薄,失去光泽,变成黄色或混浊状,易脱落。同时生长慢,有纵嵴,趾甲增厚,弯曲,呈爪状。修剪不当或被小鞋挤压时可形成嵌甲。

(二)表皮

随增龄及与外环境接触增多,皮肤表面逐渐粗糙,血色变浅,无光泽,角化层略厚,颗粒层和棘细胞层变薄且有空泡变性,细胞再生能力减弱,皮肤出现皱纹。面部皮肤皱纹是衰老变化的重要征象,出现最早。皱纹的产生是失水、皮下脂肪和弹性组织逐渐减少和皮下肌肉牵拉所致。

(三)真皮

随增龄,皮下脂肪减少,真皮乳头减少、变薄和萎缩,结缔组织减少,弹性纤维中的弹性蛋白变性致使弹性纤维失去弹性,胶原纤维变得更坚实,导致皮肤松弛,弹性降低。

(四)皮脂腺和汗腺

老年人皮脂腺萎缩,皮脂分泌减少,因而皮肤和毛发失去光泽,易裂。汗腺变小,汗腺数目和汗液分泌均减少,致使皮肤干燥易痒。

(五)皮肤毛细血管

老年人皮肤毛细血管减少和变性,供血减少,血管脆性增加,因而易出血

(称老年性紫癜),易生褥疮,且不易愈合。皮肤的体温调节功能下降,故老年人冬易感冒,夏易中暑。

(六)皮肤感觉

随着年龄的增长,皮肤神经末梢的密度显著减少,皮肤中帕西尼环层小体、皮肤乳头内麦斯纳触觉小体均明显减少,故老年人皮肤感觉迟钝。

(七)色素斑

色素斑是脂褐素沉积于皮肤而形成的。30～40岁时,颈侧及手臂、前臂、面颊、眼睑和上胸部皮肤可出现略显增厚的黄色菱形皮斑。50岁以上的中老年人身上可出现白斑,略呈圆形,境界清晰,这种白斑可能因局部色素细胞衰老所致,故称老年白斑。在面颊和手臂皮肤常见到稍隆起呈棕色的色素斑,称为老年斑。

三、感觉的生理性衰老

(一)视觉

在所有感觉中,视觉最重要。研究表明,80%以上的外界信息是由视觉系统接收和感知的。人的视力随增龄而下降,通常20岁以下为1.5,20～50岁为1.0～1.25,60～65岁为0.9,70岁为0.6～0.8,80岁为0.4～0.6,90岁为0.2～0.4。老年人除视力明显减退外,视野、暗适应、调节功能、色觉等皆有不同程度的衰退和障碍。

少数老人泪腺结缔组织增生,泪液分泌减少,使结膜、角膜易于干燥,降低角膜的透明度,且易感染而发生结膜炎、角膜炎。40岁开始,角膜感觉减退,且随增龄而加剧。晶状体调节聚焦的功能从8岁始即随增龄而减退。老年人整个晶状体硬度增加而不易变形,加之晶状体囊弹性减弱,睫状肌收缩力差,以及悬韧带张力增加等因素,使晶状体不易增加其表面凸度,造成老年人晶状体调节聚焦能力降低,不能看清近物(老视眼),故需佩戴适度凸透镜。晶状体的弹性随增龄而明显下降,故其调节能力也随之明显减退,10岁时平均能调节10D,近点为7～8 cm,50岁时降至2D,70岁时仅为0.5D,近点也逐渐变远。老视眼通常约在40岁开始发生。

(二)听觉

由于组成耳蜗的毛细胞随增龄而减少,鼓膜变薄及混浊逐渐加重,听神经功能减弱,致使老年人听力逐渐减退。在60岁以上老人中,听力减退者占27.4%,男性发生率高于女性。老年人各种频率的平均纯音阈增高。大多数60岁以上老年人丧失了频率4 000 Hz(指音叉振动次数)以上的高频音的有效听力,而对频率250~1 000 Hz的声音,通常到90岁尚可听到。老年人鉴别语音能力降低,听觉反应时间延长。

(三)嗅觉

人类能辨别2 000~4 000种不同物质的气味,嗅觉十分敏感。人的嗅觉20~50岁时最敏感。50岁以后,嗅黏膜逐渐萎缩,嗅觉较迟钝;60岁以后约20%失去嗅觉;70岁以后嗅觉急剧衰退;80岁以后,仅22%的老年人有正常嗅觉。

(四)味觉

老年人舌黏膜上的舌乳头逐渐消失,舌表面光滑,味蕾明显减少,60岁以上老年人约有一半味蕾萎缩。75岁以上老人与儿童比较,味蕾几乎丧失80%。故老年人味阈升高,味觉障碍,对酸、甜、苦、辣的敏感性减退,对咸味尤其迟钝。

(五)疼痛觉

大多数老年人对疼痛刺激敏感性减退,因而易被撞伤、刺伤而无感觉。也有些老年人易发生无痛性冠心病,如无痛性心肌梗死等。

四、呼吸系统的生理性衰老

(一)呼吸系统的衰老特征

老年人鼻软骨弹性丧失,鼻塌下垂;鼻腔黏膜萎缩变薄,鼻道变宽;咽喉黏膜和咽淋巴环退行性萎缩,咽腔扩大;喉软骨钙化,黏膜变薄;气管及支气管上皮和黏液腺退行变性,纤毛运动减弱。故老年人上呼吸道防御功能降低,易于感染和易患老年性支气管炎。老年人随增龄胸骨前后径变大,横径变小而呈桶胸。同时肋软骨逐渐钙化,弹性降低和肋骨脱钙,致使肋活动力减弱,胸廓僵硬。再加上呼吸肌萎缩和肺弹性回缩力降低,导致肺活量减少,残气量增多。由于呼吸黏膜和黏液纤毛转运系统功能退化等,老年人咳嗽反射机能减弱。其呼吸道,特别是气管和大支气管对过多的分泌物和异物颗粒的清除力大为降低。因此,滞留在肺内的分泌物和异物增多,易感染。同时,肺结核的感染及患病率均较年轻人高,且症状不典型。此外,老年人呼吸频率增高,20~29岁男性每分钟呼吸(14.4 ± 0.9)次,而70~79岁增至(19.1 ± 0.6)次。常见老年人呼吸节律不齐,甚至有短暂的呼吸暂停。

(二)肺的生理性衰老

肺与大气间的气体交换过程,称肺通气。呼吸肌运动所造成的肺泡与大气间的压力差是肺通气的动力。其具体过程为:呼吸肌收缩→胸腔容积变化→肺容量变化→肺泡与大气间压力差→肺通气。

1. 最大随意通气量(Maximal Voluntary Ventilation,MVV)

30岁前,随年龄增长而增加;30岁以后,则随增龄而直线下降,到90岁仅为年轻人的50%,平均每年约减少0.55%。老年人因呼吸肌收缩力减弱,肺和胸廓顺应性减低,呼吸道阻力增大,呼吸中枢敏感兴奋性降低,使MVV减少。

2. 肺总量(Total Lung Capacity,TLC)

随年龄变化不显著。

3. 肺活量

30岁以下的正常成年人,肺活量均占肺总量的80%,到80岁时肺活量只占肺总量的68%左右。肺活量随增龄而逐渐减少,每增加一岁,约减少20~25 mL。由于老年人肺活量降低,气体交换减少,排出CO_2的能力减弱,故老年人易胸闷,疲劳思睡。

4. 余气量(Residual Volume,RV)

又称残气量,为最大呼气末残存于肺内的气体量。余气量随增龄而增大,特别是50岁以上的人,余气量增大十分显著。余气量增大,主要是因为老年人肺弹性回位力和呼吸收缩力减弱以及呼吸道狭窄等所致。

5. 功能余气量(Functional Residual Capacity,FRC)

年轻人的余气量占肺总量的20%~25%,功能余气量占肺总量的40%,老年人两者均增大,60岁以上,余气量占肺总量可达40%。老年人、肺气肿、肺弹性回位力减退、哮喘及支气管阻塞等情况下,功能余气量皆增加。

6. 肺表面活性物质

能降低肺泡表面张力的物质,称为肺表面活性物质(Lung Surfactant, LS)。LS 的生理作用主要是降低肺泡液表面张力,减少呼吸气阻力,减少吸气肌作功,减少肺泡液的生成,以防止肺水肿的产生,调节表面张力,稳定肺泡内压等。LS 生成不足或失活时,可发生呼吸窘迫症。老年人 LS 含量较年轻人低。老年肺水肿、肺炎及吸烟等均可使 LS 失活,造成呼吸困难。

五、血液循环系统的生理性衰老

(一)造血功能的衰老

骨髓是成年人主要造血器官。成年后骨髓减少,45 岁以后更显著,造血组织逐渐被脂肪和结缔组织代替;60 岁以后,骨髓造血细胞可减少至青年人的一半。产生血细胞的红骨髓减少,黄骨髓增多,造血能力降低。

红细胞和血红蛋白的减少可致贫血。65 岁以上男性血红蛋白量降低,70 岁以上男性可降低 10~20 g/L。女性降低不明显。老年人血红蛋白量和红细胞数与生活条件及经济状况有密切关系。

粒性白细胞不随增龄而改变,但白细胞功能降低。老年人对感染的易感性增高,这可能是老年人肺炎、泌尿系统感染、肿瘤等发生率增高和严重程度增大的原因。

(二)心脏传导系统的衰老

人的心脏传导系统包括中央纤维体、室间隔膜部、室间隔顶部、三尖瓣带环、主动脉瓣环和主动脉瓣下心内膜六种结缔组织。这六种心脏纤维支架中,任何一种结缔组织发生钙化或纤维化均会引起室内传导阻滞。通常,老年人窦房结的胶原纤维与弹性纤维增多,在结节内外发生脂肪浸润、水肿或退行性变和纤维化。随着年龄的增长,心室内传导系统与心脏纤维支架间发生纤维或钙化退行性变,可导致心脏传导阻滞。

(三)心肌的衰老

心肌纤维随增龄逐渐发生脂褐质沉积,使心肌呈棕色萎缩。同时,心肌 ATP 酶活性下降,钙离子扩散率减少,共同导致心肌收缩力以每年平均 1%

的速度直线下降。由于心率受交感和副交感神经的调控,老年人交感和副交感神经的敏感性随增龄逐渐降低,故老年人窦性心律调节能力随增龄而减弱,且窦性心动过缓者多于心动过速者。

(四) 心瓣膜的衰老

随增龄,心内膜、瓣膜、瓣环逐渐发生淀粉样变性和脂肪沉积,以及纤维化、钙化,使瓣膜增厚或变硬,致瓣膜变形。特别是二尖瓣和主动脉瓣变形,造成瓣膜关闭不全而产生心脏杂音。

(五) 血压的变化

随着年龄的增长,血管壁弹性纤维减少,胶原纤维增多,动脉血管内膜逐渐粥样变性,管壁中层常钙化,使老年人血管增厚变硬,弹性减弱,阻抗力增加,导致血压上升,一般以收缩压上升最为明显。老年人舒张压相应增高。老年人由于血管硬化,可扩张性减少,而对压力反应性降低,易发生体位性低血压,即由卧位换为坐位或立位时血压明显下降。

六、消化系统的生理性衰老

(一) 口腔的衰老

见第三章。

(二) 食管的衰老

老年人食管上段的横纹肌和下段的平滑肌层变薄,收缩力减弱,食管蠕动幅度变小,甚至停止。90岁老人中约有50%食管不蠕动。有些老年人还因主动脉突出,颈椎骨质增生等加重吞咽困难,每次吞咽动作的持续时间和食物通过食管的时间延长。

(三) 胃肠功能的衰老

1. 胃

正常青年人的胃腺每日分泌胃液 1.5~2 L,其 pH 值为 0.9~1.5。老年人由于随增龄而血管硬化供血不足,胃黏膜萎缩,黏膜内的腺细胞减少或退化,导致胃液减少,胃消化作用减退。随增龄胃酸分泌减少,60岁以上老年人约有35％盐酸偏低或缺乏。盐酸减少或缺乏除影响胃蛋白酶的形成外，对进食入胃的细菌的杀灭作用也减弱或丧失，促胰液素的释放亦降低。老年人胃酸缺乏，细菌生长，可夺去宿主所需的某些营养物而造成贫血，或胃黏膜糜烂、溃疡及出血等。常伴有内因子分泌功能部分或全部丧失，而失去吸收维生素B_{12}的能力，致DNA合成障碍，最终导致巨幼红细胞性贫血和造血障碍。

2. 小肠

老年人小肠绒毛变宽和卷曲，并显著缩短，黏膜上皮细胞减少或萎缩，平滑肌层变薄，收缩蠕动无力，使小肠的吸收功能减退。另外，随增龄，小肠腺萎缩，小肠液分泌减少，其中的小肠淀粉酶、肠激酶和分解多肽为氨基酸的酞酶，以及分解双糖的消化酶水平显著下降，亦致小肠的消化功能大大减退。

3. 大肠

大肠主要功能是吸收水分。老年人大肠黏膜萎缩，对水分的吸收功能下降。同时，黏液分泌减少，平滑肌层萎缩，肠蠕动缓慢或不蠕动，再加之小肠蠕动无力，使大肠充盈度不足，不能引起扩张感觉等而造成便秘。总之，肠液分泌减少，肠壁平滑肌层萎缩是便秘的主要原因，液体摄入不足，腹肌无力则是便秘的重要因素。

(四)肝、胆、胰腺的衰老

1. 肝

老年人肝萎缩，体积变小，重量减轻。肝细胞体积增大而数量减少并有不同程度的变性，肝功能减退，合成白蛋白功能下降，故血浆白蛋白减少，而球蛋白含量相对增加。肝解毒功能下降，药物代谢速度减慢，影响药物的灭活与排出，易引起药物性肝损伤。肝代偿功能差，肝细胞损伤后恢复很慢。由于老年人消化吸收功能差，易引起蛋白质等营养缺乏，导致肝脂肪沉积。由于结缔组织增生等因素，易造成肝纤维化和硬变。

2. 胆

人每日分泌胆汁300～700 mL。胆汁中的胆盐有助于脂肪的消化吸收。胆汁为胆固醇、类固醇激素、胆红素和其他色素蛋白质以及药物等从体内排出的重要途径。老年人胆囊及胆管变厚，弹性降低，胆囊常下垂，胆汁减少而黏稠，含大量胆固醇，功能减弱，易发生胆囊炎和胆石症。

3. 胰

人每日分泌胰液1～2 L。它对淀粉、脂肪和蛋白质的消化起着重要作用。其中的碳酸氢盐不仅能迅速中和胃酸,还能保护肠黏膜免受强酸侵蚀。然而,老年人胰腺萎缩,胰岛细胞变性,致使胰液分泌减少。人 50 岁以后不仅胰液分泌量减少,而且胰蛋白酶的活力下降 66% 以上,胰脂肪酶减少 20%~33%,严重影响淀粉、蛋白质、脂肪等的消化和吸收。老年人胰岛素分泌减少,因而对葡萄糖的耐量减退,增加了发生胰岛素依赖型糖尿病的危险性。

七、神经系统的生理性衰老

神经系统在人体适应内、外环境和维持正常生命活动过程中起着主导作用。因此,神经系统的衰老对人体衰老过程具有重要意义。衰老变化开始于 25 岁或更早。随年龄的增长记忆力减退、注意力不集中、失眠等都是衰老的表现。

(一)神经系统的衰老特征

1. 解剖变化

老年人随增龄脑的体积缩小,重量减轻。25 岁的人脑重约 1 400 g,60 岁时约减重 6%,80 岁时约减重 10%。脑回缩小,尤以额叶、颞叶、顶叶最显著,脑沟增大,脑膜增厚,侧脑室扩大,脑脊液增多,脑灰质变硬和萎缩。脑的水分可减少 20%。

2. 神经细胞数量减少

神经细胞的数量随增龄依种类、存在部位等的不同而选择性减少,尤以上颞回、前中央回、纹状区、脑干黑质、蓝斑海马等细胞减少最为明显。这是脑萎缩的主要表现之一。一般认为,人出生后神经细胞即停止分裂。脑细胞数 20 岁开始每年丧失 0.8%,60 岁时大脑皮质神经细胞减少 20%~25%,小脑皮质神经细胞(特别是浦肯野细胞)减少 25%,脑干蓝斑核细胞约减少 40%,70 岁以上老年人神经细胞总数减少可达 45%。

3. 脂褐素

脂褐素又称老年色素,人神经细胞的脂褐素 6 岁时即开始出现,并随增龄而线性增多,特别是在下橄榄核的神经细胞和脊髓前角的运动神经细胞,其脂褐素随增龄恒定地增加。脂褐素阻碍细胞的代谢,神经细胞脂褐素的含量增多,则其 RNA 的含量相对减少。当脂褐素增加到一定程度时,可导致细胞萎缩与死亡。

(二)神经系统功能的衰老

1. 蛋白质

老年人蛋白质代谢障碍,使脑蛋白质含量减少25％～33％。

2. 脑脂质

青年人脑脂质约为190 g,而老年人脑脂质可减少到140 g,其中磷脂、总胆固醇、脑苷脂和高密度脂蛋白均减少,中性脂肪增多。中性脂肪存在于低密度脂蛋白,能促使动脉粥样硬化。动脉逐渐硬化,脑血流量减少,血流速度亦减慢,供血减少,耗氧量降低,导致脑软化,从而使老年人对内、外环境的适应能力降低,智力衰退,注意力不集中,易疲劳,睡眠欠佳,记忆力下降和性格改变,严重者可表现为老年性痴呆症。

3. 中枢神经递质改变

神经细胞合成和释放神经递质,通过突触释出,引起突触后神经细胞的兴奋或抑制。老年人脑合成多种神经递质的能力皆有所下降:①乙酰胆碱减少。它在学习和记忆方面起重要作用。老年人大脑乙酰胆碱减少,使意识不清及突触后膜对Na^+、K^+的通透性降低,易患健忘症。②多巴胺减少。脑的纹状体和黑质中的多巴胺随增龄而减少,导致肌肉运动障碍、动作缓慢、运动震颤麻痹等。③去甲肾上腺素减少。脑内蓝斑核合成和释放去甲肾上腺素量随增龄而减少,导致睡眠不佳,精神情绪抑郁、淡漠。④5-羟色胺(5-HT)减少。老年人随增龄脑内5-HT含量减少,导致失眠,痛阈降低,智力衰退,震颤,情绪和精神抑郁或狂躁等。

4. 酶活性改变

随着年龄增长,脑内酪氨酸羟化酶、多巴胺脱羧酶、胆碱转乙酰酶、谷氨酸脱羧酶等与神经递质合成有关的酶活性明显下降。相反,脑内单胺氧化酶、胆碱酯酶等使神经递质失活的酶活力增强。脑组织中丰富的毛细血管、多种酶和离子参与形成了血—脑屏障。老年人因血管硬化、酶活性及离子磷酸根、Na^+、K^+、Ca^{2+}、Mg^{2+}等的改变,使血—脑屏障功能下降,影响脑代谢,导致神经功能障碍或紊乱。

5. 神经传导

50岁以后,周围神经传导速度减慢10％～30％,导致老年人对外界事物反应迟钝,动作协调能力下降。

6. 植物神经系统功能紊乱

植物神经系统是调节内脏活动的神经装置。老年人交感和副交感神经均随增龄而逐渐变性,乙酰胆碱、去甲肾上腺素、ATP 及 5-HT 等神经递质均减少,致使植物神经功能紊乱。由此导致体液循环、气体交换、物质吸收与排泄各内脏器官的功能活动平衡失调,易引起心律、心率的改变以及体位性低血压等。

八、内分泌系统的生理性衰老

(一)下丘脑

下丘脑是体内植物神经中枢,其衰老是各器官组织及其功能衰老的启动机构。下丘脑和垂体可能起着衰老中心的作用。衰老时功能活动减退,主要是调控内环境平衡能力减弱的结果。内环境平衡失调是由于下丘脑对垂体失去控制,垂体又对内分泌腺失去控制的缘故。

(二)垂体

正常成年人垂体重约 0.4~1.1 g,女性垂体较男性稍大。男性在 35 岁以后垂体体积略有减小。随年龄增长,垂体纤维组织和铁沉积逐渐增多,50 岁以上更显著。

1. 生长激素(GH)

男性 GH 的增龄变化不显著,而女性在 50 岁以后 GH 水平降低。认为是绝经期后血内雌激素水平降低,不能使 GH 增加所致,因为雌激素有明显增加 GH 的作用。

2. 催乳素(PRL)

男性 PRL 的增龄变化不明显,而女性在绝经后血中 PRL 水平下降。这也被认为是雌激素减少不能促进 PRL 分泌之故。

3. 促甲状腺素(TSH)

正常成年人血浆 TSH 水平为 $1\sim4.5\ \mu U/mL$,而 50 岁以上者为 $5.0\sim6.0\ \mu U/mL$。

4. 促肾上腺皮质激素(ACTH)

老年人血中 ACTH 水平随增龄而升高,这是因为肾上腺皮质变性产生的代偿机制,以保证血循环中有足量的皮质酮。

5. 促性腺激素(GTH)

腺垂体细胞分泌两种糖蛋白激素：促卵泡激素（FSH）和黄体生成素（LH），统称为促性腺激素（gonadotroin，GTH）。随着年龄的增长，下丘脑—垂体轴的反馈受体敏感性降低。男性50岁以后血中游离睾酮（T）水平下降，60岁时下降更甚。从40岁开始，男女血中FSH和LH水平均增高，FSH比LH增高更明显，女性FSH和LH的增高幅度比男性更大。男性老年人FSH和LH增高，而T下降，是睾丸功能衰退所致。

(三) 甲状腺

50岁以后甲状腺重量（成人20～30 g）减轻，滤泡变小，血管狭窄，结缔组织增多，发生萎缩和纤维化。老年人随增龄基础代谢率降低，甲状腺同化碘的能力减弱。另外，老年人的甲状腺素在外周组织的降解率降低，垂体前叶对促甲状腺激素释放激素刺激的反应性亦降低。

(四) 甲状旁腺

老年人的甲状旁腺主细胞减少，结缔组织和脂肪细胞增多。甲状旁腺（PTH）活性下降，Ca^{2+}转运减慢，血清总钙和离子钙均比年轻人低。老年妇女由于缺乏能抑制PTH的雌激素，可引起骨代谢障碍。

(五) 肾上腺

肾上腺皮质和髓质的细胞随增龄均减少，肾上腺重量逐渐减轻，70岁以上减轻更显著，其所含结缔组织及脂褐素反而增多。

老年人肾上腺皮质对ACTH的反应性下降。因此，老年人保持内环境稳定能力与应激能力降低。

(六) 性腺

男性50岁以后，其睾丸间质细胞的睾酮分泌下降，血中游离睾酮水平降低，受体数目减少或敏感性降低，致性功能逐渐减退。睾丸曲细精管的生精能力在50岁后逐渐降低，但亦有高龄者仍有生精和生育能力。

女性35～40岁雌激素急剧减少，60岁降到最低水平，60岁以后稳定于低水平。女性到中年以后，基于卵巢滤泡丧失和雌激素以及孕酮分泌显著减少，导致性功能与生殖能力减退。

(七)胰腺

随增龄胰岛功能减退,葡萄糖耐量逐渐降低。胰岛 β 细胞减少,胰岛素分泌减少,对葡萄糖刺激的应答能力降低。血中胰岛素水平降低,细胞膜上胰岛素受体减少及对胰岛素敏感性降低,43%的老年人糖耐量降低,糖尿病发生率增高。糖尿病发病年龄多在 45 岁以上。

(八)松果体

松果体的分泌物与脑、下丘脑、垂体、甲状腺、肾上腺和性腺等互相协调作用,对维持机体内环境的稳定性,调控昼夜节律和生殖活动等均起着重要作用。随着年龄的增长,松果体血管逐渐狭窄,细胞减少,重量减轻,脂肪增多,RNA 减少。松果体所产生的胺类和肽类激素减少,致使松果体诸多调节功能减退。老年人下丘脑敏感阈升高,对应激反应延缓,原因之一就是松果体功能减退。

九、泌尿系统的生理性衰老

泌尿系统包括肾、输尿管、膀胱和尿道,其主要生理功能是生成、贮存和排出尿液。肾对维持机体内环境的相对恒定起着重要作用。

(一)肾

随增龄肾间质逐渐增加。肾小球随增龄数量减少,从 40 至 60 岁约减少 1/2,且因玻璃样变性而退化。肾小囊基膜厚度增加,肾重量和体积减小,肾单位从 50 岁起随增龄减少。正常年轻人每肾约有 100 万~200 万肾单位,70 岁以后肾单位减少 1/2~2/3,老年人两个肾中出现少量衰老肾小球(obsolescent glomerule),约占正常肾小球的 0.35%~3.6%,这种衰退肾小球可能是由于生理性退化,亦可能是由于生命活动中长期累积的某些损伤所致。

1. 肾小球滤过率

40 岁以后肾小球滤过率每年约下降 1% 或 1 mL/min。20 岁时为 122.8 mL/min,60 岁时减为 90 mL/min,80 岁时为 65.3 mL/min,90 岁时为 56.5 mL/min。

2. 血中尿素氮

50 岁血中尿素氮开始上升,80 岁以后明显上升,表明老年人尿素、肌酸酐等清除率下降。另外,老年人氨的产生减少。

3. 肾血流量

40岁起每年下降1%,肾皮质部比髓质部减少更明显。80岁老人肾血流量可减少47%～73%。

4. 肾的代偿功能

肾的贮备力很大,代偿功能强。通常在肾小球数量开始减少后10年,肾小球滤过率才明显降低。因肾单位减少后,残留的肾单位即发生代偿性肥大。所以,老年人肾小球数量与大小呈负相关。老年人滤过分数(filtration fraction)在70岁以后才有所升高,这一现象也常见于高血压患者。50岁以后,肾的代偿功能亦随年龄的增长而减退。

(二)输尿管

老年人输尿管肌层变薄和支配肌肉活动的神经细胞减少,输尿管弛缩力降低,送尿入膀胱的速度减慢,且容易反流。

(三)膀胱

膀胱肌肉随增龄逐渐萎缩,纤维组织增生,易发生膀胱憩室,膀胱缩小,膀胱容量减小。因为其肌肉弛缩无力,使膀胱既不能充满,又不能排空,残余尿增多。年轻人可无残余尿,而75岁以上老年人残余尿可达100 mL。老年人膀胱括约肌萎缩,支配膀胱的植物神经系统功能障碍,特别是合并大脑前动脉硬化引致大脑萎缩,可致排尿反射减弱,缺乏随意控制能力,常出现尿频或尿意延迟,甚至尿失禁。

(四)尿道

1. 女性尿道

女性尿道很短,长约30～40 mm。老年时尿道因肌肉萎缩,纤维化变硬和括约肌松弛,使尿流速度减慢或排尿无力而导致较多残余尿和尿失禁。尿道腺体分泌保护性黏液减少,故易发生泌尿道感染。

2. 男性尿道和前列腺

男性尿道长约30 cm。老年人由于尿道纤维化而变硬,括约肌萎缩,故常多尿或排尿不畅,残余尿增多,甚至发生尿失禁。

老年人常有前列腺肥大,尿流阻力增大,影响膀胱排空。前列腺肥大可使尿路梗阻,膀胱平滑肌代偿性肥大,进而使膀胱壁产生许多小房,小房进一步成憩,致膀胱逼尿肌失效,而致尿潴留。

十、生殖系统的生理性衰老

(一)男性生殖系统的衰老

1. 男性腺

通常在 50~60 岁时,由于血管硬化、供血不足等原因使睾丸逐渐萎缩和纤维化,曲细精管生精上皮变薄,生精能力逐渐下降,精液中精子数逐渐减少,活力下降。

2. 性功能

老年期性功能是基本生理功能之一。高龄老人仍普遍存在着性欲,但年岁太高的鳏寡者可能例外。

(二)女性生殖系统的衰老

1. 生殖器官的衰老

外阴和阴唇萎缩,阴蒂缩小,其神经末梢减少,感觉迟钝。阴道 pH 由酸性变为碱性,抗感染能力减弱,易患阴道炎。由于雌激素水平降低致月经停止,支持子宫的韧带松弛,肌肉萎缩无力,易使子宫、膀胱下垂或脱出,输卵管黏膜萎缩,管腔变窄或闭锁。卵巢随增龄而减重。乳房由于雌激素和孕酮缺乏,乳腺及其导管萎缩退化,脂肪减少,结缔组织呈透明性变,致使乳房缩小,再加之皮肤干皱、松弛,整个乳房下垂。

2. 女性内分泌

女性约 40 岁进入更年期,持续时间为 10~15 年。此期黄体和滤泡逐渐退化,约 60 岁步入老年期。垂体促卵泡成熟激素和促黄体生成素过多现象已逐渐消退。老年期卵巢中可能还残留有原始卵泡,但这种残留原始卵泡即使对大剂量的促性腺激素亦不起反应。虽然绝经期后体内仍继续产生一定量的雌激素,但在育龄期占统治地位的雌二醇浓度极低,而雌酮成了绝经期后体内居支配地位的雌激素,每日产生雌酮约 40 μg。这些雌酮主要由雄烯二酮转化而来,雄烯二酮则主要由衰退的卵巢产生。

3. 绝经年龄与模式

绝经年龄为 36~60 岁,平均绝经年龄为 47.7 岁,其中 49~50 岁为首位,以下依次为47~48岁,45~46岁,51~52岁,<40岁,43~44岁,41~42岁,>55岁。

绝经模式分三种:①突然绝经,占33.3%;②月经渐稀少,占56.14%;③经量多,经期不规则,甚至一月中有两次或两次以上行经,占10.5%。上述①、②模式为生理性绝经,系卵巢功能衰退所致;而③模式乃子宫内膜过度增生的结果,可视为功能性出血,或系其他原因造成,均属病理学范畴。

4. 老年女性的性欲活动

老年妇女,随着年龄的增长性欲减退。与男性相比较,老年女性性欲减退与精神因素关系更为密切。国外一保健机构在一次身体普查中发现,在60~70岁众多女性阴道内查到精子,显示出老年妇女仍有性生活行为。

十一、运动系统的生理性衰老

人的运动功能通常在20岁时达最佳水平,20岁以后运动生理功能随增龄而逐渐减退。这与骨骼、关节、肌肉等器官的衰老紧密相关,也与中枢神经系统和心、肺等器官的变化有关。关于中枢神经系统和心、肺等的生理衰老变化已在前面述及。

(一)骨衰老

骨衰老的总特征是骨质吸收超过骨质形成,骨皮质变薄,骨髓质增宽,骨胶质减少或消失,骨内水分增多,碳酸钙减少,骨密度降低,使骨质疏松,骨脆性增加,易发生骨折,肋软骨钙化变脆易断。

(二)关节衰老

随着年龄的增长,关节软骨含水量和亲水性粘多糖减少,软骨素减少,关节囊滑膜沉积磷灰石钙盐或焦磷酸盐而僵硬,滑膜萎缩变薄,基质减少,滑膜液分泌减少,关节软骨与滑膜钙化和纤维化而失去弹性。毛细血管硬化,使供血不足,进一步加重关节软骨变化。连接和支持骨与关节的韧带、腱膜、关节囊也因纤维化和钙化而僵硬,使关节活动受到严重影响。

(三)肌肉衰老

随着年龄增长,肌细胞水分逐渐减少,脂褐素沉积不断增多,肌纤维逐渐萎缩变细,肌肉的胶原积聚,肌纤维的伸展性、弹性、兴奋性和传导性皆减弱。肌肉和其韧带萎缩,耗氧量减少,肌力减退,且易疲劳。加之老年人脊髓和大脑功能衰退,活动减少,肌肉动作反应迟钝。

十二、免疫系统的生理性衰老

随着年龄增长,人体免疫功能逐渐下降,与机体衰老呈平行关系。

胸腺是发生衰老最早、最明显的器官,12岁以后逐渐萎缩,20岁时胸腺重量显著减少。老年人胸腺显著萎缩,其重量仅为儿童的1/10,故老年人血中胸腺素浓度极度下降,使T细胞分化、成熟和功能表达均相应极度降低。

(一)T细胞

由于老年人胸腺素水平低和白细胞介素Ⅱ产生减少,故T淋巴细胞在抗原刺激下,转化为致敏淋巴细胞的能力明显下降,对外来抗原刺激的反应减弱。

(二)B细胞

B淋巴细胞对抗原刺激的应答随年龄而下降,抗原和抗体间亲和力下降,需要T细胞协助的体液免疫应答也随年龄而下降,因为B细胞的免疫功能在很大程度上受T细胞调节与控制。

(三)自身免疫

老年人自身免疫功能大大增加,免疫细胞(T细胞和B细胞)的识别能力随增龄而减弱,除攻击外来病原体外,还会攻击自身组织,导致自身组织衰老或死亡。

第五节 期望寿命

全民健康水平提高的标志之一就是平均期望寿命的延长。平均期望寿命,即随访同时出生的一群人,记录这群人出生后的死亡过程,计算逐年死亡数、死亡率、尚存活人数、生存年数,从而计算出平均寿命。各个年龄组如死亡率高,平均期望寿命就短,反之平均寿命就长。

随着社会经济的发展、科学技术的进步、人们生活水平的提高、医疗卫生事业的发展及传染病的控制,人类死亡率明显下降,平均期望寿命延长了。但是平均期望寿命只是指平均的生存年限,并不表达人体功能的年限。真正的长寿必须建立在具有基本生活活动功能的基础上,体现出生活、生命质量。幸福的长寿,应是能保证基本日常活动功能的长寿。因此,人类学家和医学专家又提出了具有日常生活自理能力的平均期望寿命,即"健康期望寿命"。健康期望寿命是评估老年人群体健康水平的一个较好指标,既要长寿又要健康,以健康求长寿。

健康期望寿命受到诸如性别、遗传、身高、体重、地域、环境、微量元素、职业、社会、精神心理、婚姻、营养及个人嗜好等众多因素的影响。

一、中国居民平均预期寿命

见表2-1、表2-2。

表2-1 1979年上海市市区居民平均预期寿命

年龄组(岁)	平均预期寿命(岁)		年龄组(岁)	平均预期寿命(岁)	
	男	女		男	女
0	71.98	75.62	52	75.67	78.54
2	73.27	76.61	54	75.92	78.77
4	73.38	76.69	56	76.21	79.03
6	73.44	76.73	58	76.54	79.33
8	73.50	76.77	60	76.95	79.67
10	73.55	76.80	62	77.46	80.08
12	73.59	76.82	64	78.06	80.53
14	73.62	76.84	66	78.75	81.01
16	73.60	76.90	68	79.46	81.56
18	73.72	76.95	70	80.26	82.21
20	73.78	77.01	72	81.18	82.98
22	73.85	77.07	74	82.18	83.83
24	73.92	77.18	76	83.27	84.73
26	74.00	77.24	78	84.74	85.73
28	74.08	77.30	80	85.69	86.84

续表

年龄组（岁）	平均预期寿命（岁）		年龄组（岁）	平均预期寿命（岁）	
	男	女		男	女
30	74.15	77.36	82	87.01	88.04
32	74.22	77.42	84	88.43	89.36
34	74.30	77.55	86	89.95	90.75
36	74.38	77.55	88	91.44	92.24
38	74.49	77.63	90	93.04	93.76
40	74.60	77.71	92	94.79	95.35
42	74.74	77.81	94	96.03	96.88
44	74.90	77.98	96	97.00	98.54
46	75.06	78.05	98	—	100.37
48	75.23	78.18	100	—	—
50	75.44	78.36			

表 2-2　2005 年中国居民简略寿命表

年龄组（岁）	期望寿命	年龄组（岁）	期望寿命
0～	72.4	50～	26.9
1～	73.1	55～	22.6
5～	69.4	60～	18.6
10～	64.5	65～	14.9
15～	59.7	70～	11.6
20～	54.9	75～	8.7
25～	50.1	80～	6.4
30～	45.4	85～	4.6
35～	40.6	90～	3.3
40～	35.9	95～	2.3
45～	31.3	100～	1.8

资料来源：吴生根，许能锋，林丹.2005 年中国居民与日本居民期望寿命的比较研究[J].河南预防医学，2008,19(4):241～243,253.

二、实际可能寿命

目前，世界上还没有一个绝对准确的预测寿命的科学方法。美国《家族》

杂志根据世界卫生组织和美国人口调查局、军医局、食品药物管理处、心脏病协会、城市人寿保险公司的多种资料、数据，编制了一种"寿命预测法"。这个方法既依据统计学的概率，也符合生物科学及医学原理。尽管我国与美国的社会情况、生活方式不尽相同，但经我国老年学工作者略加修订后，其仍有一定的参考价值，为国内常用。

预测的方法是从本国或本地区的"平均预期寿命表"查出自己的平均预期寿命，再根据自己的遗传、卫生习惯、生活方式、个性、职业、经济收入、婚姻状况等因素进行增减，最后求得预期寿命。预测寿命并不是什么算命的把戏，而是了解哪些因素对健康长寿有利，哪些生活方式对健康长寿有害，从而改掉不良习惯，使生活、工作趋向合理。

家庭遗传因素：直系亲属中过80岁则加2年，超过70岁者有一人加半年。

(1)父母亲中，母亲活过80岁加4年，父亲活过80岁加2年。

(2)祖父母、父母、兄弟姐妹中如有50岁前死于心脏病、中风、动脉硬化者，每有一人就减4年。60岁前死于以上疾病者每有一人减2年。

(3)祖父母、父母、兄弟姐妹中如有60岁前死于糖尿病、癌症、心衰或消化溃疡病者，每有一人减3年。

(4)上述近亲中，如有60岁前死亡者(除意外事故、自杀、他杀者外)，每有一人减1年。

生育情况：女性没有生过孩子减半年，生孩子超过7个则减2年。

出生情况：出生时，母亲年龄小于18岁或超过35岁减1年，如果是第一胎加1年。

体重：超体重的肥胖，缩短寿命。中国人标准体重计算方法：①男性标准体重(公斤)＝身长(厘米)－105；②女性标准体重(公斤)＝身长(厘米)－100。

一生中大部分时间体重的增减，没有超过当时年龄的正常体重的2公斤，或者现在体重比正常体重少0.25～4公斤加1年。超重对寿命的影响见表2-3。

饮食习惯：①每天至少吃一顿包括所有基本营养素的饭菜，加2年。②每天不吃一顿高纤维食品，减1年；喜吃蔬菜、水果加1年。③每天不按时吃两顿或三顿饭，减1年。④喝适量的酒(1～3杯果子酒或1～3口白酒)，加1年。

劳动状况：①热爱自己的工作，精神饱满，加1年。②情绪低落，工作疲沓，无上进心，减1年；经常操劳过度减2年。③如果60岁后还适当工作加2年，超过65岁还适当工作加3年。

表 2-3 超重对寿命的影响

年龄(岁)	超重 30% 以上		超重 10%～30%	
	男	女	男	女
20	−15.8	−7.2	−13.8	−4.8
25	−10.6	−6.1	−9.6	−4.9
30	−7.9	−5.5	−5.5	−3.6
35	−6.1	−4.9	−4.2	−4.0
40	−5.1	−4.6	−3.3	−3.5
45	−4.3	−5.1	−2.4	−3.8
50	−4.6	−4.1	−2.4	−2.8
55	−5.4	−3.2	−2.0	−2.2

表中材料取自美国都市人寿保险公司,仅供参考。表中除年龄栏的数字外,其余数字单位为"年"。

性格、心情:①性格文雅、随和、理智,心情愉快,加 1～3 年。②经常心烦、情绪低落或精神紧张、忧郁、刻板,或经常感到问心有愧、坐立不安,则根据程度减 1～3 年。③到了老年期仍感到快乐、幸福,生活中有许多乐趣,加 2 年。

健康状况:①有慢性病,如心脏病、高血压、肿瘤、糖尿病、胃或十二指肠溃疡,减 5 年。②血压 130/90 mmHg,减 3 年;150/100 mmHg,减 5 年。

服药情况:长期服用有副作用的药物,如激素等减 2 年;不经医生嘱咐滥用药物减 2 年。

婚姻:①已婚并与配偶共同生活者,加 1 年。②男子婚后分居或离婚独居减 9 年,若因妻子死去独居减 7 年;分居、离婚或独居男子,如与家庭其他成员同居则减去上述年数的一半。③已婚女子分居或离婚减 4 年,寡居减 3.5 年。④男子单身未婚,25 岁始计,每 10 年减 2 年。⑤女子单身未婚 25 岁起,每 10 年减 1 年。

性生活:每周规律而亲密的性生活 1～2 次,加 2 年。

生活环境:室内空气新鲜、流通,或住市郊、乡村、山区,加 1～3 年;生活在市区减 1 年;生活在污染环境中减 2 年。

定期体检:每隔一年定期体检一次(女性包括乳房检查及乳头涂片、子宫颈涂片,男性包括直肠镜检查),加 2 年。

家庭收入:根据所受教育和从事的职业,经济收入在一般水平以上者加 1

年,相反减2年。

交友:喜交友,有两个以上的知心朋友,加1年。

可按照上述,将加的列一边,减的列一边,得出总和,无论是"正数"还是"负数",然后将查得的平均预期寿命加上或减去此数,就得出预期寿命了。

(韩阳平、陈作良)

第三章 老年口腔医学的生物学基础

在人的一生中,口腔颌面部的增龄性变化是易于被肉眼发现的,而口腔颌面部的变化也往往反映出年龄特征,如半岁萌牙,6岁长第一颗恒牙,6岁半~13岁替牙,18岁智齿萌出,40岁以后牙龈逐渐发生改变,而老人与缺牙往往是一种平行关系。至于颌面部的增龄性变化,往往使人呈现出各个年龄阶段的脸型,通过脸型的变化可大致估计出一个人的年龄。这些变化都源于口腔颌面部各种组织及细胞的增龄性变化。

第一节 牙体组织的增龄性变化

牙齿,由釉质、牙本质、牙骨质三种矿化硬组织和一种软组织(牙髓)构成。牙本质构成牙齿的主体,釉质包盖在牙冠的表面,牙骨质覆盖在其根部表面,牙齿中央有一空腔,形成髓腔。髓腔内有牙髓组织,牙髓的血管神经通过狭窄的根尖孔与牙周组织相通连。牙齿在萌出和发育完成后就开始出现增龄性变化。①大体刚萌出的牙齿的外形光洁半透明,点线角清楚,牙面呈圈弧形。牙齿萌出后随着年龄的增长和理化因素的影响,外形在不断发生着变化,我们肉眼所见的牙齿增龄性变化主要是外形和色泽的改变。②外形,由于咀嚼的磨耗和摩擦,牙齿的切缘逐渐圆钝,使切缘的线状外形逐渐变成面。磨牙锋利的牙尖逐渐低平,釉质表面的一些突起逐渐消失,使釉质变薄,变得很平滑,殆面的切端的釉质甚至磨耗殆尽。③殆面的牙本质逐渐外露。牙齿正常的色泽呈淡黄色和乳白色。由于牙釉质变薄或磨耗,加上牙釉质内的某些元素的改变,使牙齿对光的折射发生改变,色泽和釉质的半透明性逐渐发生改变,即40岁以后,人们就会发现自己的牙齿逐渐变黄,没有青少年时期的色泽亮白。

一、釉质

釉质(enamel)覆盖于牙齿冠部表面,暴露于口腔中,呈半透明,乳白色或淡黄色。其颜色与釉质的矿化程度、厚度有关，矿化程度越高，因磨耗变薄，釉质越透明，其下部的牙本质的黄色易透过而呈淡黄色；矿化程度低，则釉质透明度差，色泽较白。釉质是人体中最硬的组织，其洛氏硬度值（Knoop Number）为 300 KNH，对咀嚼磨耗有较大的抵抗力。釉质的增龄性变化主要源于其离子交换的变化。随年龄的增长，釉质的通透性降低，脆性增高。尽管目前还没有足够的证据来说明这些改变的原因，但氮的含量随老年性变化而逐渐增加。在 30 岁以前，氮的含量是稳定的，30～60 岁比 30 岁以前多，60～70 岁进一步升高。氮含量升高到底是离子交换的结果还是有机物充斥在釉质裂纹引起的，还不太清楚。

通过对釉质成分研究发现，氟化物在釉质表面比下面要高，而在未萌出的牙中则差异不大。这可能是一种老年性的改变，也可能是由于釉质表面受到磨损或磨耗，或者是表面氟沉积的结果。

二、牙本质

牙本质（dentin）构成牙齿的主体，在牙本质中央的髓腔内充满牙髓组织。牙本质和牙髓由于其胚胎发生和功能关系密切，故二者常合称为牙髓—牙本质复合物。牙本质的增龄性变化主要表现在两个方面：一是继发性牙本质一生中不断形成，致使老年人牙齿的髓腔变小。继发性牙本质在磨牙的髓腔底和顶形成较多，有时甚至髓腔顶和髓腔底发生接触，但决不会封闭髓腔。二是牙本质小管逐渐闭塞，形成硬化性牙本质。所以，老年人对龋坏的反应性和敏感性降低。二者的改变是相伴随的，但又不是相互依赖的关系。

继发性牙本质：当牙齿根尖发育完成以后，继发性牙本质就逐渐形成，在人一生中仍可不断地形成，但形成的速度减慢。由于髓周牙本质的增厚，髓腔缩小，而使牙本质细胞和突起的轴心位置发生轻度偏斜，结果使形成的继发性牙本质小管方向稍呈水平，使它与牙齿发育期所形成的原发性牙本质之间常有一明显的分界线。继发性牙本质形成于牙本质整个髓腔表面，但在各个部位其分布并不是很均匀的。在磨牙和前磨牙中，髓腔顶和底部的继发性牙本质比侧壁厚。牙本质小管堵塞，牙本质周围小管的逐渐生长堵塞是典型的增龄性变化，它使牙本质的光折射发生改变，在光镜下更透明，所以称为透明性牙本质。研究表明，在正常的生理条件下，大约只有 1/2 的小管是完全堵塞的，而管周牙本质的高度钙化以及原发性牙本质和继发性牙本质的牙本质小管堵塞，则被认为是老年性变化。

从临床角度看,牙本质的老年性变化是非常重要的。牙本质小管的堵塞导致牙体组织的敏感性降低,牙本质的渗透性降低对于阻止有害物质的侵入是有重要意义的。大量继发性牙本质及修复性牙本质增加对于保护牙髓非常重要,尤其是在牙本质受到磨耗的情况下。

三、牙骨质

牙骨质(cementum)覆盖于牙根表面,在牙颈部较薄,在根尖和磨牙根分叉处较厚。牙骨质呈淡黄色,硬度和骨相似,无机盐重约45%~50%,有机物和水重约50%~55%。无机盐与釉质、牙本质一样,主要是钙、磷以羟磷灰石的形式而存在。此外,还有多种微量元素,氟含量较其他矿化组织为多,并在表面含量最高,且随着年龄增长而增多。有机物主要为胶原和蛋白多糖。

牙骨质在根尖向1/2处不断形成,以补偿因牙齿磨耗而降低的高度。作为对局部损伤和炎症的反应,牙骨质可以被吸收,然后再形成。在生理状态下,牙骨质只有增生而无吸收,但早期的研究认为牙骨质像其他骨组织一样,既有吸收,也有新生,吸收的敏感性和吸收的量随年龄增加,而增生的量也随年龄而增加。总的来讲,新生的骨质多于吸收,以补偿因牙齿切缘和𬌗面的磨损而降低牙齿的高度。随着牙骨质增厚,内层营养缺乏,出现牙骨质变性和空隙。有学者认为,牙骨质厚度的增加是牙骨质增龄性变化的一个特征,75岁人的牙骨质厚度是10岁儿童牙骨质的3倍。随着年龄增加,牙骨质中的氟、镁元素增加,尤其在表面增加明显。

四、牙髓

牙髓(pulp)是位于髓腔内的疏松结缔组织,除根尖孔外,其周围被牙本质所包围。牙髓中有血管、淋巴管、神经、细胞、纤维和基质,血管、淋巴管和神经通过根尖孔与根尖部的牙周组织相连接。

牙髓在发育过程中,细胞的数目和纤维的量不是恒定的。随着年龄的增长,成纤维细胞数量逐渐减少,而纤维的量增加。胚胎期和未成熟的牙髓中,细胞成分多,成熟的牙髓中则纤维成分较多。发育完成的牙齿,细胞成分自冠部向根尖部递减,而纤维成分递增。以前曾有人报道牙髓萎缩的改变不是增龄性变化的结果,而是组织学制片过程中造成的改变。

有关老年人牙髓中髓石的问题讨论较多,有病理性的原因,也有增龄性的改变。有人认为大约有6%～7%的正常牙髓显示有不同程度的矿化,而有病变的牙齿(主要是深龋)约有75%发生矿化现象。另有报道认为年轻人和老年人非龋损的牙齿发生髓石的比例为1/10,而病理性的因素在髓石形成过程中起更重要的作用。

牙髓的血液供应随年龄变化可发生很大改变。Bennet 等(1963)研究表明,牙髓中动脉血管的分支随年龄增加而逐渐减少,甚至在造牙本质细胞下面的区域即可见到。这些变化表明,老年人牙髓组织的修复能力比年轻人要差。因此,临床上对于老年人牙齿不应使用盖髓术和牙髓切断术。

2000年,吴补领等对牙髓组织的增龄性变化和应激能力的研究表明:①超氧化物歧化酶(SOD)在人正常牙髓组织含量随年龄的递增呈降低趋势。二者呈负相关性关系,即机体进入老年期,牙髓组织的生理代谢功能指标却有一个质的变化。老年人牙髓组织的 SOD 含量降低,组织自身抗氧化、清除自由基的能力相对减弱。这也可能是牙髓组织发生增龄性变化的机制之一。②细胞凋亡指数(Apoptosis Index,AI)值逐渐下降,PCNA 表达也有所减低,揭示牙髓组织中细胞的新陈代谢率与年龄呈反比。也就是说,老年人牙髓组织新陈代谢较年轻人低。③热体克蛋白(hsp70/hsc70)在老年人牙髓中表达下降,可能导致牙髓组织自我保护能力下降,修复性牙本质不易形成。老年人牙髓组织保存活髓相对年轻恒牙困难,一旦患有炎症,易导致扩散,基质变性坏死。

第二节 牙周组织的增龄性变化

牙周组织包括牙周膜(牙周韧带)、牙槽骨和牙龈。以上组织共同完成支持牙齿的功能,所以牙周组织又称为牙齿支持组织。

牙周组织增龄性变化虽然涉及上述三种组织,但其关键性的改变是牙周膜的增龄性变化对整个牙周支持组织的影响。牙龈的增龄性变化在口腔黏膜的老年性变化中叙述。

一、大体观

肉眼观察老年人健康的牙周组织,可以发现三个明显的变化:一是牙周组织的高度有所降低,釉牙骨质界外露,甚至有的牙周退缩明显(可能有病理性改变)。二是色泽改变。色泽变化分为两大类:一类是牙龈显得血色不够,略显苍白,点彩消失;另一类是牙龈略显暗红色,点彩不明显。三是牙龈变薄,不厚实,弹性下降,乳头状低平(部分为病理性改变)。

二、组织结构变化

很多研究已经证实,在牙龈结缔组织和牙周韧带中存在增龄性变化。总的来说,这种改变与发生像身体其他部位的变化一样。Wentz(1952)等发现,随年龄的增加,牙龈结缔组织的纤维更致密地交织在一起,成纤维细胞减少。Klingsberg、Bufcher(1960)和 Levy 等(1972)持相同观点。但另有学者认为成纤维细胞数量与生长和再生有关,而与年龄无关,他们发现小鼠真皮中成纤维细胞数量在年轻和年老两组中没有差别,只有在受到损伤后,成纤维细胞数量会明显升高。

组织学研究表明,牙周韧带中纤维含量随年龄增大而减少,含血管的组织沟隙则相对增宽,但胶原纤维束的位置未见改变。Severson 等(1978)对小鼠的研究发现随年龄增加,其胶原纤维结构更不规则。此外,尚有研究观察到老年人牙周胶原纤维之间发生钙化和胶原纤维染色发生改变,牙周组织中的上皮随年龄增加而减少。

三、胶原合成和物理性状的变化

对猴的放射性自显影研究证明,牙周韧带中胶原示踪明显高于皮肤,并且两种组织中胶原合成速度均随增龄而减慢。Claywmb 等比较了天竺鼠的皮肤、牙龈和腭部的胶原更替速度,通过测量胶原中含有钙化物的羟基脯胺酸(hydroxyproline),显示口腔组织胶原的合成比皮肤活跃,其数量在两种组织的结缔组织中均随年龄增加而减少。同样,Schneir(1976)检测了 2.5~9 周之间大鼠的腭侧前磨牙区黏膜的胶原,发现其合成速度随年龄增加而减慢,盐溶性胶原到非盐溶性胶原的转变速率与年龄的增长呈正相关。Paunio(1969)观察到随年龄增加,胶原的溶解性降低,而耐热性增加。

总而言之,随年龄增大,胶原纤维变得更稳定,耐热、溶解性降低,机械强度提高。

四、牙周韧带宽度的增龄性变化

Stahl 和 Tonna(1977)报告了在老年个体中,牙周韧带中的有机基质减少。有些研究也显示牙周韧带宽度与年龄呈正相关。而另一些对小鼠(Kleins 1982)、猴(Tonna 等,1972)和人(Gotze,1965)的研究则显示牙周膜的宽度与年龄呈负相关。Ketlner(1931)以及 Kronfeld(1931)等研究认为非功能性牙的牙周韧带较承受功能的牙的牙周韧带窄,此结果可以解释上述两类研究的差异。同时,有学者认为牙周宽度变窄是由于根面的牙骨质沉积所致。

五、牙槽骨

牙槽骨(alveolar bone)是上下颌骨包围和支持牙根的部分,又称牙槽突(alveolar process)。容纳牙根的窝称牙槽窝,牙槽窝在冠方的游离端称牙槽嵴。两牙之间的牙槽突部分称牙槽中隔。牙槽骨的组织结构与身体其他骨相似,其生长依赖于牙齿的功能性刺激。当牙齿达到咬合功能后,牙槽骨发育也已成熟。如果牙齿脱落,牙槽骨也随之萎缩。

(一)形态增龄性的变化

随年龄的增长,牙槽嵴高度减小,尤其随着牙齿的丢失,牙槽骨吸收更加明显,牙槽骨的形态也随之发生很大变化,有的甚至牙槽骨完全吸收。

(二)成分的增龄性变化

有研究表明,老年人成骨细胞的数量减少,破骨细胞随之增加,骨质疏松,骨密度逐渐减低,骨的吸收大于骨的形成。骨髓被脂肪代替,由红骨髓变成黄骨髓。光镜下见牙槽骨壁由光滑、含丰富的细胞,变为锯齿状,细胞数量减少,成骨能力明显降低,埋入的穿通纤维不均匀。

第三节 口腔黏膜的增龄性变化

口腔黏膜(oral mucosa)覆盖在口腔表面,前与唇部皮肤相连,后与咽部黏膜相连,其形态与结构根据所在的部位及功能特点而有所不同。例如牙龈部与硬腭部的黏膜,在咀嚼食物时,经常受到机械性刺激,其组织比较致密,且有上皮角化层,而口底黏膜则比较疏松,且无角化层。

口腔黏膜随着年龄的增长也在不断发生着改变。

一、大体观

青年人的口腔黏膜呈粉红色,湿润,圆滑,弹性好,较丰满。而老年口腔黏膜色泽会有一定的改变,比青壮年稍暗,光泽较差,显得稍干涩,更光滑,弹性较差,呈现缎子样水肿外观,且易受损伤;舌丝状乳头萎缩或丧失,伴随出现明显的口干症状或麻木、刺激痛等。同时,随着舌背感受器的萎缩而出现味觉的钝化和烧灼感。尤其是绝经期后的妇女,其口腔黏膜的萎缩和相关症状明显,可以通过雌激素疗法而得以逆转(Beldiny 和 Tade,1978)。

二、口腔黏膜的增龄性变化

人类口腔上皮的年龄相关性的结构性改变,主要包括上皮变薄、角化物减少以及上皮结缔组织界面的形态学改变。有人研究了6个月~87岁人的口腔黏膜的增龄性变化,分四个年龄段进行研究,其结果如下:6个月~16岁,上皮层很厚,上皮钉较长,结缔组织乳头较高,间质疏松,细胞成分和血管丰富,上皮细胞无营养障碍,生长活力和反应水平较高。所以幼儿和少年的口腔黏膜对病原性刺激的反应很明显,有反应性过强的现象,主要是易发生急性炎症,常发生病毒感染性损害。17~29岁,口腔黏膜结构发生一定的质和量的变化,上皮钉缩短,结缔组织乳头变低,棘层出现空泡形成的上皮细胞。30~60岁,上述这些变化明显,但是对结构的损害仍保持着良好的代偿和修复能力。所以中年人发生急性炎症有自限性,呈轻型经过,没有不可恢复的倾向。61~87岁,口腔黏膜发生硬化,呈萎缩和营养障碍性改变,其背景是血管结构明显减少,表明反应性降低,代偿和再生能力减弱,对病源性刺激呈过弱型反应,炎症呈渐进性和慢性经过,波及范围广,常发生溃疡坏死性损害和白斑。

有研究表明,年龄增加会使舌上皮厚度减少30%,在整个成人阶段上皮结构都在不断地趋向萎缩和简化。随着年龄增加,人类上皮在组织学上会出现细胞排列不规则,细胞大小改变,核皱缩及钉突、网突丧失等现象。电镜观察发现上皮变薄,但在细胞的超微结构方面几乎没有观察到任何变化。

三、黏膜和皮肤下结缔组织的增龄性变化

黏膜和皮肤在临床上表现出来的许多增龄性变化,其实是黏膜和皮肤下结缔组织改变引起的。可是,有关黏膜下结缔组织改变的详细研究仍比较缺乏。早期对真皮组织学和超微结构的研究表明,真皮的弹力纤维数量和密度随年龄变化不断增加。而老年人表现出的却是黏膜和皮肤弹性降低,这似乎是矛盾的。后来的研究表明,之前染色发现的"弹性蛋白"其实是变性的胶原物质,这种变性通常是指日光弹性纤维变性(solar elastosis),这种胶原在人体非暴露部位皮肤中也存在。

老年人皮肤松弛是由于结缔组织中不定形基质改变,引起细胞间液体减少所致。这种不定形基质主要是指蛋白多糖。但也有研究认为,在发育阶段真皮的蛋白多糖发生明显改变,但真皮内蛋白多糖含量改变并不一定随年龄的增长发生相关性改变。

有报告认为,黏膜固有层和皮肤真皮的细胞随年龄增大而变得皱缩、不活跃,也有人认为是研究方法不同所致。总之,有关黏膜和皮肤结缔组织的增龄性变化目前还知之甚少,有待继续研究。

四、上皮细胞的增殖与更新

上皮细胞的增殖活性是否随年龄增长而发生改变,是学者们一直关注的热点。早期的观点认为,人类上皮的更新和成熟速度随年龄增长要么升高,要么降低。1956年Mayer等认为,男性老年个体的牙龈上皮的有丝分裂较年轻人活跃,Garguilo等支持这一观点。但多数学者(Bakrt和Kligman,1967;Kobert,1980;Kligmant,1980)对皮肤角化层的更新研究不支持这一观点,认为随着年龄的增加,其更新速度减慢。而Maidhot和Hormstein(1979)测量了24~80岁人类颊黏膜上皮的细胞的标记物指数(labelling index)未见明显差别。Epstein和Maibach(1965)发现基底细胞层的替换时间和年龄之间无相关性。目前从实验室动物到人的上皮研究结果无非三种观点:①上皮增殖和更新与年龄增长存在正相关;②上皮增殖和更新与年龄增长存在负相关;③上皮增殖和更新与年龄增长无相关性。

对这些结果解释因实验的标准和方法不统一,加之观察指标不一致,造成了结果无可比性。下面列举了一些作者观察到的动物和人的年龄与上皮增生活性的关系(表3-1、表3-2)。

表 3-1　动物和人的年龄与上皮增生活性的关系

作者	时间	部位	年龄范围	观察指标	增殖活性
Katxberg	1952	腹部皮肤	0～20		
			21～40		
			41～60		
			61～80	M.I*	增加
Mayer 等	1956	牙龈	25～34		
			50～78	M.I	增加
Marwah 等	1960	牙龈	25～34	M.I	增加
			50～79		
Gargiulo 等	1961	牙龈	22～27	M.I	增加
			48～63		
Thuringer/Katzberg	1959	腹部皮肤	0～20		
			21～40		
			41～60		
			61～80	M.I	没区别
Epstein/Maibach	1965	皮肤	22～83	L.I*	没区别
Maidhof/Hornstein	1971	颊黏膜	24～80	L.I	没区别
Ryan	1974	牙龈	18～22		
			56～64	M.I	没区别
Kligman	1979	腿和背部皮肤	19～25		
			69～85	L.I	减少
Marten、Helmdach 等	2000	皮肤	0～1		
			1～10		
			11～44		
			45～69		
			>70	L.I	没区别

M.I* = mitotic index, 有丝分裂指数; L.I* = labelling index, 标记物指数。

表 3-2 动物年龄增加和上皮细胞增生活性的研究

作者	时间	动物	部位	观察指标	增殖活性
Bullough	1949	小鼠	耳	M.I.B	减小
Whitely/Horton	1963	小鼠	耳	M.I	减小
Toto/Dhawan	1966	小鼠	腭、舌、颊	L.I	减小
Sharav/Massler	1967	大鼠	腭、舌	L.I	减小
Barakat 等	1969	小鼠	舌、耳	L.I	减小
Thrasher	1971	小鼠	咽喉	L.I	减小
Cameron	1972	小鼠	舌	L.I	减小
Karring/Loe	1973	大鼠	腭、龈、舌、耳	M.I.B	减小
Leith	1978	小鼠	背部	M.I.B,L.I	减小
Andrew	1956	大鼠	腹部	M.I	增加
Hansen	1966	大鼠	颊、舌	M.I.B	增加
Toto 等	1975	大鼠	腭	L.I	增加
Olsson/Ebbesen	1977	小鼠	皮肤	M.I,L.I	增加
Lavalle	1968	大鼠	牙龈	L.I	无差异
Hornstein/Schell	1975	大鼠	皮肤、颊黏膜	L.I	无差异

M.I.B=mitotic index with metaphase blocking agent,有丝分裂中期阻断分裂指数。

除观察细胞分裂周期的一些指数外,另一种动态表示更新细胞群状态的方式称为"上皮更新时间"。这是指组织中全部细胞脱落并补充相等量新生细胞所耗费的时间。上皮更新时间的确定一般需要先了解细胞有丝分裂时间,以及细胞通过整个上皮层所耗费的时间。通常,口腔黏膜上皮组织更新时间较表皮短,但较胃肠道组织细胞长,口腔黏膜上皮组织更新时间差异也较大。而老年人口腔黏膜上皮的更新时间比年轻人是长还是短,目前尚无肯定结论。

表 3-3 人类上皮更新时间

上皮名称	更新时间(天)
表皮	28～75
牙龈上皮	28～40
颊黏膜	5～16
小肠上皮	2～14

第四节 唾液腺及唾液分泌的增龄性变化

一、唾液腺的生理解剖及功能

涎腺是外分泌腺,其分泌物流入口腔,称为唾液,故涎腺又称唾液腺(salivary gland)。除腮腺、颌下腺、舌下腺三对大涎腺外,还有很多小涎腺分布于口腔黏膜和黏膜下层,按其所在的解剖部位而命名,如唇腺、颊腺、腭腺、舌腺、磨牙后腺等。这些大大小小的涎腺分泌的唾液,是口腔环境中最重要的液体成分。口腔中的唾液称全唾液。全唾液除来自唾液腺分泌液外,还包括龈沟液、口腔细菌、食物碎片等。

(一)唾液腺的一般结构

唾液腺由实质和间质两部分组成。实质即腺上皮细胞形成的腺泡和导管;间质即由纤维结缔组织形成的被膜与小叶间隔,其中有血管、淋巴管和神经出入。

1. 腺泡

根据腺泡的形态、结构和分泌物性质的不同,又分为浆液性、黏液性、混合性腺泡。

浆液性腺泡(serous acinus)呈球状,以腮腺的腺泡为代表,由浆液细胞组成,分泌物稀薄,呈水样,含唾液淀粉酶和少量黏液。其更准确的名称应是浆黏液细胞(seromucous cells),但目前习惯上仍将腮腺称为浆液腺。

黏液性腺泡(mucous acinus)呈管状,以小涎腺腺泡为代表,由黏液细胞组成。分泌物中酶成分较少,蛋白质与大量碳水化合物结合,形成黏液,分泌物较浆液细胞黏稠,故将小涎腺称为黏液腺。

混合性腺泡(mixed acinus)由黏液细胞和浆细胞组成,以舌下腺和颌下腺为代表,前者黏液性腺泡细胞数超过浆液性腺泡细胞数,后者浆液性腺泡细胞数大大超过黏液性细胞,故将二者共称为混合腺。

2. 导管

唾液腺导管系统为分泌物流入口腔通道,是复杂而分支的,分为闰管、分泌管、排泄管三段。前二者均位于小叶内,后者穿行于小叶间结缔组织。管径由细变粗,细胞由扁平变为柱状,由单层变为复层,最后汇集成总排泄管,将分泌物排入口腔,混合形成唾液。

闰管(intercalated duct)是导管最细小的终末分支部分,连接腺泡与分泌管。

分泌管与闰管相延续,管径较粗。当腺泡分泌物流经分泌管时,上皮细胞能主动吸收钠,排出钾,并转运水,改变唾液的最后渗透压。此管的吸收与排泄功能受肾上腺皮质分泌的醛固酮等激素的调节,而细胞底部的折叠与密集的线粒体则起着明显的钠泵作用。

排泄管(excretory duct)起始于小叶内,与分泌管相连续。出小叶后穿行于小叶间结缔组织中,又称小叶间导管。最后,各小叶间导管汇集成更大的总排泄管,开口于口腔。其上皮复层或假复层柱状上皮逐渐变为复层鳞状上皮,并与口腔黏膜上皮融合。

3. 结缔组织

纤维结缔组织包绕在腺体表面形成被膜,被膜再分出纤维间隔伸入腺体内,将组织分隔成许多腺叶和腺小叶。血管、神经和导管都伴随被膜、叶间或小叶间结缔组织伸入腺体。

4. 神经支配

每个涎腺有感觉神经末梢和两种分泌神经,即交感神经(肾上腺素能)和副交感神经(乙酰胆碱能)的纤维,所以支配涎腺分泌活动的神经属于植物性神经系统。有的小涎腺有自主分泌活动,而不受神经控制。一般来说,刺激副交感神经时,唾液分泌量多而稀薄,富含水分和盐类,但缺少有机质;刺激交感神经时,唾液分泌量少而黏稠,有机成分较多。除神经传递介质的调节外,雌激素、糖皮质激素、肽类激素等也可在某种程度上控制涎腺的功能,但仅能改变唾液成分,而不能使唾液分泌。唾液的分泌仍取决于受交感、副交感神经支配的肌上皮细胞。

(二)唾液的功能

1. 润滑

唾液中的粘糖蛋白是主要的润滑分子,不仅能包裹食物,也能覆盖口腔软、硬组织。唾液分子形成的润滑膜使食物顺利通过消化系统,并使其表面平滑,摩擦减至最小,但同时也增加了菌斑形成。

2. 维持口腔黏膜完整性

唾液粘蛋白具有流变学性质,包括低溶解性、高黏性、弹性和附着性,这些性质使粘蛋白能聚集在口腔黏膜表面,成为口腔黏膜的屏障,防止黏膜脱水,阻止口腔环境中的有害物质侵入人体,如食物和饮料中的毒素、烟草中的致癌物以及其他来源的有害物质穿透。粘蛋白同时起到一层天然防水层的作用,有助于维护处于水合状态下的口腔组织,保护下方细胞免受渗透压突然变化造成的损伤。

3. 软组织修复

人类腮腺和颌下腺唾液中存在上皮生长因子,推测对口腔损伤的修复有促进作用,动物实验已证实了这一推测。

4. 维持生态平衡

细菌在口腔表面聚集是相当艰难的过程,这一过程受到机械、免疫和非免疫防御功能的干扰。唾液的功能有助于维持口腔生态平衡,这种平衡关系是在人类长期进化过程中形成的。唾液流率随唇和舌的运动增加,能清除一些有害的细胞,与流泪、咳嗽类似,均属人类的保护性反应,通过对有害细胞的清除,维持人体天然菌群的平衡。

5. 凝集作用

除物理机制外,唾液还可通过分子间的作用更为直接地干扰细菌附着。

唾液中的分泌型IgA系统具有抑制细胞附着的能力。唾液中还有一些其他巨分子,如粘蛋白也对细菌具有凝集作用。它把一些细菌凝集成丛,使其失去附着到硬、软组织的能力,进而通过吐唾及吞咽排出体外。

6. 直接抗菌活性

唾液中存在着多种抗菌系统,如溶菌酶、富组蛋白、乳铁蛋白和唾液过氧化物酶等。这些抗菌物质与唾液中其他成分结合,对口腔细菌可发生直接作用,干预其产酸能力或直接杀灭细菌。

溶菌酶是一种阳离子酶,能导致一些口腔细菌溶解,特别是变链菌和韦永菌。溶菌酶还可能抑制细菌生长,降低葡萄糖结合能力,减少乳酸代谢,产生抗菌作用。

乳铁蛋白是外分泌腺的转铁蛋白,对需氧菌和厌氧菌均有抑菌能力。它能有效地与细菌竞争铁质,形成铁结合分子。乳铁蛋白对变链菌还具有杀菌和抑菌效果,提示其作用机制不是简单地争夺铁质。

唾液过氧化物是一种唾液抗菌系统的组成成分。该抗菌系统通过口腔细菌如血链球菌产生过氧化氢,催化硫氰酸盐的氧化过程,生成具有高度活性的氧化剂,主要是低硫氰酸盐和低硫氰酸。这些产物氧化细菌中涉及葡萄糖转运和糖代谢的酶系统中的含硫基团,故对酸的产生和细菌生长有很大影响。SIgA 能显著增强唾液过氧化物酶的抗菌作用。

在有牙齿存在时,特别是在发生牙龈炎的情况下,龈沟液分泌量增加,龈沟液中含有血清抗体,特别是 IgG 抗体,吞噬细胞以及由其释放的抗菌产物,如溶菌酶、乳铁蛋白和过氧化物酶等。

唾液还具有抗真菌活性。腮腺分泌液的抗真菌活性已获证实,腮腺唾液中的中性和碱性富含组氨酸的肽具有这种活性。

除了保持口腔菌群平衡外,唾液也能调整病毒的影响,唾液中的分泌型 IgA 能够直接中和病毒。已证实口腔黏膜抗体能有效地对抗鼻病毒(rhinovirus)和脊髓灰质炎病毒,同时有助于抑制人类免疫缺陷病毒(HIV)经唾液的传播。粘蛋白也是有效的抗菌分子,能对抗单纯疱疹病毒和 HIV 病毒。

7. 维持 pH 值

唾液有助于保持口腔、牙菌斑的 pH 值,并能在吞咽时维持食道中的中性 pH 值。在牙菌斑中,细菌代谢蔗糖后终末废弃产物堆积,使局部 pH 值下降,唾液可通过几种途径调节菌斑 pH,如重碳酸盐、磷酸盐和富含组氨酸的肽可直接扩散进入牙菌斑,细菌尿素酶可将唾液中的尿素转换为氨,氨可以中和酸。氨基酸和肽能脱羧形成单胺和多胺,这一过程能有效地消耗氢离子,减少酸的产生。唾液中的精氨酸肽能形成胺以及多胺四甲烯二胺,从而有效地提升 pH 值。

8. 维持牙面完整性

除对抗菌斑中酸性物质外,唾液还可以通过其他途径保护牙齿。唾液的物理性流动(即液体运动)特性加之肌肉活动,有利于清除溶液中的糖和残留的碳水化合物。唾液流率下降可以延缓糖的清除。牙齿萌出至口腔后立即受到生化保护,虽然牙冠萌出时在形态学上已完全形成,但晶体化程度是不完全的。唾液的作用是通过离子扩散,如钙、磷、镁、氟以及其他微量元素进入牙釉质表面,促进牙齿成熟。富含晶体的结构使牙齿硬度增加,渗透性降低,在动物模型中证实抗龋能力增强。

9. 味觉和消化功能

唾液和味觉有着密切关系。有味道的溶液可以直接刺激味蕾,固体物质必须先溶解于唾液中人们才能尝到味道。唾液本身含一些有味道的物质,如氯化钠、葡萄糖、尿素等,但在非刺激性唾液中,这些物质的浓度低于味觉阈值,只有当这些物质的浓度超过味觉的阈值时,才能感到唾液的味道。非刺激性唾液中,有味物质的含量很低,有利于人体比较敏感地尝到外来物质的咸、甜、苦、酸等味道。唾液中黏稠的糖蛋白有助于形成食团,并可润滑食物,使之易于吞咽。唾液淀粉酶在氯离子激活下,可将淀粉分解成麦芽糖。虽然酶的最适 pH 是中性,但随同食物进入胃内后,食团内的酶仍能继续发挥作用,直到其活性被胃酸破坏为止。口腔内的唾液淀粉酶还能分解进食后留在牙齿和黏膜上的淀粉碎屑。

二、唾液腺及唾液的增龄性变化

(一)唾液腺的增龄性变化

用 ^{14}C 亮氨酸示踪,观察大鼠腮腺的蛋白质合成时,发现分泌性蛋白质的合成量随年龄增长而下降(Kim,1983)。人腮腺的老年性变化最为明显,25%~50%的腺细胞被脂肪细胞和纤维性结缔组织代替。颌下腺也有类似现象。

老年人唾液腺的腺末房或闰管、纵纹管等处常出现一些较大的上皮细胞,胞质内含嗜酸性颗粒,称嗜酸性颗粒细胞(oncocyte)。这种细胞是由正常上皮细胞逐渐变化而来的。电镜下,变化早期的嗜酸性颗粒细胞含有大量密集的线粒体,使细胞在光镜下出现嗜酸性颗粒。此时,线粒体的形态及大小皆在正常范围内。在晚期的嗜酸性颗粒细胞中,线粒体除数量增多外,形态也发生改变,如变长、增大、外形奇特。虽然线粒体的密度加大,但氧化酶的活性并未增强。在纵纹管的嗜酸性颗粒细胞中也可见到密集的线粒体,它几乎占据了整个胞质,但细胞基底部的细胞膜皱褶消失,说明这些线粒体的生化功能有缺陷,不能为膜的离子转运活动提供足够的能量。线粒体数量、形态和功能出现异常,可能是由于控制它们的反馈机制受到损害所致。嗜酸性颗粒细胞的数量随年龄增长而增多,故有人称之为消耗细胞(burned out cell)。这些细胞只要不向新生物转化,除作为老年的指征外,无重要意义。

在一些对颌下腺的深入研究中,发现导管细胞增多,腺泡细胞相对减少。这种改变对腺体的分泌有多大影响,目前尚不清楚。

(二)唾液腺分泌功能的增龄性变化

人们有一个普遍的观点和认识,那就是老年人唾液分泌量肯定会下降。从临床角度看,这是一个较为普遍的事实,但要区别哪些是生理性的增龄性变化,哪些是全身疾病所致或是全身性慢性疾病用药所致,是非常困难的。

早期研究显示,老年人的唾液整体分泌量似乎是下降的,即使是健康的老年人也是如此。近年来有关老年人唾液腺增龄性变化的大量研究均集中在腮腺分泌量上,因此可以较易精确地收集到未受污染的腮腺唾液,人们试图以一个腺体的变化来证实老年人唾液腺分泌的变化。Baum(1981)、Chauncey(1981)、Heft和Baum(1984)用柠檬酸刺激腮腺分泌,研究不同年龄的腮腺分泌情况,结果显示:不管男性女性,不论年龄,腮腺的平均分泌量无差异。而Heft和Baum(1984)另一项非刺激性腮腺唾液分泌量的研究,也显示不同年龄组之间的分泌量相似。这说明腮腺的分泌量不受增龄性的影响。

然而通过对颌下腺研究则得出了与腮腺相反的结果。Pedersen(1985)研究了健康老年人与健康年轻人颌下腺的分泌量,结果发现,无论刺激性唾液的分泌或是无刺激性唾液的分泌,老年人均减少70%以上。此结果说明,颌下腺增龄性变化较腮腺明显。因为颌下腺分泌的唾液占整个唾液的45%,所以,老年人颌下腺的分泌量减少会致整个唾液量的下降。这可以解释老年人唾液量下降的部分原因。

有关唾液成分增龄性变化的研究显示,老年人腮腺唾液中的Na^+浓度明显降低,意味着更多的Na^+被导管细胞重吸收,这需要一个主动转运过程。但K^+的分泌并无明显的改变,这种改变的生理意义不大。

至于其他成分,有报告(Chauncey等,1981;Baum等,1982)指出外分泌蛋白几乎无改变。从表3-4可见,人类唾液腺除了颌下腺的分泌量在老年明显下降外,其他方面无明显变化。临床上所见的大多数老年人的口干症状,就不能简单地用增龄性变化来解释了,必须寻找导致老年人口干症的全身情况及用药情况,然后针对病因进行有的放矢的诊治。

表3-4 老年人唾液腺增龄性变化的研究

	柠檬酸刺激唾液		非刺激唾液		整体
	腮腺	颌下腺	腮腺	颌下腺	
流速	=	↓	=	↓	↓
总蛋白	=				
富脯蛋白	=				
钠	↓				
钾	=				

本资料来源于多项研究的结合,"="表示与健康青壮年人相同,"↓"表示减少。

(三)唾液分泌增龄性变化的动物模型研究

一个合适的动物模型对于检测唾液分泌的生理问题是十分重要的,大鼠就是研究唾液分泌的常用模型。目前大量的有关腮腺和颌下腺外分泌特征的研究均采用大鼠,因为大鼠唾液腺分泌的增龄性变化与人类极其相似。许多在人类唾液腺中出现的形态学上的增龄性变化也用同样发生在大鼠的唾液腺中。此外,大鼠还有适于实验研究的生命周期。

对大鼠唾液腺增龄性变化的体内外研究表明,大鼠的唾液腺功能无显著变化。进一步研究发现,β受体和毒蕈碱—肾上腺素能受体的传导在大鼠整个生命过程中变化不大。然而α受体的传导则发生了紊乱,这一改变并非α受体的特性发生了改变,而是介导α受体信息的传导物质减少了。这一改变影响了分泌过程中的水和电解质的移动,即造成了Ca^{2+}介导的K^+外流和Na^+/Ca^{2+}交换的缺陷。

(官玉芹、陈作良)

第四章　老年口腔病的病史收集与口腔检查的特殊性

病史收集、口腔检查及病历书写是医生诊治疾病的第一程序。要做到正确的治疗,首先必须要了解患者的病史,进行周密的临床检查及必要的实验室检查,然后将病史和检查结果结合起来,进行综合分析和判断,并作出正确的诊断。这既是现代治疗的根据,也是所有医生必须遵循的诊疗规程。对于老年人口腔疾病的诊治,除了口腔教科书中所描述的一般病历收集与口腔检查外,这里着重介绍对老年口腔病人如何进行病史收集和口腔检查。

第一节　病史收集

一、问诊顺序

对于老年口腔病患者,医生应首先了解患者的全身状况。无论是治牙、拔牙、镶牙,还是正畸,患者的全身状况是医生做出治疗计划和治疗方法的前提条件。首先一句"老人家,您身体可好?"既是问候,又是问诊;既可以了解患者有无系统性疾病,又可缓解老年人就诊时的恐惧心理,拉近医患关系,便于进一步掌握患者全部医疗信息。当然,主要了解患者的心血管病史、糖尿病史、肝肾病史、传染病史以及肿瘤病史。

在日常的诊疗活动中,口腔医生往往注重局部情况而忽视全身,这主要是由于长期忙碌于局部治疗而形成的思维定势。因此,对老年口腔病人的病史询问,提倡全身优先的原则,一是因为老年人系统性疾病的发生率和严重程度会随年龄增长而发生累积效应;二是因为老年人的全身疾病与口腔疾病的发生、发展、治疗和预后密切相关。

二、问诊方法

问诊要做到循循善诱,抓住主诉。因为老年人的逻辑思维较差,其主诉症状较多,而且有时前后颠倒,医生要通过热情亲切的询问,引导病人讲出最主要的症状,即就诊的主要原因。一旦抓住主要症状,便根据主要症状展开临床询问和检查,从中找到病根,以便作出正确诊断。

三、视诊

通过对病人步态、讲话状态和精神状况观察,可以大致了解患者的全身健康状况;通过对病人面部表情和颌面部形态的观察,可了解口腔疾病所致的痛苦程度和病情严重程度。因此,要注意对老年口腔病人的外表观察,然后再对口内疾患进行视诊。

四、全面收集证据,明确主次诊断

当医生根据病人的主诉和检查收集到疾病诊断的证据后,便可作出正确的诊断,开展适当的治疗,这样病人的主要症状得到了缓解。但第二次复诊时,病人会告诉医生治疗后疼痛消失了一段时间,后来又疼起来了。如果医生不认真仔细检查,会认为该病的诊断有误,治疗不恰当。其实不然。这是因为主要矛盾得以缓解,还有些次要症状又上升为主要症状。因此,当老年病人以牙疼主诉就诊时,医生除了对引起目前牙痛的主要疾病进行诊断治疗外,对其所在病区的牙齿均要进行仔细检查,将所有可能引起牙疼但目前尚未以主诉症状出现引起牙疼的疾病记录在案,作出次要诊断,同时告诉病人,让病人知道自己口腔内的主要疾病和次要疾病,配合医生进行观察和治疗,以免引起老年病人的误解而影响进一步开展的治疗。

总之,要记录与主诉相关的所有疾病,也不能忽视暂时无主诉的疾病。

五、口腔检查

(1)环境要求"暖色"。这个"暖色"包括三方面内容:一是诊室环境要安静、祥和、通风、舒适,光线柔和;二是医护人员要语言和气亲切,面带友善;三是椅位要调到$100°\sim 120°$,让病人微躺而不是卧,使患者谈吐自如。

(2)检查顺序要清楚。必须遵循问、视、探、触、叩的顺序。检查应循序渐进、有条不紊地进行,这样就不会遗漏一些次要的疾病,也不会导致误诊、误治。如有必要,最后应对颌面、颞颌关节、局部淋巴结、唾液腺进行检查。

(3)医生要训练有素,检查动作要轻快。因老年人口腔疾病往往多种并存,其检查动作要注意轻柔,尽量减少医生检查时带给病人的痛苦,而且要求准确作出判断,不能在一处病损反复检查,加重病人的痛苦。因此,对老年口腔病人的全口检查,要求医生必须训练有素,动作轻而快。

第二节 病历书写

一、局部个别牙治疗的病历书写

这种病历书写与口腔一般人群的病历书写没有什么不同,仅是在某些要素上要求更清楚些。

(一)主诉

因老年口腔病人往往多种疾病并存,其主诉的症状就多。如一位老年人的口腔可能有疼痛、肿胀、出血、口干、牙松动、咬𬌗痛、咬𬌗无力、口臭等症状,医生要善于捕捉到病人主要的、最需要解除的痛苦。有的可以集中到一个或两个主要症状,但有的确实是多种疾病或多颗牙齿同时需要解决,那么,反映在主诉内容里的就不是一个牙齿疾病或一种口腔疾病了。例如,一个老年口腔病人既有慢性牙周炎,近期又发生急性牙髓炎,因为牙髓炎引起了慢性牙周炎的急性发作。其主诉应这样描述:"牙床反复肿胀,松动3年余,左上后牙剧烈疼痛2天。"这样主诉超过了20个字,虽不简明扼要,但记录了部位、症状和时间三个要素,正确反映了患者口腔目前牙周、牙体疾病并存的事实。

(二)现病史

要围绕主诉中的部位、症状、时间展开描述,而且包括某些诱发因素、发病的转归、治疗和用药情况,以及疗效等。

(三)既往史

包括过去的健康状况、曾患或现患有何种系统性疾病、用药情况以及个人的生活习惯和嗜好,均要尽可能地记载,对与之相关的牙病史也要简要描述。

因为这对于医生的治疗设计和选择治疗方法至关重要。

(四) 家族史

与患者疾病有关的情况,必要时要进行询问。如一位老年人失牙很早,可以询问其父母亲及子女的牙齿情况;一位老年人患有口腔黏膜疾病,也有必要询问其家族成员情况,以了解遗传对该病的影响。

(五) 口腔检查的记录

依据病人的主诉,按前述的检查顺序,将检查结果按主次分别记录在病历上,为诊断治疗提供依据。有的病人需要配合 X 光检查或其他实验室检查。

(六) 诊断

根据检查所得的资料,经过综合分析和判断,对疾病作出合乎客观实际的结论,称为诊断。而且根据病人口腔治疗的轻重缓急,列出主要疾病和次要疾病的诊断,分别列为①、②、③等。

(七) 会诊

因老年口腔病人不仅口腔疾病复杂,涉及的学科较多,而且老年人患有全身疾病的现象也较普遍,因此,当患者病情需要通过会诊方式才能达到诊断准确、治疗方案正确时,医生应填写书面会诊单,写明会诊理由、会诊要求。会诊后,应将会诊结果认真填写,以备保存。

(八) 治疗计划

根据病情,结合患者需求,制定出适合老年人特点的治疗计划,有时还应根据老年人的身体状况制定出短期计划和长期计划,可用文字、绘图、表格等形式表示。

(九) 治疗前谈话

对于老年口腔病人,治疗前谈话十分重要。医生要将治疗设计、治疗方案向病人解释清楚,甚至要提供若干治疗方案供病人选择,以得到病人的理解和配合,这对于顺利完成治疗过程有非常重要的作用。治疗前谈话除了讲明病情、说服病人接受拟采取的治疗方案外,还应了解病人的经济状况及讲明治疗所需费用,让病人根据自己的经济状况选择适合自己的治疗方案。谈话的内容也应一并记录在病历上。

(十)治疗过程记录

记录患者每次复诊时所做的具体工作、治疗效果及下次预计进行的工作。每次复诊均必须写明日期并签名。

为了便于病历记录和资料总结,在病历书写时,对牙齿部位的记载必须用统一符号,牙齿数目用阿拉伯数字表示,牙位则按上、下、左、右分为 A、B、C、D 或 1、2、3、4 四个区。

二、老年口腔病人表格式病历

因为门诊病人多,为节省就诊时间,提高工作效率,并且为了资料完整而不遗漏,建议老年口腔病人的门诊和住院病历均采用表格形式进行填写。我们参考目前国内外的许多记录表格,设计了一套病历表格,供大家选用。

姓名_____ 性别_____ 年龄_____ 籍贯_____ 职业_____ 婚姻状况_____
住址_____ 联系电话_____ 过敏史_____
主诉:_____
现病史:_____
_____
_____
_____
既往史:_____
个人习惯和嗜好:_____
检查:黏膜有无病损,唇红_____ 颊黏膜_____ 口角区_____
舌背_____ 口底_____ 舌腹_____
牙龈_____ 硬腭_____ 软腭_____
(牙位)牙石牙垢Ⅰ°,_____牙石牙垢Ⅱ°,_____牙石牙垢Ⅲ°
_____牙周袋形成_____mm,楔状缺损_____,龋损_____
其中_____浅龋,_____中龋,_____深龋,_____残冠,
残根,_____颊舌侧瘘道。牙松动_____,_____缺失_____
固定修复,_____活动修复,_____修复体_____
X摄片检查:个别牙片_____

全景牙片＿＿＿＿＿＿＿＿＿＿＿＿＿＿＿
　　　牙槽骨吸收呈水平＿＿＿＿＿＿＿＿
　　　牙槽骨吸收呈垂直＿＿＿＿＿＿＿＿
　　　根尖周暗影＿＿＿＿＿＿＿＿＿＿＿
　　　已行根管治疗显影＿＿＿＿＿＿＿
　　　其他＿＿＿＿＿＿＿＿＿＿＿＿＿＿
　其他实验室检查：＿＿＿＿＿＿＿＿＿＿＿＿＿＿＿＿＿
　诊断：①　　　　　②　　　　　　③
　治疗计划建议：①　　　　　②　　　　　　③
　治疗前交谈:病人同意接受①＿＿＿＿　②＿＿＿＿　③＿＿＿＿,费用约＿＿＿＿,病人知情同意。
　复诊记录:第一次＿＿＿＿＿＿＿＿＿＿＿＿＿＿＿＿＿＿＿＿＿＿＿＿
　　　　　　第二次＿＿＿＿＿＿＿＿＿＿＿＿＿＿＿＿＿＿＿＿＿＿＿＿
　　　　　　第三次＿＿＿＿＿＿＿＿＿＿＿＿＿＿＿＿＿＿＿＿＿＿＿＿

（邓冠红、陈作良）

第五章 牙体牙髓疾病

第一节 非龋性疾病

一、楔状缺损

楔状缺损（wedge-shaped defect）是牙齿唇、颊侧颈部硬组织在咀嚼应力作用下发生应力疲劳，并在外部机械和化学因素协同作用下发生缓慢消耗所致的缺损，形态呈楔状。楔状缺损是非常多见的牙体非龋性疾病，在中、老年群体中尤其常见。

【发病因素】

楔状缺损的发生、发展不能用单一的因素解说，它的致病因素多为综合因素，如𬌗力、酸蚀、机械磨损、牙颈部组织结构特点等，长期积累和协同作用形成牙齿颈部的楔状缺损。最近的流行病调查及实验室研究证实，单纯横刷牙因素不是唯一因素。有些人根本不发生此病，而发生此病的人，其进行过程有时快有时慢。有的充填后的楔状缺损仍可继续发展，致充填物与牙体组织分离、脱落。因此，它的真正的致病因素还需进一步研究。下面介绍与老年人相关的楔状缺损发生和发展因素。

1. 牙颈部的结构

牙颈部釉牙骨质界处是整个牙齿中釉质、牙骨质覆盖最少或无覆盖的部位，为牙体结构比较薄弱的部位，耐摩擦力低。由于老年人牙龈萎缩普遍，牙本质直接暴露于口腔，利于缺损的发生。

2. 机械磨损

刷牙是楔状缺损发生的主要致病因素。刷牙产生机械性磨损，经过多年非常缓慢的机械摩擦，牙齿硬组织常出现典型的严重缺损，尤其横刷牙者。年龄越大机械磨损越严重，因此老年人的楔缺往往较深。

3. 酸的作用

饮食中的酸性食物、饮料、药物,以及胃肠疾病所致的反酸、龈沟内的酸性渗出物,还有唾液 pH 值偏低。当牙颈部硬组织处在这一酸性环境中,牙齿牙骨质脱矿,牙体的硬组织产生化学溶解,受摩擦后易发生缺损。老年人由于牙间隙大,食物嵌塞致局部产酸较多。另外,因为牙龈萎缩而导致的牙骨质外露而不光滑易堆积食物残渣,加重了产酸,进一步加速了楔状缺损的形成。临床上有时见到龈缘下或舌侧面硬组织的楔状缺损,提示与酸的作用有关。

4. 拾力疲劳

拾力是楔状缺损的起始因素,首先造成结构上的初始损害。其后,化学腐蚀和机械作用于已被削弱和破坏的牙颈表面,加快缺损的速度。近来有研究表明颊侧牙颈部是拾力应力集中系数最大的部位。长期的咀嚼拾力,使牙体组织疲劳,于应力集中区出现破坏,加之老年人失牙增多,往往导致余留牙拾力代偿性加大,应力加大,使牙颈部晶体间化学连接遭到破坏,产生微小裂隙,这些裂隙又被随之而来的拾力重复并加重,直至结构破坏。因此,应力疲劳损伤的部位是楔状缺损最深的部位。

【患病率】

楔状缺损为中老年人常见的牙齿疾病,患病率达 90% 以上,随年龄增长,其患病率增高。

【症状】

特点一:缺损的深度和症状不呈正比,因楔缺是慢性渐进性损伤,加之老年根管内牙髓的退变及钙化,其缺损有时已露髓也无明显症状。因此,老年人不能按照症状来明确其缺损程度。但也有部分病人表现出过敏症状。

特点二:患病率高,随着年龄的增长,楔状缺损有增加的趋势。受累的牙齿多且牙龈退缩,形态多呈弧形,面积较大,缺损程度深,多累及牙髓而无明显症状,常伴有慢性牙髓炎或慢性根尖周炎,病人往往以牙髓或根尖疾病来就诊。

【治疗】

1. 去除病因。致病因素的继续存在必然会影响常规治疗效果。首先应改正刷牙方法,避免横刷,并选用较软的刷毛和磨料较细的牙膏;其次应尽量避免和去除咬拾干扰和拾力负担。

2. 有牙本质过敏症者应先脱敏治疗,然后充填修复。

3. 充填治疗。老年人的楔状缺损不能按症状进行治疗。深度楔状损害,要常规进行活髓测定和拍片了解牙髓及根尖情况,然后根据检查结果来确定选择充填治疗或根管治疗。

二、牙隐裂

牙隐裂(cracked tooth)是指牙冠表面的非生理性的细微不易发现而渗入到牙本质结构的裂纹,又称不全裂或微裂。牙隐裂的裂纹逐渐加深可引起牙髓炎症反应,出现牙痛及牙齿劈裂,最终导致牙齿结构破坏和咀嚼功能丧失。牙隐裂是导致中、老年牙齿劈裂而丧失牙的主要口腔疾病之一。由于病变隐匿,裂纹不易发现,临床表现不一而易漏诊或误诊,应引起临床医师足够的注意。

【病因】

1. 牙体因素

牙齿结构的薄弱环节是隐裂牙发生的易感因素。磨牙牙尖之间的窝沟区是牙齿发育时期的钙化接合区,本身抗裂强度低。由于不同组织的交界处各组织之间的弹性力量有差异,存在着应力集中现象,其有效应力值明显高于其他部位。该区承受正常𬌗力时,是应力集中的部位。应力集中产生的牙体损伤可能随内外环境的不同而表现不一。

2. 𬌗力因素

第一磨牙是咀嚼的核心,承担𬌗力最大,上颌处于咀嚼被动状态,较容易出现病理磨损。磨耗不均,承受𬌗力的牙尖斜度明显增大,正常咬𬌗时所产生的水平分力也随之增大。水平分力愈大,隐裂发生的机会愈高。牙尖斜度受到来自𬌗力水平方向的离心力,使原本薄弱的窝沟易于产生裂纹。在𬌗力的继续作用下,裂纹逐渐向牙髓方向加深。当病理性磨损出现高陡牙尖时,易造成创伤性𬌗力,使窝沟底部的釉质板向牙本质方向加深加宽,承受𬌗力时易于劈裂。当老年人缺失牙过多𬌗力分布不均匀时,牙长期负担过重,也是引起牙隐裂的因素之一。所以创伤性𬌗力是牙隐裂的致病因素。

3. 牙周因素

牙周组织对𬌗力有一定耐受力和生理性调整功能,牙周膜能传递、缓冲、储存𬌗力,并通过神经反射调节咀嚼力大小。当𬌗力异常引起牙周膜组织循环和代谢发生紊乱,就使𬌗力不能有效通过牙周支持组织均匀分散,牙体内就可能出现应力集中,加重产生疲劳裂纹。

【症状】

1. 表浅隐裂常无症状,较深时则遇冷、热刺激敏感,牙髓充血,亦可并发牙髓及根尖周病。咬合不适,并出现定点性咀嚼剧痛。病史长达数月或数年。

2. 好发牙位

好发磨牙𬌗面,以第一磨牙最多见(第一磨牙明显高于第二磨牙)。上颌磨牙多于下颌磨牙,下颌双尖牙少发生。

3. 咬𬌗状况

牙隐裂多发现明显磨损和高陡牙尖与对牙咬𬌗紧密,功能动度大,全口𬌗力分布不均,出现不同程度的𬌗面磨损。

4. 隐裂位置、裂向

隐裂位置全部或部分与𬌗面某些窝沟位置重叠占90%,并向一侧或两侧边缘嵴延伸。上颌磨牙隐裂线常与𬌗面近中舌沟重叠,下颌磨牙隐裂线常与𬌗面近远中发育沟重叠,并越过边缘嵴到达邻面,但亦有𬌗面颊舌沟重叠的颊舌隐裂,前磨牙隐裂呈近远中向。

5. 老年人隐裂特点

𬌗面磨耗明显,隐裂牙和对𬌗牙牙尖或边缘过陡,锐利。有些𬌗面有明显局限性釉质缺损,隐裂一般深达牙髓腔,症状多为咀嚼无力;有时呈慢性牙髓炎的症状,但个别根尖已出现暗影,开髓时有的根髓有活力,有的根髓已坏死。

【治疗】

1. 对因治疗

(1)调𬌗

调整创伤𬌗力,调磨过陡牙尖,以减少劈裂力量。患牙需多次调磨,尽量避免刺激生活牙髓。(2)注意全口𬌗力分布,治疗和拔除其他患牙,修复其他缺失牙,去除不良修复体。

2. 对症治疗

(1)浅表的隐裂无明显症状,可进行调𬌗,以减少侧向分裂力量,减去疼痛与不适,防止裂纹进一步加深,也可制备窝沟,尽可能将裂纹磨去,可做预防性充填。

(2)出现敏感症状,应进行脱敏处理。

(3)较深的裂纹或已有牙髓病变者,选择牙髓病治疗方法,在牙髓病治疗开始前,可做带环或结扎丝固定,以保护牙冠。𬌗面备洞后,大量调整牙尖斜面降低咬𬌗。由于咀嚼等原因,极易发生牙体自裂纹处裂开,彻底除去患牙承受的致裂力量,待根管治疗后及时用全冠修复。

3. 老年人牙隐裂治疗特点

因老年人的牙隐裂一般均累及牙髓或根尖,甚至牙周病变,故首先用结扎丝固定或用成品带环保护牙冠,然后行根管治疗,最后冠套修复。其冠套修复选择的时机不是自觉症状(如咀嚼无力)全部消失,而是排除根尖活动性病变后即可修复治疗。

三、磨损

磨损(abrasion)是由于单纯机械摩擦作用而造成的牙齿硬组织慢性磨耗。常发生在𬌗面、切缘,牙列紊乱时可发生在其他牙面。在正常咀嚼过程中,随年龄的增长,牙齿的𬌗面和邻面由于咬𬌗而发生均匀适宜的磨损,对牙周组织健康有重要的意义。这种生理性磨损称为咀嚼磨损。如果出现其他异常的机械摩擦所造成的牙齿硬组织损耗,则是一种病理现象,统称为非咀嚼磨损。这种过度磨耗可引起牙体功能障碍,常常造成牙本质过敏、牙髓炎,甚至破坏咬𬌗面、切缘嵴,并引起各种并发症,成为又一牙髓病的致病因素。

【病因】

磨损是内外物理、化学以及生理和病理多因素造成的。与磨损相关因素如下:

1. 牙齿硬组织结构不完善。发育和矿化不良的釉质与牙本质易出现磨损。

2. 饮食习惯。喜欢吃粗而坚硬的食物,古代人与少数民族全口牙齿磨损较重。有文献记载,有饮茶习惯的人群是无饮茶习惯人群全口牙体磨损程度的3倍。这符合含氟高的牙易受磨损的临床规律。

3. 全身性疾病、胃肠功能紊乱、神经官能症或内分泌紊乱导致咀嚼肌功能失调而造成磨损过度。唾液内粘蛋白含量减少,降低了其对牙面润滑作用而易发生磨损。

4. 𬌗关系不良,𬌗力负担过重。无𬌗关系的牙齿不发生磨损。导致𬌗创伤的因素,如深复𬌗、对刃𬌗、𬌗干扰,牙齿磨损较重。缺失牙齿过多,或牙齿排列紊乱,可造成个别或一组牙负担过重,加快磨耗的过程。

5. 年龄。牙齿组织磨耗的程度与年龄是相称的。随年龄的增长,咀嚼磨损更加明显。

6. 相关因素。(1)不良习惯：工作或紧张时紧咬牙，单侧咀嚼。(2)某些生活和职业习惯：以牙咬物的职业，如妇女用牙撑发夹，木匠、成衣工常用牙夹住钉、线，长期与牙摩擦造成个别牙磨损。

7. 夜磨牙症可导致颌面严重磨损。

【症状】

1. 𬌗面形态变化

𬌗面釉质上有自然轮廓和光滑的表面，病理磨损致𬌗面形态异常。磨牙牙尖或边缘嵴被磨损，出现光滑的小平面，如工作牙尖磨平，非工作尖高陡，颊、舌尖高陡，近远中边缘嵴低平，近远中斜面消失，与对𬌗牙尖相吻合的深𬌗面凹，切缘变平面，斜面消失。

2. 磨损程度

(1)在后牙咬𬌗面的牙尖上出现一些小而光亮的平面之后，这些平面逐渐扩展，牙尖被磨损，釉质消失，牙本质露出，患者无不适症状。

(2)当牙本质露出后受到外界刺激时，磨损进展会加速，患者感觉牙有酸痛感，表现为一过性。

(3)牙本质磨损达 1/2 时，牙对酸、甜敏感，影响咀嚼，若磨损较慢，有修复性牙本质形成，患者症状轻微。

(4)磨损接近或已磨穿牙髓腔时，可使牙髓发生变性、炎症，甚至坏死，继而引起根尖周病变。磨损程度取决于牙体的硬度及发育程度、食物硬度、咀嚼习惯和咀嚼肌的张力等。磨损程度与患者年龄、食物的摩擦力和咀嚼力成正比，而与牙的硬度成反比。症状则与磨损的过程、部位、时间、面积、个体耐受力相关。

3. 好发部位和年龄

好发于牙体的𬌗面和前牙切缘，以第一磨牙多见。磨损是一种增龄性变化，随年龄增长而明显加重。

4. 并发症

牙磨损后通常会引起各种并发症：

(1)牙本质过敏症。一般说来，磨损的过程越快，暴露面积越大，酸痛越明显。敏感程度因人而异。

(2)食物嵌塞。咀嚼食物时，由于每个牙齿均有轻微动度，相邻牙齿的接触互相摩擦，使点接触成为面接触。另外牙被磨损后，平面代替了正常𬌗面，从而增加了牙尖向对颌牙间隙楔入食物的作用。因磨损牙冠变短以及邻面磨损,很容易造成食物嵌塞,并促使邻面龋以及牙周疾病的发生。

(3)牙髓和根尖周病。由于过度磨损导致穿髓,从而引起牙髓病或根尖病。

(4)下颌关系紊乱。严重的𬌗面磨损可导致颌间垂直距离过短,从而引起颞下颌关节病变。

(5)创伤𬌗力。不均匀的磨损逐年不断持续进行,而形成牙尖高陡,造成创伤𬌗。创伤𬌗力是牙根裂、牙隐裂发生的主要原因。

(6)牙周病。因磨损而导致的食物嵌塞和创伤𬌗,均可引起牙周组织的破坏。

(7)创伤性溃疡。不均匀磨损遗留的过锐牙尖和边缘能刺激颊、舌黏膜,可引起局部溃疡。

5. 老年人牙磨损的临床特点

老年人牙齿磨损发生率几乎为100%,因磨损引起的牙髓病变约占1/2以上,就诊的主要原因是牙髓病或根尖病。

【治疗】

1. 去除和改正引起病理性磨损的原因(如改正不良习惯,矫治夜磨牙症,修复缺失牙,治疗引起牙磨损的全身疾病等),消除心理因素和局部因素。定期检查,及时调𬌗,磨除尖锐牙尖和边缘,分次调磨。

2. 对症治疗:(1)牙本质过敏时,应作脱敏治疗。(2)牙髓病、根尖周病,按常规进行治疗。(3)有食物嵌塞者,应恢复正常的接触关系,重建𬌗面溢出沟。

3. 对不均匀釉牙本质界磨损需作适当的调𬌗,并进行预防性激光照射,可提高疗效。

4. 个别牙重度磨损与对𬌗牙之间有空隙,深的凹行充填治疗。牙齿组织缺损严重者可在牙髓治疗后用高嵌体或全冠修复。

5. 磨损过重且颞颌关节功能紊乱时,应作覆盖义齿修复及𬌗垫,适当抬高和恢复颌间距离,起到隔断干扰始动因素,降低颌骨肌张力和肌电活动,保护牙免受磨损的作用。

6. 老年人牙磨损的治疗特点:老年人牙磨损时,往往磨损已穿髓腔,但有时穿髓点难以发现,而进行牙髓病治疗时无髓腔穿通感,亦无明显的髓室。注意边磨边探查根管,每次磨去深度不能超过1 mm,以免穿髓底。行根管治疗时,会发现根管细小,应谨慎扩管,以免器械折断于根管内。

第二节 龋病

龋病(dental caries,tooth decay)是在以细菌为主的多种因素影响下,牙体硬组织发生慢性进行性破坏的一种疾病。龋病可称为牙体硬组织的细菌感染性疾病,是老年口腔疾病的常见病、多发病之一。

临床上根据龋病对牙体损害的解剖位置分为两大类:冠部龋(包括𬌗面、窝沟龋和平滑面龋)和根面龋。

一、冠部龋

【病因】

龋病病因学说从20世纪60年代确定细菌的存在是龋病发生的先决条件,开始形成三联因素理论以来,发展成了现代的四联因素理论,即细菌、食物、宿主和所需的时间。对于这四联因素在龋病中的作用,本书仅作简要描述。

1. 细菌

在龋病发生过程中,细菌是多因素中的主要因素。口腔中牙冠部龋致龋的优势菌为变形链球菌,其次为某些乳杆菌和放线菌属。这些细菌主要利用蔗糖产酸能力、耐酸能力、对坚硬牙表面附着能力,促进菌斑形成而致龋。这些事实表明,若能控制牙菌斑的形成,即在某种程度上控制龋病。

2. 食物

食物与龋病的关系十分密切,蔗糖是食物因素中有利于龋病发生的重要因素。蔗糖及碳水化合物的致龋作用与其种类、摄入量、摄糖频率与方式有关。如单糖和双糖易被致龋菌利用产酸,多糖则不易被细菌利用;粘度大的食糖较糖溶液致龋力强,因为固体含糖食物在口腔滞留时间相对长。

3. 宿主

宿主是指对龋病的局部和全身易感因素,如牙的形态与结构,唾液的流速、流量、成分,全身机体状况,以及行为习惯和生活方式。

4. 时间

龋病是慢性硬组织破坏性疾病,龋病发生、发展的每个过程都需要一定的时间才能完成。时间含义应该包括:(1)从牙面上清除所有附着物到获得膜开始产生。(2)致龋菌在牙体滞留时间。(3)菌斑内酸性产物持续时间到脱矿过程。(4)菌斑及唾液环境低于pH临界所持续时间。(5)牙萌出之后的时间。以上因素的持续时间越长,龋病发生危险性越大。

【临床表现】

1. 龋病的临床特点

牙体硬组织即牙釉质、牙本质、牙骨质在颜色、形态、质量等方面发生变化,局部可呈白垩色、黄褐色或棕褐色,牙釉质和牙本质疏松软化,最终发生牙体缺损,形成龋洞。

2. 根据病变的深度分类

(1)浅龋。浅龋位于牙釉质内,称为釉质龋,若发生在牙颈部则称为牙骨质龋或牙本质龋。患者一般无主观症状,受到外界物理(冷、热)、化学刺激(甜、酸)无明显反应。位于牙冠部位的浅龋可分为窝沟龋和平滑面龋。

老年人浅龋以平滑面居多,尤其在邻面牙颈部处,多呈深褐色,面积较大。腐质干燥,往往与烟斑、茶垢混在一起,有些龋损呈静止性。

(2)中龋。龋病进展到牙本质浅层,牙本质中所含无机物较釉质少,而有机物多,并在构造上有很多小管,有利于细菌入侵,龋病发展较快,易形成龋洞。牙本质因脱矿而软化,随着色素侵入而变色,呈黄褐色、深褐色。出现主观症状,如对酸、甜饮食敏感,对过冷、过热也产生敏感,尤其是冷刺激更明显。但刺激去除后症状立即消失。颈部牙本质龋的症状较为明显。老年人由于龋损多呈慢性和髓腔继发性牙本质及病理性钙化等因素,中龋时往往无明显症状。

(3)深龋。龋损病变进展到牙本质深层,可见很深的龋洞。位于邻面的深龋洞以及有些隐匿性龋洞外观仅略有色泽改变,洞口很小而病损破坏很深。当食物嵌入洞中,可产生疼痛,遇冷、热和化学刺激产生的疼痛较中龋更加剧烈。老年人深龋不及青壮年敏感,有些甚至无明显感觉。这可能与老年人牙髓多发生退化性变有关。

(4)继发龋。龋病是一进行性疾病,不治疗不会停止其破坏过程,治疗不彻底可继续发生。牙体充填后,在洞缘、洞底或邻面、牙颈部等处都可能继续发生。在老年人中继发龋发生率较高,原因是:①备洞时未去干净龋坏组织,致使病变继续发生。②𬌗面的窝洞,洞缘有无基釉,咀嚼压力下无基釉折断或洞缘角制成了短斜面,斜面上的充填材料在咀嚼压力下造成裂缝,裂缝不易清洁而发生继发龋。③材料固化体积收缩造成裂缝,充填材料封闭不严密,遗留在洞缘的垫底材料未彻底清除,洞缘在滞留区或在较深的窝沟处未做必要的扩展,均为产生继发龋创造条件。此外,因老年人的口腔充填体较多,充填时间较长,修复体也较多,口腔卫生状况不佳,老年人的继发龋往往比原发龋带来的牙体破坏要大得多。因此,对老年人进行牙病防治时,要注意龋病充填后在洞缘、洞壁底等处再度发生充填体边缘继发龋的损害。

【治疗】

龋病治疗的目的在于终止病变过程,促进活动性龋转化为静止性龋。对静止性浅龋尽量采取非手术治疗方法,尽可能保存牙髓正常活力,恢复牙齿的形态、功能及美观,并维持与邻近软组织的正常生理解剖关系。其治疗原则是:针对不同程度的龋损,采用不同的治疗方法。

1. 保守疗法

(1)药物疗法:是用化学药物,使病变终止或消除的方法。对老年人的𬌗面浅龋可采用此法。

①氟化物:75%氟化钠甘油糊剂、8%氟化亚锡溶液、酸性磷酸氯化钠(APF)溶液、含氟凝胶(如1.5%APF凝胶)及含氟涂料等。前后牙均可使用。在早期釉质损处,定期用氟化物处理,可使脱矿釉质沉淀氟化物,促进再矿化,从而使龋病病变停止。

②硝酸银:10%硝酸银和硝酸氨银。硝酸银应用于龋损区,所生成的还原银或碘化银可渗入釉质的牙本质中,有凝固有机质、杀灭细菌、堵塞釉质孔隙和牙本质小管的作用,从而封闭病变区,终止龋病过程。一般用于后牙,不可用于牙颈部龋。

(2)再矿化疗法:用人工的方法使已经脱矿、变软的釉质发生再矿化,恢复硬度,使早期釉质龋终止或消除的方法。对老年人的浅龋和洞面积大而无固位型的中龋均采用此法。再矿化液含有不同比例的钙、磷和氟,可配制成再矿化液漱口,每日含漱;也可将浸有矿化液的棉球置于患处,每次放置几分钟,反复3~4次。

(3)激光治疗:用激光将表面的龋损组织去除开放,使其静止。

2. 修复性治疗(充填法)

去除龋坏组织,制成一定洞型,根据修复材料、患牙部位、龋损类型和技术不同,可选择适宜材料(银汞、玻璃、复合树脂、嵌体等),选择不同的修复方法,修复缺损部分,恢复牙的形态和功能。深龋近髓,应先采取保护牙髓措施,再进行治疗。对老年人深龋治疗时一定要注意保护牙髓,因老年人深龋备洞往往不敏感,使医生误认为是死髓牙而按牙髓病治疗。建议当深龋龋损已去净,无穿髓点,患者无敏感的情况下,进行牙髓活力测定或冷、热测定。冷水可直接进入窝洞内测试,当患者有疼痛感觉时,应按抚,试补后方可行深龋充填;否则,按牙髓病治疗。

3. 釉质仿生涂料

在去净软龋后,用釉质仿生材料涂抹患处,使缺损处重新"长出"类似牙釉质的结构。

4. 辅助固位技术

因老年人的龋损破坏较大,洞型固位较差,所以需要一些辅助固位技术帮助固位,以前常使用人工支架,现多采用牙本质钉。粘接技术也可提高充填物的固位力,可适当选用。这些技术的使用,大大地提高了老年人龋损治疗的质量,多数老年人都乐于接受。

二、根面龋

根面龋发生在根部釉牙骨质界处以下,龋损很快累及牙本质或同时发生在牙本质。发生在根部牙骨质的龋病损害称为根面龋。牙骨质的龋损与牙本质龋损过程相同。主要发生于牙龈退缩、根面外露的牙齿,是老年人口腔重要的常见病之一。

【发病因素】

根面龋的发生、发展过程要比釉质龋复杂得多,除脱钙外,更主要是有机物降解。而牙骨质和牙本质的有机物多于釉质,因此,微生物产生的有机酸在根面龋的无机质脱钙及有机质蛋白的水解中,均具有重要的作用。

相关因素:

1. 根面暴露和菌斑积聚

是主要条件。根龋主要致病菌是黏性放线菌与变链菌协同作用。

2. 牙颈部牙体组织结构

靠牙颈区的牙釉质较平滑,无釉柱层结构表面的弹坑状孔突和裂隙是致龋菌进入的通道,部分冠部釉质与根部的牙骨质有断带,为牙本质暴露处。牙骨质比牙釉质厚度薄,只有 $20\sim50~\mu m$ 厚度,钙化程度低,若发生龋损,则会很快波及牙本质。另外,牙骨质、牙本质有机成分多于牙冠的釉质。实验证明,碳酸盐和镁对 pH 变化敏感,易受外环境变化影响,而牙骨质受到损伤易发生脱矿。

3. 年龄

根面龋以老年人高发,其原因如下:(1)老年人全身健康状况出现增龄性变化,口腔器官和组织出现衰老,在内外环境作用下,牙龈萎缩,牙缝大,根面暴露,造成食物嵌塞,不易清洁。(2)涎腺的增龄性变化,使唾液分泌减少,加剧致龋菌沉积,从而形成根面龋损。(3)老年人失牙,修复体多,其义齿固位体对根面摩擦,造成磨损,致龋菌易侵入牙本质,不仅通过牙本质小管,还可向牙本质小管周围扩散,造成根面龋损。

【临床表现】

1. 一般特征

(1)老年常见。有资料表明,50~59岁年龄组约有60%以上有根面龋,而60岁以上老年人患根面龋率达80%。

(2)好发于牙龈退缩、根面外露的根面。现代人好发颊、舌面,古代人好发邻面。

(3)根面龋形态特点:①浅碟状龋洞。临床上牙骨质龋呈浅碟形,根面下有限深度的牙本质破坏,坏死牙本质磨去后菌斑又重新分布而形成浅碟状。浅碟状有利于产酸菌定居,有利于根龋进展。②环状龋。常发生在釉牙骨质界有断带直接暴露牙骨质的牙齿,其损害沿牙齿边缘呈斑状扩展,可环绕整个根面(见彩图1)。

2. 根面龋分类

(1)heme诊断标准:①独立的界线清楚的软脱色区;②探针易于探入;③病变区至少有1/2以上位于牙骨质或全部位于根面。

(2)按活动和静止分为两类

Ⅰ类有粗糙的龋洞形成,表现为:①根面上形成一个暗的脱色的龋洞;②探诊在根面上有活动性龋损,粗涩样感觉。

Ⅱ类无粗糙的龋洞形成,表现为:①用中等压力探诊有粗涩感觉;②用探针探诊无任何感觉。

【根面龋的防治】

1. 药物治疗

局部应用氟化物洗必泰,能控制根面细菌及龋活动性,使活性龋变为静止性龋。洗必泰能控制变链菌,充分控制局部环境中致龋因素作用;氟化物能有效地干扰硬组织中脱矿过程,以终止龋病发展。洗必泰与氟化物结合效果显著。

2. 再矿化治疗

用超声洁牙器去除龋损表面的牙石、菌斑、色素及龋损,然后用矿化液含漱,一天三次,一次含 2~3 分钟,或涂布氟保护漆。

3. 充填术

牙本质粘结剂技术,选用理想玻璃离子修复材料充填。部分可采用非创伤性充填术。

4. 预防

(1)口腔卫生宣传,向老年群体进行口腔健康教育,加强和重视自我口腔保健。掌握正确的刷牙方法,提倡饭后三分钟刷牙;提倡使用牙线清洁牙齿邻面。保持口腔卫生清洁对预防老年人根面龋非常重要。(2)定期进行口腔检查,做到"三早"(早发现、早预防、早治疗)。

第三节 牙髓病

牙髓病,是指发生在牙髓组织的疾病。牙髓病发病因素很多,细菌感染是牙髓病最主要的致病因素。细菌侵入牙髓后,可直接毒害细胞,或通过引发炎症和免疫反应间接导致组织损伤。牙髓的炎症程度除了与细菌的毒力和数量有关外,还与宿主的防御能力相关。此外,还与物理和化学刺激、创伤以及其他原因不明的特发性因素有关。老年人随着年龄的增加,牙髓的体积、结构功能都出现增龄性变化。牙髓中神经、血管、细胞成分减少,牙髓中的细胞因缺乏足够的营养物质和氧,而逐渐丧失防御和修复功能。老年人老化的特征就是适应能力丧失,牙髓一旦受损,其修复能力降低,不能采用保存活髓的治疗方法。

【发病因素】

1. 细菌因素

许多研究均已证实了细菌与牙髓病的密切关系,牙髓病绝大部分由细菌感染所致。当龋病、磨损、创伤或医源性因素等破坏了牙釉质和牙骨质的完整性时,细菌通过开放髓腔或暴露的牙本质小管,以牙髓牙周途径和血源感染引起牙髓炎。许多细菌(包括真菌)都能从炎症牙髓中检出。炎症的牙髓细菌无明显特异性,细菌的种类与牙髓的感染途径和髓腔开放与否有关。炎症牙髓中分离的细菌主要是兼性厌氧菌和厌氧杆菌,如链球菌、放线菌、乳杆菌和

G⁻杆菌等。这是因为髓腔是一个相当缺氧的环境,有利于上述兼性和专性厌氧菌的生长繁殖。细菌侵入组织后,可产生多种有害物质,直接毒害组织细胞或通过局部组织引发非特异性炎症。一般而言,牙髓的炎症程度与感染细菌的数量和接触细菌作用时间呈正相关,而且混合感染导致的炎症程度比单细菌感染更严重。

2. 物理因素

(1)急性牙外伤和慢性创伤造成根尖部血管的挫伤或断裂,使牙髓血供受阻,引起牙髓退变、发炎或坏死。

(2)过高的温度刺激或温度骤然改变,会引起牙髓充血,甚至转化为牙髓炎。

(3)用牙钻备洞未冷却时,所产生的热会导致牙髓变性,甚至坏死。对修复体进行抛光时所产生的热也可能刺激牙髓,导致牙髓的损伤。

(4)银汞合金材料充填深洞未垫底时,外界温度刺激导致牙髓损伤。

3. 化学因素

(1)充填材料具有一定的毒性作用,导致充填后即刻发生的牙髓炎症反应。

(2)用酚处理深洞后,会导致牙髓严重的病变。使用药物不当,还会引发根尖周炎,称为药物性化学性根尖周炎。

(3)酸蚀剂和粘结剂的作用。深洞用酸蚀剂处理,会出现暂时酸痛症状,甚至损伤牙髓。

4. 免疫因素

进入牙髓和根尖周的细菌及产物可作为抗原物质,诱发宿主的机体特异性免疫反应,免疫反应在杀灭细菌的同时,加重炎症反应,导致牙髓和根尖周组织的损伤和破坏。

【临床特征及分类】

1. 特征

(1)受刺激(冷、热、酸、甜等)疼痛。

(2)典型的疼痛症状有自发性、阵发性疼痛,夜间痛,温度刺激引起疼痛或疼痛加剧,及疼痛不能定牙位等典型特点。

(3)检查

①可见近髓的病损,如牙体损害、深龋、楔状缺损、牙隐裂等;

②患牙有深达根尖区的牙周袋或较为严重的根分叉病变、咬𬌗创伤;

③患牙牙冠有做过牙体预备和治疗的充填物、牙外伤史和长期的牙周病史；

④温度检查敏感或异常，有探痛、刺激疼痛。

(4)叩诊反应

早期叩诊(一)，晚期叩诊(十)或(土)。

2. 临床分类

(1)可复性牙髓炎。

(2)不可复性牙髓炎：

①急性牙髓炎（包括慢性牙髓炎急性发作）；

②慢性牙髓炎（包括残髓炎）；

③逆行性牙髓炎。

(3)牙髓坏死。

(4)牙髓钙化：

①髓石；

②弥漫性钙化。

(5)牙内吸收。

【老年人牙髓炎的临床特征】

老年人的牙髓病变可复性牙髓炎极少，几乎都为不可复性牙髓炎。在不可复性牙髓炎中以慢性牙髓炎最多。牙髓坏死、牙髓钙化，老年人明显多于青壮年。

1. 急性牙髓炎(acute pulpitis)

急性牙髓炎的临床特点是发病急，自发性疼痛，夜间痛，疼痛剧烈，不能定位。但老年人牙髓炎的疼痛程度往往较轻。这主要是由于老年人的牙髓、血管、神经减少，髓腔体积变小，对外界的刺激反应不及年轻人。老年人急性牙髓炎绝大多数属于慢性牙髓炎急性发作的表现，以非龋性和继发性损害多见。检查可见近牙髓腔的深龋洞、深楔状缺损、隐裂、严重磨损等牙体硬组织缺损，深牙周袋或牙已充填过等。轻探洞底可引起剧痛，一般冷热诊可引起激发痛，而且去除刺激后疼痛持续较久。处于晚期炎症的患牙，因牙髓炎症的外围区已波及根尖的牙周膜，也可出现垂直方向轻度叩痛。X线检查示患牙多有深龋或为大面积修复体，有时还可出现根尖周牙周膜增宽现象。

2. 慢性牙髓炎(chronic pulpitis)

这是临床上老年人最为常见的一类牙髓炎。慢性牙髓炎的病程较长，有长期的冷、热刺激痛史,牙体牙髓病治疗史,外伤史,充填体修复史或有长期的牙周病。一般没有剧烈的自发性疼痛症状,偶尔可出现不甚明显的阵发性隐痛、自发钝痛、放散性痛等牙髓炎症状,但可自行消退。由于病程延续较长,炎症往往波及全部牙髓和根尖周牙周膜,使患牙有轻度咬合痛、食物嵌塞痛,咬𬌗无力、不适或轻度叩痛等。患者一般多可定位。叩诊反应可作为确定患牙的重要参考指标。有时临床症状不典型,容易误诊。检查时,视诊可见深龋洞。探诊有的有穿髓孔,浅探不痛,深探则痛并有极少量血液溢出。叩诊可能有轻度叩痛或不适。冷热诊或电活力测试反应均迟钝。X线片检查可能有根尖周牙周膜间隙增宽或硬骨板模糊等改变。

残髓炎(residual pulpitis)也属于慢性牙髓炎。因其发生在经牙髓治疗后由于残留少量炎症根髓的牙或多根牙遗漏了未作处理的根管,所以命名为残髓炎。老年人常有牙髓病治疗史,尤其是干髓治疗后,因失活不全、干髓剂失效等原因,在治疗一段时间后发生残髓炎。常表现为自发性钝痛、放射性痛、温度刺激痛。炎症发生在近根尖孔处的根髓,患牙多有咬合痛。检查:有充填物,叩诊痛或不适。冷热诊强刺激有反应,一般情况下无反应或迟缓性痛。根管器械探痛,可确诊。

老年慢性牙髓炎临床特点:检查可见引起牙髓炎的牙体硬组织疾患或其他病因,患牙可有大量软垢、牙结石堆积,洞内有食物残渣,有的牙冠出现变色。老年人牙髓活力测验反应异常(敏感、迟钝等)。X线显示髓石,可能有牙内吸收,或显示患牙有广泛的牙周组织破坏、根分叉病变等。

3. 逆行性牙髓炎(retrograde pulpitis)

感染来源于牙周病牙周袋,袋内细菌及毒素通过根尖孔或侧支、副根管逆行入牙髓。老年人发生逆行性牙髓炎的频率较高,因牙龈退缩,牙颈部和根分叉暴露,感染通过近牙颈部和根分叉的侧支根管,多为局限性牙髓炎,疼痛不剧烈,由根尖引起的逆行性牙髓炎多为急性牙髓炎。表现为:自发痛,冷热刺激痛,放射痛,夜间痛,也可呈慢性牙髓炎症状和不典型的自发钝痛或胀痛。X线显示患牙有广泛的牙周组织破坏或根分叉病变。

4. 牙髓坏死(pulp necrosis)

牙髓坏死为牙髓炎继续发展的结果,或因外伤致牙髓血供突然中断而发生。深洞未经垫底,直接用复合树脂修复,也可引起牙髓坏死。牙髓坏死如不及时治疗,则病变可向根尖周组织扩展,引起根尖周炎。牙髓坏死呈无结构样物质,液化或凝固状。全部牙髓坏死在未波及根尖周组织以前,一般无自觉症状。发生在前牙,可见牙冠色泽变暗。

5. 牙髓变性(pulp degeneration)

牙髓变性是老年人很常见的牙髓病变,包括纤维性变和钙化。纤维性变在老年人中尤其常见。牙髓内纤维组织增多,细胞成分减少,牙髓苍白坚韧,无特殊表现。牙髓变性一般无自觉症状。少数髓石病例可出现剧烈的自发痛和放射性疼痛,似三叉神经痛,但无扳机点及三叉神经痛史。X线可见髓石,如确定为髓石引起,应排除其他原因,经过牙髓治疗后疼痛消失方能确诊。

第四节 根尖周病

根尖周病,是指发生于牙齿根尖周围组织的炎症性疾病。包括牙周膜、牙槽骨及牙骨质的各种类型的炎症性疾病,多为牙髓病的继发病,也可因牙髓组织中的病变产物、细菌及其毒素等通过根尖孔扩散到根尖周组织,引起根尖周病。由于其病因相似性及在治疗过程和治疗措施也一致,一般只要消除和治愈了牙髓病的病变之后,根尖周病即可痊愈。人们往往将牙髓病和根尖周病放在一起讨论,也将研究老年人牙髓组织及根尖周围组织的解剖学、生理学、病理学和临床学内容的学科称为老年牙髓病学。

【发病因素】

根尖周病从病原刺激的性质看,有感染和非感染两类。临床上根尖周病感染绝大多数继发于牙髓感染,波及根尖周组织,是最主要的感染途径。少数情况下,细菌也可能通过牙周病变或邻牙的尖周病变直接扩展,或通过血液到达根尖周组织。极少数因邻近器官的感染(如上颌窦炎)引起根尖周炎。非感染性包括创伤和化学刺激。此外,还有一些原因不明的因素。如放射性骨坏死、发育性囊肿及肿瘤也可引起根尖周病变。异常的免疫反应亦可促进或加重根尖周病的发生和发展。

1. 感染

(1)感染根管内的优势菌

研究表明,厌氧菌尤其是专性厌氧菌是感染根管内的主要细菌,根管内通常是5~8种细菌的混合感染,其中以1~2种细菌为优势菌。卟啉菌、普氏菌、梭形杆菌、消化链球菌、放线菌、真杆菌、韦荣球菌,卟啉菌和普氏菌是感染根管最常见的优势菌。其中的牙髓卟啉菌几乎只在感染根管内出现,且检出率高,被认为是牙髓感染的特有病原菌。感染根管内的优势菌感染与根尖周病的临床症状和体征有密切关系。有研究表明,卟啉菌和普氏菌、消化链球菌、真杆菌等与根尖部出现疼痛、肿胀、叩痛和窦道形成有关。根管内出现恶臭常与根管中产黑色普氏菌、牙髓卟啉菌和牙龈卟啉菌密切相关。顽固性根尖周病变和窦道经久不愈,可能与放线菌感染有关。临床上对正在接受根管治疗而根尖周损害还在加重的病例,应考虑到根尖周放线菌感染的可能性。根尖周脓肿内被证实有许多种类的细菌混合感染。根尖周肉芽肿内通常是一个无菌环境,是杀灭细菌的场所。

(2)感染途径

根尖周的感染主要是继发牙髓感染,引发牙髓感染的途径主要包括细菌沿牙本质小管、暴露的牙髓、牙周袋和血源等途径,进入牙髓或根尖周组织中,细菌可产生多种有害物质,直接毒害组织细胞或通过引发炎症和免疫反应间接导致组织损伤,其程度除了与细菌的毒力和数量有关外,还与宿主的防御能力相关。在防御过程中,不可避免地会造成组织的损伤和破坏,这对根尖周病的发生、发展具有重要的作用。

2. 非感染因素

(1)创伤

创伤包括急性和慢性创伤,它们是否能引起根尖病变主要取决于其强度。牙齿的急性外伤,如跌伤、斗殴、咬硬物,或戴入嵌体、冠等敲击过猛,矫正治疗时加力过大,拔牙误伤邻牙,均可导致急性外伤。创伤性咬𬌗、磨牙症、窝沟充填或冠修复体过高引起慢性创伤,都可损伤根尖周组织引起病变。根管治疗过程中器械或根充物超出根尖孔也可直接刺伤根尖周组织,引起根尖周的炎症反应。若根管器械扩管时将细菌推出根尖孔,也可导致根尖周的感染。

(2)化学刺激

窝沟消毒药物中渗透作用较强的酚类处理深洞时,会导致牙髓严重的病变。现采用刺激性较弱的乙醇、氟化钠作窝沟消毒。酸蚀剂和粘结剂处理牙本质时会导致牙髓的反应和损伤(与消毒材料中酸的强度、时间及窝沟底部到牙髓的厚度有关)。大多数充填材料不仅对牙髓有很强的刺激作用,而且对体外的牙髓细胞具有很强的毒性作用。其中包括垫底材料氧化锌和丁香油酚,直接作深洞垫底,亦可导致牙髓中度炎症反应。用一些可塑性材料(如复合树脂)充填窝洞时,这些材料中的有毒物质可穿过牙本质小管,引起牙髓的变性或坏死。在牙髓病或根尖周病治疗过程中使用药物会成为一种化学刺激,引发根尖周炎,称为药物性或化学性根尖周炎。特别是在治疗根尖孔较大的牙时,药物也可能溢出根尖孔引起药物性根尖周炎,如砷剂、酚类和醛类等腐蚀性药物。

(3)免疫因素

进入牙髓和根尖周的抗原物质可诱发机体的特异性免疫反应,导致牙髓和根尖周的损伤,根管治疗时,长期反复使用某些药物效果不理想,反而使根尖周病变加重。在感染根管治疗过程中,常在封入某种药物后数分钟到数小时,突然暴发疼痛现象,提示药物半抗原的可能作用。故有学者主张根管治疗中不使用任何药物,以避免引起变态反应而加重根尖周的损伤。实验研究表明,根管也与身体其他器官或组织一样,可以成为抗原侵入的门户,引发免疫反应。

【临床特征及分类】

1. 特征

(1)病史

有长期牙体缺损史、牙痛史、牙髓治疗史、外伤史。

(2)症状

根尖周组织炎症病变可以表现为急性、慢性发作的形式。慢性根尖周炎一般没有明显症状。急性根尖周炎主要症状为患牙疼痛伴红肿,初期表现为咬合痛,疼痛局限牙根部,能指明患牙。若局部引流不畅,则很快发展为根尖化脓性炎症。临床上分别表现为具有各自特点的三个阶段:根尖脓肿、骨膜下脓肿及黏膜下脓肿。

(3)体征

①牙体缺损,如深龋病、非龋疾患、修复体等。叩痛,咬𬌗痛。②牙松动。③牙冠颜色改变,无牙髓活力。炎症以根尖部为中心向周围的牙周组织蔓延扩散,牙槽黏膜红肿或黏膜下脓肿形成,根尖区的黏膜或皮肤呈半球形隆起。严重的病例可在相应的颌面部出现蜂窝组织炎,表现为软组织肿胀、压痛,致使面容改变。④X线检查:早期急性根尖周炎根尖周组织影像无明显异常表现。若患牙为慢性根尖周炎急性发作,可见根尖周牙槽骨破坏的透射影像。

2. 分类

(1)急性根尖周炎

①急性浆液性根尖周炎;

②急性化脓性根尖周炎:根尖脓肿、骨膜下脓肿、黏膜下脓肿。

(2)慢性根尖周炎

①根尖周肉芽肿；

②慢性根尖周脓肿；

③根尖周囊肿；

④根尖周致密性骨炎。

3. 根尖周炎的临床表现

根尖周病的病变过程，可看作是一个根管内病原刺激物与根尖周组织防御系统相抗争的过程。当病原刺激毒力很强，且抵抗力较弱时，病变以急性的形式表现出来；当机体抵抗力较强，而病原刺激物较弱时，或治疗不彻底时，病变则呈慢性炎症表现形式。

(1)急性根尖周炎的临床表现

急性根尖周炎是发生在牙根尖周围的局限疼痛炎症。按其发展，是从根尖部牙周膜浆液性炎症反应到根尖周组织形成化脓炎症的一系列反应过程，是病变程度由轻到重、由小范围到大范围的连续过程。

急性浆液性根尖周炎是根尖周炎的初期，主要表现为患牙咬合痛。患牙初期只有不舒服、发木、浮出发胀感。一般无自发痛或只有轻微钝痛，有时紧咬患牙稍感舒服。由于疼痛是因牙周膜神经受到炎症刺激而引起的，疼痛范围局限患牙根部，患者能指明患牙。检查患牙可见牙冠变色或有龋坏，充填体或其他牙体硬组织疾患，牙髓无活力。有时可查到深牙周袋，老年人常见牙周牙髓联合病变。叩诊有(＋)～(＋＋)，扪诊患牙根尖部有不适或轻微痛，患牙可有轻度松动。牙龈及X线检查根尖周影像均无明显异常。

急性化脓性根尖周炎：根尖急性浆液性炎症继续发展，或因慢性牙髓、根尖周炎症未得到适当的治疗，则发生根尖化脓性变化。此阶段称为急性牙槽脓肿。积聚在根尖附近的脓液可通过三种方式排出：①最多见通过颊或舌侧牙槽骨及骨膜、黏膜或皮肤排出。②通过牙周膜从龈沟或牙周袋排出，此为老年人急性根尖周炎常见的排脓途径。伴有重度牙周病的患牙，此时应注意与急性牙周脓肿鉴别。③通过根尖孔经根管从龋洞排出，在老年中不多见。以从牙槽骨及骨膜、黏膜或皮肤排出的症状最严重，常伴有颌面部的蜂窝组织炎。排脓过程可分为根尖脓肿阶段、骨膜下脓肿阶段和黏膜下脓肿阶段。a. 根尖脓肿：根尖部牙周间隙内有脓液聚集得不到引流，患牙出现自发性剧痛、持续性跳痛，伸长感加重。因咬殆时，首先接触患牙而加剧疼痛，所以患者不敢咬殆。患牙根尖部牙龈潮红，但未肿胀，扪及轻微痛、叩痛，牙松动明显，相应的颌下淋巴结有肿大及压痛。叩痛（＋＋）～（＋＋＋），松动Ⅱ°～Ⅲ°。b.骨膜下脓肿：骨膜下脓肿又叫牙槽骨骨膜炎，局部症状极为明显。因骨膜坚韧、致密，脓液聚集于骨膜下，产生很大压力，患牙呈持续性搏动性跳痛，疼痛极为剧烈，疼痛达到高峰，患者难以忍受。全身可出现畏寒、发烧症状。病期1～3日。c.黏膜下脓肿：脓液穿透骨膜而达到黏膜下方。由于黏膜下组织疏松，脓液到达黏膜下时，压力大为降低，根尖区肿胀明显而局限，呈半球形隆起，波动感明显，脓肿浅表易破溃。叩痛（＋）～（＋＋），松动度减轻，自发性胀痛及咬𬌗疼也随之减轻，全身症状缓解。

(2)慢性根尖周炎的临床表现

慢性根尖周炎是指根管内由于长期有感染病原刺激物的存在，根尖周组织出现慢性炎症的形式，表现为炎症性肉芽组织的形成和牙槽骨的破坏。慢性根尖周炎一般无明显自觉症状，仅有咀嚼不适感或轻微疼痛，但在机体抵抗力下降时，可转化为急性根尖周炎。有些病例为急性根尖周炎未经彻底治疗，或牙髓治疗不完善所致。因而，患牙有反复疼痛肿胀史、牙髓病史或牙髓病治疗史。检查可见患牙已变色和失去光泽，对冷、热诊无反应，在牙龈黏膜上有时可见窦道口。如无窦道口，很难与根尖周肉芽肿相区别。X线片示根尖部透射区，边界比较模糊，周围骨质较疏松。老年人慢性根尖周炎通常以慢性根尖脓肿形式出现，在临床上根据病变类型分为根尖周肉芽肿、慢性根尖周脓肿、根尖周囊肿和根尖周致密性骨炎。在老年人中，根尖周囊肿较少见。

①窦管型慢性根尖周炎的临床表现

窦管是急性牙槽脓肿自溃或切开后遗留的，是根尖部脓液逐渐穿透骨壁和软组织而形成的。一般无明显自觉症状，可有咀嚼时不适，或可见患牙根尖部起脓疱，或有窦管开口，窦管开口多数位于患牙唇、颊侧或舌、腭侧牙龈表面（龈窦），或在患牙唇、颊侧或舌、腭侧根尖部的牙槽黏膜表面，也有的远离患牙处。如上颌第二磨牙的窦管，有时开口于上颌尖牙或前磨牙根尖部相应的牙龈处，龈瘘常呈粟粒大小的乳头形状。在皮肤表面开口的窦管（皮窦）多为黄豆大小的肉芽肿样。也有的窦管口呈假性闭合状况，挤压窦管有时可有浓液溢出。X线透射区边界不清楚，形状也不规则，周围骨质较疏松而呈雾状。

②根尖肉芽肿型慢性根尖周炎的表现

慢性根尖周肉芽肿的形成是由根尖孔、侧枝根尖孔轻微的感染刺激后产生的一团炎症肉芽组织。因而，可发生在相应的根尖或可在根侧，磨牙可发生在根分叉。它是慢性根尖周炎的主要类型，一般无疼痛症状，有时有咀嚼无力或不适。患牙有深龋,牙齿多变色(牙髓已坏死),牙髓活力无反应。叩诊无明显反应,有时有异样感或不适。X线检查根尖部有圆形的透射影像,边界较清楚,周围骨质稍显致密,透射区范围较小,直径一般不超过1 cm。

③根尖周囊肿型慢性根尖周炎的表现

根尖周囊肿可以由慢性根尖周肉芽肿发展而来,也可以由慢性根尖周脓肿发展而来。根尖周囊肿生长缓慢,多无自觉症状,由于患牙牙髓已坏死,牙髓无活力,牙冠颜色无光泽。叩诊时,可有不适感。囊肿的大小不等,由豌豆大到鸡蛋大。因不引起颌骨变形,不易被发现。囊肿发展较大时,可见根尖部相应的软组织有半球形膨隆,黏膜表面不发红,扪压时富有乒乓球弹性感。根尖囊肿可以继发感染形成瘘管。X线检查可见较大的圆形透射区,边界很清楚,并有一圈由致密骨组成的阻白线围绕。较小的根尖囊肿在根尖片上显示的透射像与根尖周肉芽肿难以区别。

④根尖周致密性骨炎

在临床上一般无任何症状。无反复肿痛史。X线示:根尖部骨质呈局限性的致密阻射影像,无透射区。多见于下颌后牙。

【老年人牙髓、根尖周疾病的诊断特点】

1. 老年患者发生牙疼痛,常不能指出患牙的确切位置。其原因:(1)牙髓退变,继发性牙本质较厚的牙,活髓亦可能明显无反应。需反复测验多个牙比较反应强度,𬌗面磨耗的可在𬌗面试。(2)病因隐匿。如老年牙体组织脆性增加,易发生隐裂、劈裂、根裂、牙尖折裂等,临床上有时不易发现,需分别从不同方向作叩诊检查。另外,老年人易患根面龋、牙颈部龋,应仔细检查邻面。(3)老年人反应迟钝。

2. 老年人慢性根尖周炎一般以慢性根尖脓肿形式出现,患牙常伴有重度牙周病,脓液经牙周袋由牙龈沟排出。检查见患牙已变色和失去光泽,对冷、热诊无反应。此时应注意与急性牙周脓肿相鉴别。

3.70岁以上老年人因行动不便,甚至语言不清或丧失语言能力时,常常是因牙病原因而导致进食困难才被发现。老年患者不能明确表达牙病病情发展及疼痛的位置,当探及龋坏位置时,会出现痛苦的表情或有避让动作。

4. 患有心肌梗塞的老年患者出现心绞痛而误以为牙疼来口腔科求诊。

5. 患有脑血管疾病后遗症的老年患者,牙病时常用手触摸患牙及周围。老年痴呆症患者合作性和耐受力极差,无法拍X线片时,只能通过仔细检查来确诊或分次逐渐进行治疗。

【老年人根尖周炎治疗原则】

1. 对症处理原则。因老年人往往患有各种各样的全身疾病,所以一切治疗措施均以消除疼痛症状为目的,止痛消炎是第一原则。

2. 保留患牙的原则。一旦症状消除,就应力争保留患牙,甚至保留半牙也是必要的。

3. 全面检查、综合治疗原则。一旦主要症状患牙治愈,其他保留患牙的治疗措施要随之用上。对于检查发现的其他无症状的患牙也应告诉患者一些治疗计划或建议,以避免新的牙痛发生。

【老年人根尖周炎治疗特点】

根尖周炎主要采用根管治疗。在治疗前必须熟悉老年人生理和心理特点,根据患牙状况、牙周状况、全身健康状况确定治疗的必要性和可行性,综合考虑选择治疗方法,提高治疗效果和质量。

1. 牙髓、髓腔、根管增龄性变化:随年龄增长,老年人的髓腔、牙髓及根管发生增龄性变化,衰老的牙髓中神经、血管的数量明显变少,钙化沉积形成钙化性闭塞;牙髓细胞成分的减少导致老年人牙髓防御和修复等各种功能降低,髓腔形态也由大变小,甚至闭塞,髓角变低或至磨牙髓底处,甚至消失;牙根形态由粗变小、变细,甚至闭塞;根管数目减少、弯曲,根尖孔变窄,根管走向错综复杂及钙化沉积形成闭塞、根端膨大等。这一系列变化增加了根管治疗的难度和复杂性。

2. 老年患者常有多次龋病、牙髓病、牙周病治疗史和全冠修复史,牙髓组织会受到一定的影响,如造成髓腔缩小甚至髓室顶与髓室底相接近,在开髓及寻找根管口时,易造成髓底穿通或侧穿。临床上可见有一种半封闭状况的根管,其封闭的部位位于根管冠方1/3处,根中及根尖1/3根管通畅(造成半封闭的原因是由于颈部楔缺刺激造牙本质细胞,形成第三期牙本质而堵塞根管)。这类不通畅的根管增加了根管治疗的难度和复杂性。

3. 老年人根尖周炎的治疗要求应与青壮年有区别。因老年人根管内变化大,根管治疗要掌握几点基本要求:(1)有暗影的根管力求扩通,无暗影的根管如扩管不畅,要去净残髓;(2)急性根尖周炎,先控制感染后,再行根管治疗;(3)无症状的根尖病变、张口受限及根管复杂不必重新治疗。

4. 伴有某些系统性疾病,如糖尿病、血液病、肿瘤等疾病的老年患者,当慢性根尖周病急性发作时,患有肿瘤的老年人一方面因化疗、放疗导致免疫功能低下，使根尖炎症难以控制；另一方面老年人根管狭窄开放引流不畅，特别是对下颌磨牙或死髓牙进行根管治疗时，由于老年人抵抗力较差，一旦引流不畅而造成细菌感染会加重和扩大根尖炎症反应。所以在进行老年人死髓根管牙根管治疗时，最好在备根后根管应充分开放引流，尤其根尖暗影明显时更要注意控制感染。

5. 牙周牙髓联合病变患牙(X线片发现一个根牙槽骨吸收至根尖，另一个根牙槽骨吸收较少或根中部以下)，患者要求保留牙齿，如老人健康状况允许可考虑对牙槽骨吸收少的牙根做根管治疗，其他牙根可选择根管外科术(半牙切除术或截根术)。

6. 注意老年人心理和生理特点。老年人全身健康状况难以经受复杂和长时间治疗过程的，应详细询问系统病史，视情况而定。老年人痛阈降低，年龄大反应迟钝，忍耐性差，有的对治疗牙病有恐惧、焦虑情绪，应多给老年人一些心理和精神安慰。如老年口腔内口水不能太多，以免呛咳。高龄老年人患牙病的同时患有高血压的应在无痛下治疗，以免引起心脏病发作。高血压老年患者体位也应注意，椅位不应过平，后仰位易导致呛咳，最好采用吸唾方式，操作时尽量做到轻柔、准确。

7. 急性根尖周炎的应急处理，其治疗程序与青壮年相同：

(1)应在局麻下，开放髓腔引流通道，穿通根尖孔，使根尖渗出物及脓液通过根管得到引流。

(2)切开排脓：急性根尖周炎至骨膜下或黏膜下，脓肿期应在局部麻醉下切开排脓。

(3)安抚治疗：对于根管外伤和化学药物刺激引起的根尖周炎，应去除刺激物，反复冲洗根管，重新封刺激性小的药物，或封无菌棉捻，避免外界感染或再感染。

(4)调𬌗磨改：由外伤引起的急性根尖周炎，应调𬌗磨改使患牙降低咬合，减轻功能。

(5)消炎止痛：一般可采用口服或注射的途径给予抗生素或止痛药物，也可局部封闭。

(6)针刺止痛：针刺穴位可以取得一定的镇痛效果。

【老年人根管预备操作特点】

1. 开髓

由于老年人的髓腔、根髓及根管的增龄性变化,开髓前务必先拍一张X光片,以了解髓腔形态。开髓应保全髓室底的形态,以便于寻找根管口。常规的开髓要求是揭全髓室顶后根管器械能尽可能循直线方向进入根管,开髓洞壁修整光滑,髓室壁无阶台形成。

2. 寻找根管口

对于老年患者根管治疗的主要困难是寻找根管口。寻找根管口的方法:

(1)熟悉老年人髓腔变化、髓室底形态、根管口及根管口间距常规分布及变化是操作的基础,开髓后保留磨牙髓室底的自然形态,便于寻找根管口。

(2)掌握手用器械进入根管的角度和方向。在掌握常规用探针进入根管角度的基础下寻找根管口,尽可能将根管口扩大暴露。也可将弯曲根管锉直些,使根管入口方向能保证根管器械顺利进入每一根管。尤其是上颌磨牙,操作的视野和空间小,有时因牙根多或近中与远中根管口非常接近,操作上有一定困难,需认真仔细寻找。可借助摄牙片指导寻找根管口或应用显微根管技术。

(3)根管数目和长度。随着年龄增长,根管数目有减少的趋势。牙骨质随年龄增加而逐渐增多,出现根端膨大,根管变短而闭锁,甚至堵塞不通畅。

(4)当出现髓腔钙化、根管口细小或堵塞不通畅时,有时长时间都探找不到根管口,医生和患者都感到疲劳,尤其是年老的患者,可以建议改日再作一次尝试,这样可能会有结果。

(5)辅助方法:用EDTA(乙二胺乙四酸、15%过氧化脲、10%水溶性聚二醇)软化根管壁的牙本质,或可用螯合剂、脱钙软化堵塞的根管。

3. 工作长度

是指从牙的切缘或牙尖至根尖处牙本质—牙骨质界的距离,不同于牙的解剖长度。预备后的根管最狭窄处,根尖终点应止于牙本质—牙骨质界。工作长度测量:对根尖孔已形成的牙来说,牙骨质界与解剖根尖之间的距离为$0.5\sim 1$ mm,但随年龄增大,根尖部位不断地有牙骨质的沉积,因此牙骨质界与解剖根尖之间的距离增加,在临床上应根据患者年龄加以考虑,根管预备的终点与X线片根尖之间的距离有时$\geqslant 1$ mm。从临床实践来看,除根尖定位仪(根管长度测量仪)外,三联法(X线片法+根管器械探测法+平均工作长度)仍然是目前测量根管工作长度的可靠方法。

4. 根管清理和成型(扩大)

根管预备：老年人根管细小，弯曲，甚至堵塞，加大了难度。老年人根管预备除常规法以外，更多采用逐步后退法和逐步深入法。

(1)逐步后退法

尤其对弯曲细小根管有独到之处。其预备方向从尖端到冠部分为三步：

①根尖段(根管下1/3)

是预备的根尖终止位，确定根管的工作长度，形成抗力形。

初尖锉(选一根能达工作长度，有摩擦感的K锉10♯)，主尖锉(一直备到大三号称为主尖锉25♯)。其扩管顺序为：10♯—15♯、10♯—20♯、15♯—25♯—20♯。

②根中段

是根尖部的阶梯预备，使根管成一定的锥度，形成固位形。若主尖锉定为25♯，每增大一号锉，插入根管的长度减少1 mm。在减少1 mm工作长度后，必须用主尖锉插入到原有工作长度，作用是消除用逐步后退法而造成的台阶，保持已预备的根管尖段的形态。最后用主尖锉锉平中、上段，达到根管光滑、疏通的目的。其扩管顺序为：30♯（19 mm）—25♯（20 mm）、35♯（18 mm）—25♯（20 mm）、40♯（17 mm）—25♯（20 mm）。

③根冠段(预备根管上1/3)

根管冠方部分敞开。用G型钻(2♯、3♯)预备根管口处，使呈漏斗形。

(2)逐步深入法

是从根管的冠方向根尖端逐步深入进行预备。首先用G钻或大号器械预备根管的中上段，然后使用小器械从冠方向下直达根管的工作长度。

ProFile和Protaper镍钛扩大根管系统的根管预备方法即是逐步深入法。

ProFile器械操作技术为冠根向预备技术。优点是：①迅速彻底地去除牙髓组织和坏死残屑；②利于根管冲洗液和螯合剂到达根管不规则区；③维持根管弯曲和根尖狭窄；④适用于多种常用的根管充填技术。

使用过程中的一些注意事项：①器械在进入和退出根管时都必须保持转动。②初次进入根管要避免过度的根向加压，否则可能发生器械折断。③髓腔和根管应充满冲洗液，并使用螯合剂如EDTA液体，或糊剂如格兰登士柏迈斐。这些物质有助于去除残屑，润滑机动器械及根管消毒。④根尖1~2

mm仍建议使用手用器械,因为多数根管在该部位都明显弯曲,在这种弯曲处使用机动器械极易发生器械折断。

扩管的一般顺序:06/3(根管口形成锉)—06/2—06/25—04/30—04/25—15♯(手用器械)—04/20—04/25。

Protaper则简化了扩管程序。由于锉尖设计有主动切割的作用,故提高了效率,对弯曲根管的弯度会有所减少,会略微改变根管的解剖形态。一般的操作顺序为:15♯(长度测量)—S_X—S_1—S_2—F_1—F_2—F_3。

5. 老年人复杂钙化堵塞根管预备

为了提高医疗质量和工作效率可选用超声扩管或机扩新技术。在治疗过程中,超声法(超扩)通常用于以下几种情况:

①细小根管。细小根管尚可进入,先将手用扩大锉(8♯或10♯)插入主根管,明确根管方向,然后用15♯超声锉沿手用器械方向进入主根管。选用中等以上的超声输出功率,轻轻上下移动超声锉逐渐向根尖方向深入,至达根尖长度。超声锉移动幅度为1~2 mm。有的在治疗过程中确实找不到根管口或根管特别细小,弯曲不通,症状明显可考虑改做旁道引流,根管扩大后根尖周炎症也可消退,亦可达到治疗效果。②弯曲根管。通过牙片指导预弯手用小号扩大锉或超声锉沿主根管方向逐步深入,超声输出功率中等大小。具体方法同手用器械。③钙化堵塞根管。首先明确堵塞的部位、长度及主根管的方向。选用机扩15♯扩大锉从堵塞处的冠方轻轻上下移动,并逐渐缓慢向根方深入,用高频率的机械震荡逐步将堵塞物去除,使堵塞根管开通(注意超声锉的方向,避免侧穿)。老年患者的根管预备中在有的根尖周组织无炎症的情况下,不需完全开通钙化堵塞的根管。④塑化治疗的根管。可手工扩管或超声扩管交替进行,也可封溶解塑化液的"芬克除"一周,再行根管预备。如果根管塑化治疗后,根管周围及根尖部没有病变发生,可以不需根管再通治疗。

6. 根管消毒技术

除了普通常规药物根管消毒以外,在某些特殊情况下,亦可采用激光和微波。激光根管消毒具有杀菌、去除玷污、清洁根尖熔融牙本质产生封闭效应及减轻根尖周组织炎症的作用,有利于高质量完成根管治疗。微波消毒根管效果也很好。

【老年人根管治疗过程中并发症及预防】

1. 患牙急性疼痛

因老年人抵抗力及耐受力差,根充后常发生疼痛。其主要原因为:活髓牙去髓时作一次性根充;坏死性或坏疽性根尖周炎去髓后开放不够;扩根时将感染物推出根尖孔;充填时机不合适或修复体过高;封药不当及根管充填后反应。

(1)预防

不要一次性完成备根和根管充填,避免坏死组织推出根尖孔;封药液不要太湿;合理用药,必要时给予抗生素。

(2)处理

死髓牙预备后充分开放,不急于充分扩根管,咬合痛明显者要适当调𬌗。根充后疼痛要视情况进行应急处理,如重新根管治疗或口服消炎止痛药物。对于根管治疗后反应严重者,可试行根尖区封闭治疗(曲安奈德+庆大霉素+局麻药)。

2. 髓壁侧穿

老年患者由于牙髓退缩,髓腔变得很小甚至髓室顶与髓室底接近,若掌握不好,易造成侧壁穿通或髓室底穿通。

(1)预防

尽量从龋坏进入髓室;熟悉髓腔形态及牙体轴向,因上颌磨牙近中倾斜易造成近中侧穿,下颌磨牙舌侧倾斜易造成舌侧颈穿。

(2)处理

止血后,重新在X线帮助下调整方向,寻找根管口。待根管治疗完成后,应修补侧壁或髓室底。

3. 牙折

根管治疗发生牙折的情况屡见不鲜,其原因有:老年人自身的牙体组织较脆,使用高速涡轮机磨牙易造成磨去过多牙体组织,使牙齿更脆弱;根充术后修复体咬合关系没有调磨充分;Ⅲ°楔状缺损做根管治疗后,患牙牙冠破坏大;患者咬合使用不当。

(1)预防

尽量保护牙体组织,开髓时先用细裂钻,后改用小球钻。治疗结束后要及时调合并建议全冠修复。

(2)处理

纵折者(裂纹不大于1 mm,且不到髓室底者)可采用钢丝或带环结扎固定,观察两周无自觉症状,仅有轻度咬合疼痛者可考虑全冠修复。横折者桩冠修复。

根尖折者观察或根切,一段时期无症状可考虑全冠修复。

(程晓华、章和平)

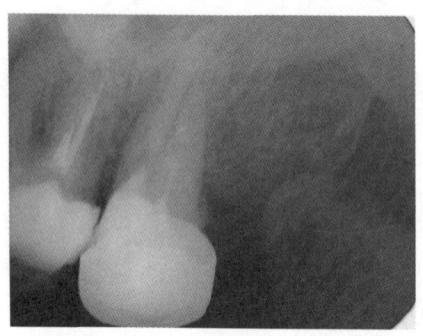

图5-1 未行根管治疗,烤瓷冠修复后,发生急性根尖炎

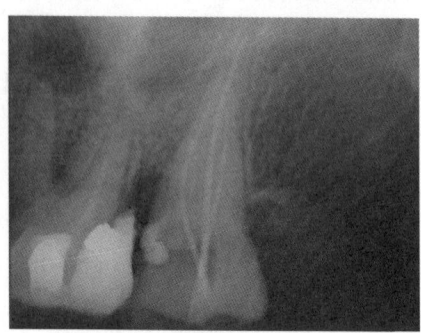

图5-2 冠拆除后,行根管治疗,试尖

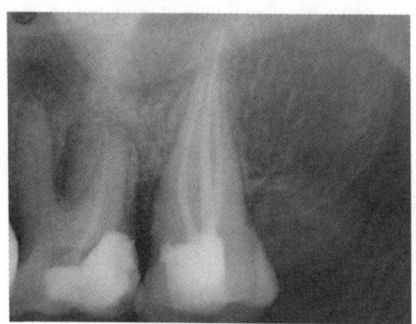

图5-3 完成根管治疗

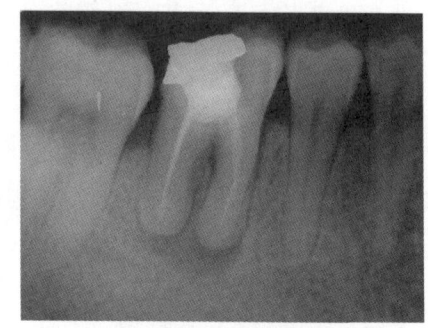

图5-4 根端膨大,根管内有断针,根充不良,根尖有暗影

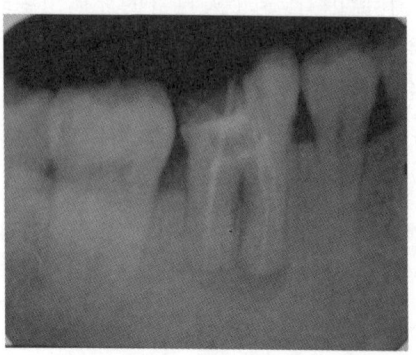

图5-5 取出断针后,试尖片

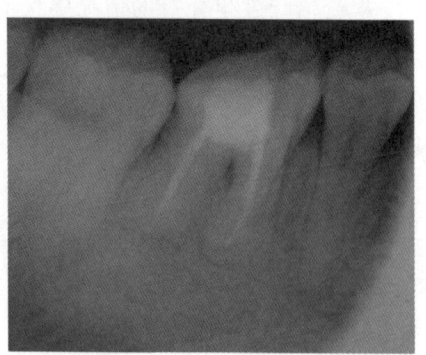

图5-6 重新根充半年后,根尖暗影消失

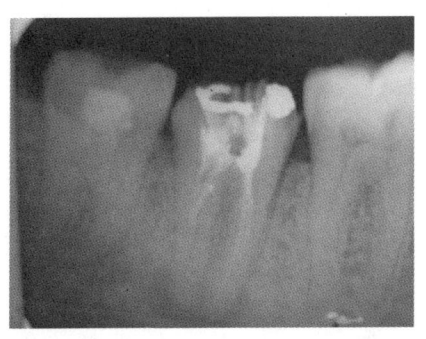

图 5-7　下颌第三磨牙根管弯曲,断针。慢性根尖周炎急性发作

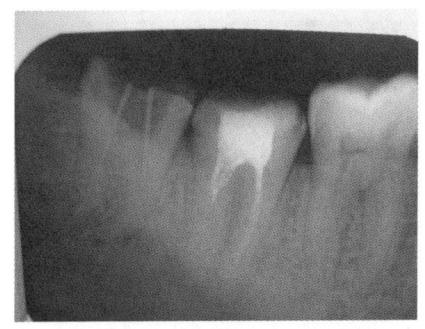

图 5-8　试尖片。取出近中断针,因远中断针在根尖处,可以不取出

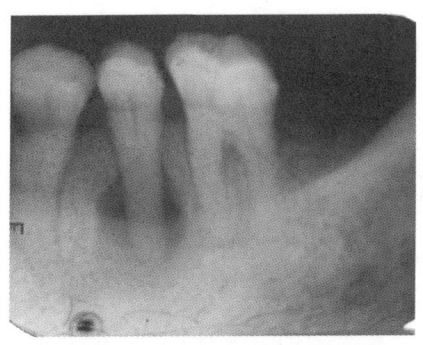

图 5-9　根尖肉芽肿呈烧瓶样

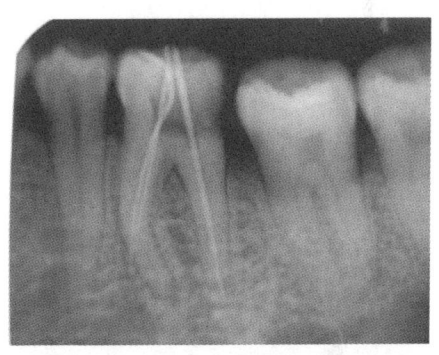

图 5-10　治疗过程中,发生的侧穿

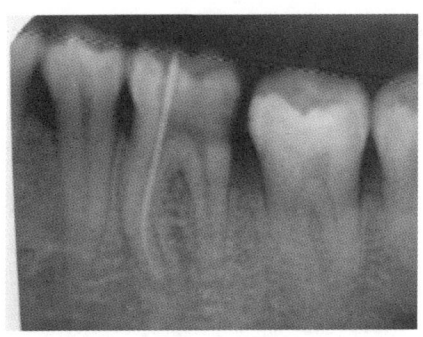

图 5-11　显微镜下根管预备后,试尖

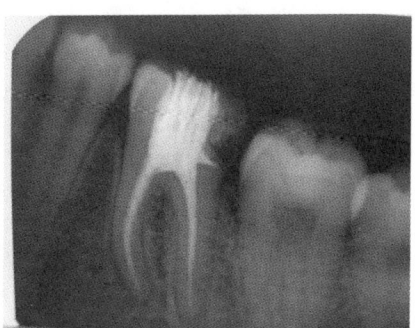

图 5-12　根管充填后

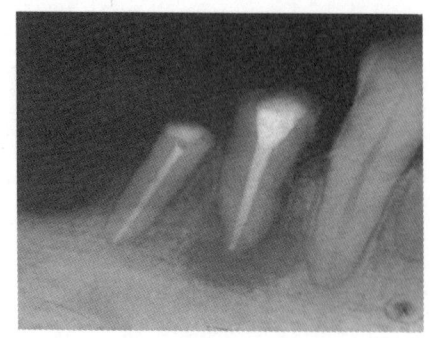

图 5-13 刚充填后,根尖脓肿的暗影还清晰可见

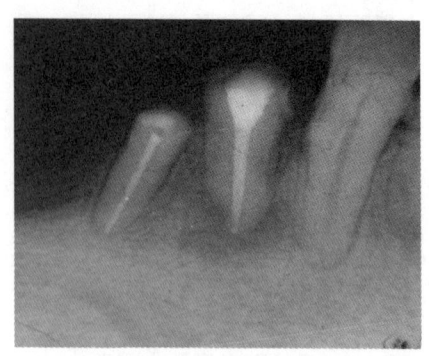

图 5-14 根充三月后,根尖暗影减少

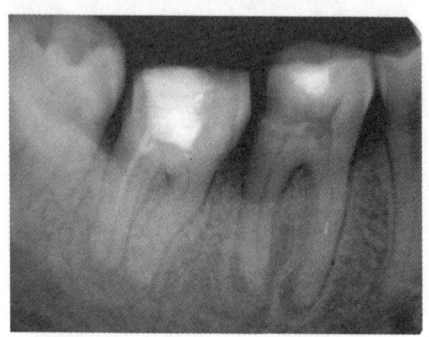

图 5-15 S型弯曲根管及断针

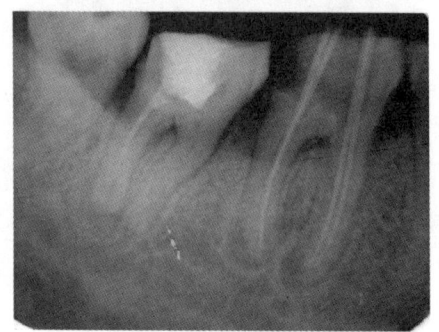

图 5-16 短针取出后,试尖

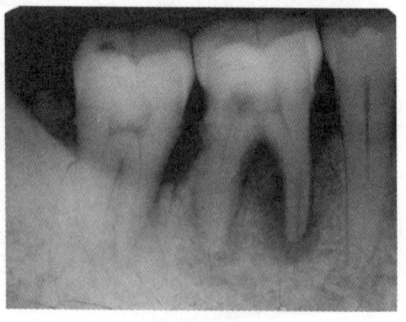

图 5-17 根尖纵折

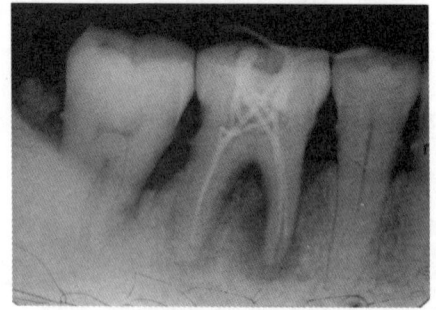

图 5-18 按根测仪测量长度后,根充

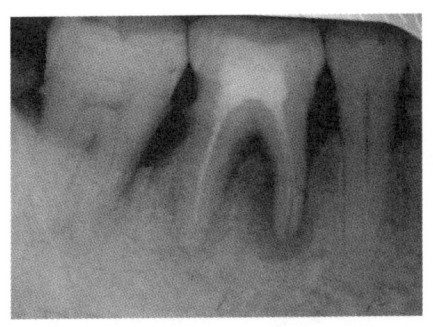
图 5-19 根充完成后

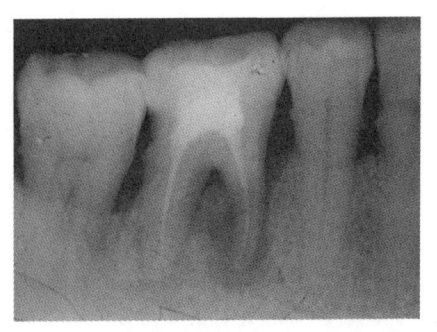
图 5-20 根充完成一周后,行根切术后三天(近颊根切除)

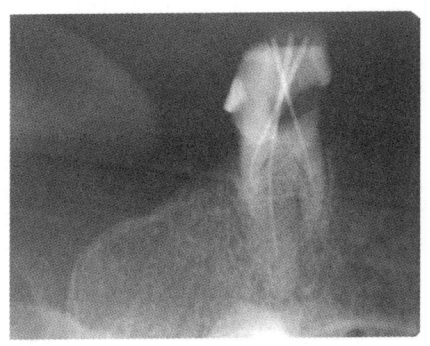
图 5-21 试尖,不到位

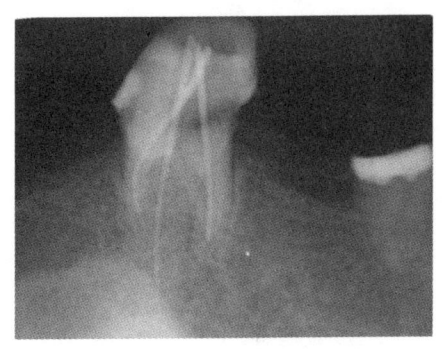
图 5-22 显微镜下根管预备后,试尖到位

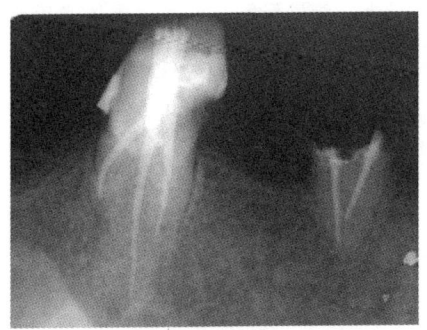
图 5-23 根充完成

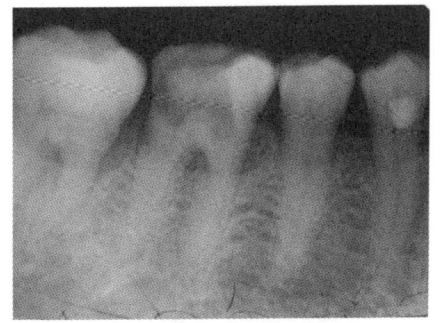
图 5-24 髓室不清晰,因龋坏引起钙化,近中根管影像不清

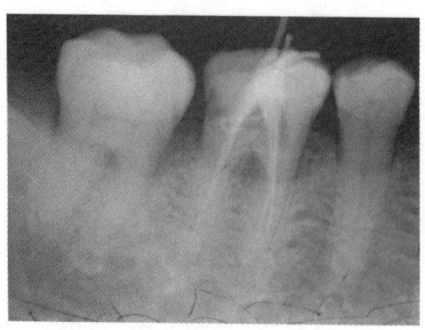

图 5-25 近中根管超声扩管后,按根管测量仪测长到位,根充

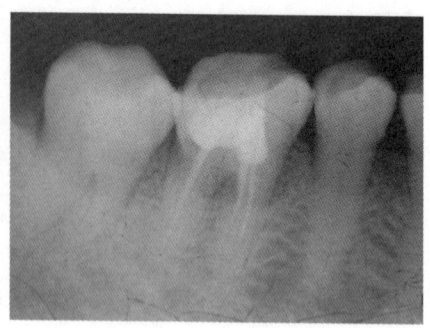

图 5-26 根充完成后

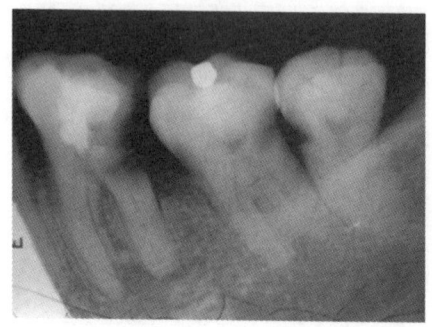

图 5-27 老年牙齿多个邻面龋坏,第一磨牙曾做过塑化治疗

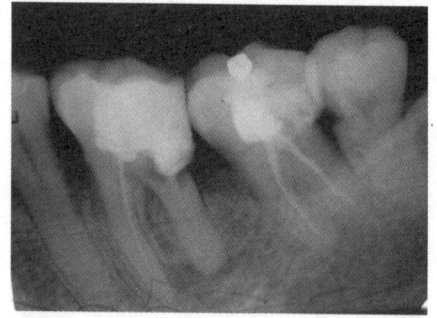

图 5-28 行根管治疗后,第一磨牙的远中根因塑化治疗后,根尖暗影不明显,植入纤维桩后,充填。因纤维桩周围有粘接固位的光固化树脂,故不显影;第二磨牙行根管治疗

第六章 牙周病

第一节 概况

一、我国老年人牙周病状况

人口的老化是社会文明进步和科学技术发展的必然结果。随着人民生活水平的提高和计划生育的普及,我国已经逐渐步入了老年社会行列。牙周病,特别是牙周炎作为多因素的慢性感染性疾病,患病率及严重程度均随年龄的增高而增加。流行病学调查显示,牙周炎的患病率在35岁后显著增高,并在50~60岁时达到高峰,随后虽有所下降,但很可能是由于患牙已拔除或脱落的缘故。

在我国,各项调查的结果虽有所差别,但基本上可以确定60岁以上老人牙周病的患病率在80%以上。第二次全国口腔健康流行病调查显示,88.4%的60岁以上老人牙列不完整,造成失牙的主要原因就是牙周炎。调查同时显示,生活水平、医疗条件及居民保健意识与牙周病有密切的关系。例如,北京市老年口腔健康协作组在1986年就已报告北京市老人牙周炎高峰已延至60~69岁组;而河南安阳2001年的调查则显示该地区60岁以上老人的失牙率达到了92.79%,超过了全国平均水平。这些数据一方面让我们意识到肩上的重任,另一方面也让我们看到了希望,相信通过提高全民的口腔卫生意识,随着医疗技术和人民生活水平的提高,我国老年人的牙周状况一定能得到根本的改善。

二、老年牙周病的特点

牙周组织由牙龈、牙周膜、牙槽骨和牙骨质组成,随着年龄的增高,牙周组织和全身各个组织一样会逐渐老化和衰退。主要表现有:

1. 牙龈退缩,牙龈上皮变薄,角化程度降低。

2. 牙周膜胶原纤维减少,弹力纤维增多,纤维间细胞成分减少,并可出现钙化。另据报道,老化的成纤维细胞对内毒素的反应增强,在受刺激时前列腺素 E_2(PGE$_2$)与白介-1β(IL-1β)等炎性分子的分泌增加,从而易导致组织的破坏。

3. 由于骨代谢能力的衰退,牙槽骨发生生理性的萎缩,骨质疏松,弹性降低。牙槽骨骨髓腔中的红骨髓逐渐被脂肪组织所代替,骨膜细胞减少,成骨细胞减少,成骨细胞外形改变,接近成纤维细胞。因此,在受刺激时骨质的吸收也较快。

4. 作为磨耗和继续萌出后的代偿牙骨质持续增厚,70 岁时可达 10 岁时的三倍。此外,老年人唾液分泌减少,咀嚼功能降低,自理能力降低,也是影响牙周状况的重要因素。

基于以上的多种因素,老年人牙周病有着自己的特点:

1. 口腔卫生状况大多较差。老年人唾液分泌减少,牙龈退缩,尤其是龈乳头退缩,牙间隙增大,水平性食物嵌塞明显。牙根面暴露,楔状缺损增多,造成牙本质敏感。根面龋的发生也增加。这些均造成自洁作用的减弱。老年人自理能力较差,加上不良修复体使老年人口腔卫生状况变差,牙垢、牙石、色素、食物残渣堆积是老年牙周常见临床症状。

2. 牙周袋普遍不深,牙周附着丧失严重,根分叉病变较多。老年人牙周组织的生理性改变使其抗病能力下降,一旦发生牙周炎,修复能力较差。牙周附着严重丧失,虽然牙周袋不深,但牙周破坏较重,易导致牙髓病变,且根分叉破坏较重,预后较差。

3. 牙槽骨吸收严重,牙齿松动移位更明显。由于许多老年人有很长的牙周病史,并伴有不同程度的失牙,而失牙后咬合关系的破坏以及不良修复体的影响,又使牙周的病变进一步加重,加上修复能力随着年龄的增大而减弱,致使许多老年人牙槽骨吸收严重,牙齿移位松动明显,增加了治疗的难度。

4. 老年牙周病多呈慢性过程。因老年人牙周病多数在青壮年期发病,牙周附着丧失严重,形成牙周脓肿的较少,从而自觉症状不明显,多数因咀嚼无力而就诊。即使牙周炎的始发期在老年,因局部的抗病能力下降,牙龈萎缩,其临床表现亦多呈慢性过程。

5. 老年人常伴系统性疾病,用药多而复杂。如未控制的糖尿病患者易发生牙周脓肿;高血压、冠心病患者服用心痛定等药物可导致牙龈增生;长期服用阿司匹林或其他抗凝血药物导致牙龈自发出血,都严重影响了老年人身心健康,同时使患者牙周治疗复杂化。

三、老年牙周病的防治

长期以来,由于牙周炎发展缓慢,早期症状不很明显,常不为人所重视。"老了就该掉牙"、"刷牙出血不是病"等错误观念一直植根于人们的脑中,到因影响正常生活而就诊时多已为"晚期"。事实上,许多老年人往往是因为要镶牙或补牙,才从医生那里知道应该进行牙周治疗。由于多数老年人社会经济条件一般较差,我国目前的社会医疗保险还不完备,因此,老年人一般较注重全身疾病的治疗,往往忽视口腔疾病的治疗,真正因患牙周炎而就医的极少,这对于防重于治、早胜于晚的牙周病防治工作无疑是极其不利的。

老年牙周炎的防治,首先要从纠正其错误观念入手。一方面让病人清楚终生拥有健康的牙齿是可能的,调查显示约有11.6%的老年人终身拥有完整牙列。另一方面应使其认识到牙周炎和全身疾病的关系,牙周炎可不同程度地影响老年人的生活质量,也加重了社会对老年医疗的负担。例如,糖尿病患者经过完善的牙周治疗后,糖化血红蛋白水平可能进一步降低,一定程度上可减少降糖药物的用量,促进病情的稳定。而且,吸烟、精神紧张及糖尿病等全身性疾病作为牙周炎的危险因素,是可以控制的,因此,牙周炎是可以预防和治疗的。只有正确地认识才能使老年人积极主动配合治疗,治疗的效果才能得到长久的维持。

其次,应强调维持口腔卫生的重要性,建立起防重于治的观念。牙周炎作为慢性感染性的疾病,始动因子是细菌。细菌在牙面堆积形成菌斑,清除菌斑最简单、可靠的方法就是正确而有效地刷牙,必须教病人掌握正确的刷牙方法。食物嵌塞严重者应提倡使用牙线或牙间隙刷,以有效地清洁牙齿的邻面,这不仅利于维护牙周组织健康,对根面龋也有很好的预防作用。对行动不便、身体弱的老年人,电动牙刷及漱口水的使用也是有效的方法。

再次,应告诉病人菌斑长时间堆积会钙化形成牙石,牙石必须由医生去除,是刷不掉的。有资料表明,龈上牙石随年龄的增长增加并不明显,但龈下牙石的增加则非常明显。因此,应让老年人知道定期的牙周保健是非常重要的。

对于老年牙周炎的治疗,一般通过龈上洁治、龈下刮治和根面平整,有效地去除菌斑和牙石,基本可以控制感染,必要时,辅以口服用药或牙周袋内的局部用药。但要注意,老年人常伴有全身疾病,且用药复杂,使用口服药必须考虑对全身疾病的影响及与其他药物间的配伍。例如,甲硝唑口服对胃肠道的刺激较大,不宜用于有胃肠道慢性病的病人,对有慢性肝病及肾病的患者用药也需谨慎,建议在牙周病用药时应首先考虑牙周袋内局部用药。目前出现了一些疗效好的局部控释、缓释药物,对患者急性症状的缓解或疗效的维持有较好的作用。此外,尽管老年牙周炎的治疗与中青年患者的治疗原则和方法基本一样,但由于老年多病的特点,老年人的牙周炎一般以非手术治疗为主,即遵循简单有效的原则。手术对老年人并非禁忌,但应主要考虑患者的健康状况是否允许。

同时,还必须强调对中年人牙周的保健和牙周病治疗,据第二次全国口腔健康流行病学调查结果,35～44 岁组人数的全口无牙率以及人均失牙数分别为 0.11% 和 0.88 颗,而 65～74 岁组则分别为 10.50% 和 9.86 颗,分别为中年人的 95 倍和 11 倍。因此,对中年人牙周炎的积极预防和有效治疗,可以改善人群老年阶段的牙周情况,减少失牙,从而提高老年人的生活质量。所以,在中年时期进行牙周健康的保健和牙周病的有效治疗,老年时期牙周炎患病率才能有效地降低。

第二节　龈病

一、牙龈炎

【发病因素】

1. 牙石和菌斑

牙结石的堆积和牙菌斑是老年人发生牙龈炎的主要原因。老年人多有不同程度的牙龈退缩(生理性或病理性),导致根面暴露,加上老年人口腔卫生的维护能力较差,容易形成牙菌斑,堆积牙结石,引起牙龈组织的炎症。老年龈炎患者菌斑中常可检测到福赛氏类杆菌(Bf)、牙龈卟啉单胞菌(Pg)、中间普氏菌(Pi)、伴放线放线杆菌(Aa)等。

2. 食物嵌塞

老年人牙龈生理或病理性的退缩,引起牙齿之间的龈外展隙缺少牙龈乳头的填塞,而直接暴露于口腔环境中,进食时容易导致食物的水平或垂直性嵌塞,老年人牙齿的过度磨损导致接触区的形态和位置异常、边缘嵴低平及充填式牙尖、溢出沟消失等,容易发生垂直式食物嵌塞。嵌入的食物可直接压迫牙龈,也为细菌的生长繁殖提供了良好的环境和营养。这种机械的压迫和细菌定植使牙龈炎的发生成为可能。

3. 不良充填体和修复体

老年人龋齿及牙齿硬组织非龋性疾病的发生率较高,失牙率也较高,因而容易产生不良的修复体和充填体,如充填物悬突,修复体龈缘位置异常,边缘不密合,抛光不够,修复体凸度过大或过小,邻接点形态或位置异常,修复体发育沟及外展隙未恢复等。这些不良的修复体和充填体既能直接刺激牙龈,引起炎症,又能为细菌提供良好的滋生条件。

4. 社会心理因素

一些负面的社会因素和心理因素也容易导致牙龈炎症的发作或加重,如丧偶、孤独和无助、其他不幸事件、精神紧张、长期压抑等。这些因素可增加激素(如肾上腺皮质激素)及免疫介质(如细胞因子、前列腺素等)的释放,从而影响宿主防御系统的功能;也可以通过改变个体的生活方式,如忽略口腔卫生、增加吸烟等,间接引起或加重牙龈组织的炎症。

【临床特点】

多表现为牙龈组织的慢性炎症,严重者可发生急性龈乳头炎。

牙龈出血:多表现为刷牙或进食时出血,少数患者可有早起时唾液中带血。检查见多个牙、多区位的牙龈呈暗红色,边缘稍厚,与牙面不贴合,探诊可有出血。局部刺激因素明显者牙龈可有水肿,质地松软脆弱,缺乏弹性,龈沟液量增多。部分患者可因局部刺激因素持续存在,如不良修复体或充填体等,刺破牙龈炎性内壁,以自发性出血或出血不止就诊。发生急性龈乳头炎时,少数患者可有明显的自发性疼痛和冷热刺激痛,应仔细检查。

【诊断与鉴别诊断】

根据上述症状,不难作出诊断。应与下列疾病鉴别:

1. 牙龈组织的扁平苔藓

扁平苔藓发生于牙龈组织时,牙龈受累及的范围较广,表皮往往呈剥脱性或无皮状损害,充血为暗红色,且常伴有相邻部位或口腔其他部位的白色条纹状损害。局部刺激因素可不明显,常累及附着龈及牙槽黏膜。

2. 牙髓炎

急性龈乳头炎患者有时可有自发痛及冷热痛等类似于牙髓炎的症状,应注意鉴别。龈乳头炎有明显局部刺激因素,牙龈红肿,龈乳头触痛明显。牙髓炎有深龋或者牙体硬组织的其他疾病。

【治疗原则】

1. 去除病因

这是主要的治疗方法。通过龈上洁治术彻底地清除菌斑和牙石,去除不良修复体和充填体,纠正引起食物嵌塞的因素。一般一周左右炎症逐渐消退,牙龈的色、形、质渐渐恢复。

2. 局部药物治疗

炎症明显或急性龈乳头炎的患者,可配合局部药物治疗,去除局部刺激后,碘氧冲洗,龈袋内置碘制剂,或牙周应用缓释、控释药物。另外,抗菌漱口水含漱对炎症消退也有帮助。

一般不需全身用药,处于急性炎症期的体弱患者,可适当给予口服抗生素。

二、牙龈增生

【发病因素】

1. 局部刺激因素

菌斑、牙石等的长期刺激引起牙龈局部的长期慢性炎症,牙龈纤维结缔组织增生,有时甚至形成增生性肿物,如牙龈瘤。老年人常见的另一种局部刺激因素是不良修复体,如活动义齿或固定义齿,长期刺激导致牙龈增生。

2. 药物

老年人的牙龈增生常常与长期服用某些药物有关。下列药物是引起牙龈增生的常见药物(见彩图2)。

苯妥英钠:苯妥英钠(大仑丁)是抗癫痫药,长期服用可引起牙龈纤维组织增生,年轻人较为常见,老年人也可发生。苯妥英钠能刺激成纤维细胞的分裂,使合成胶原和蛋白质的能力增强,同时降低胶原溶解酶的活性。研究表明,牙龈增生的程度与服药剂量、时间,血清、唾液及龈沟液中药物浓度无直接关系,而与牙龈的炎症、年龄关系较大。动物实验研究和人体观察表明,若没有牙石、菌斑等刺激物及牙龈炎症,一般不会发生药物性牙龈增生。

环孢菌素:为免疫抑制剂,常用于器官抑制,如肝、肾、心脏移植术后及某些自身免疫性疾病。服用此药者40%~50%发生牙龈增生。该种牙龈增生与牙龈成纤维细胞产生的细胞外基质增加有关。研究表明,增生的牙龈组织中转化生长因子β（TGF-β）明显升高，此因子能刺激成纤维细胞产生细胞外基质，与创伤愈合和组织再生有关。环孢菌素引起的牙龈增生可能与药物用量、血清药物浓度及局部刺激因素有关。

钙通道阻断剂（Calcium channel blocker）：主要用于治疗心脏病及高血压，如硝苯地平（心痛定、硝苯啶）、非洛地平、苯磺酸氨氯地平、盐酸尼卡地平、尼群地平、地尔硫草等。钙通道阻断剂可以抑制细胞外的钙离子通过心脏和血管平滑肌细胞膜进入细胞内，从而起到扩张血管的作用，但不改变血清中钙离子的浓度。钙通道阻断剂引起的牙龈增生发生率报道不一，6.3%～83%不等。所有的钙通道阻断剂均有报道可引起牙龈增生，其机制可能与改变成纤维细胞胞膜钙的进出通道有关。也有人认为，药物的代谢产物引起牙龈组织中细胞的损伤，导致反应性炎症反应，引起成纤维细胞增殖，分泌过多的胶原沉积，临床上表现为牙龈增生。

另外，某些中成药也可引起牙龈增生，如抑制骨质增生的增生平等。老年人是发生骨质增生的高发人群。

3. 遗传因素

遗传因素引起的牙龈纤维增生在老人中少见。

【临床特点】

1. 增生性龈炎

牙龈组织受到局部刺激因素，如菌斑、牙石、残根、残冠的刺激发生的炎性增生，早期表现以牙龈的炎性肿胀为主，发生于局部刺激因素存在的部位。其主要特点是：牙龈呈深红色或暗红色，松软光亮，探诊易出血，龈缘肥厚，失去正常的生理外形。病程较长的患者，牙龈炎症程度可减轻，颜色变浅，探诊出血减少，龈缘肥大，质地较硬而有弹性。不良修复体引起的牙龈增生表现为修复体部位黏膜单个息肉样增生，常呈叶状，基底宽度与修复体的边缘外形一致，探易出血或不出血，可发生于附着龈甚至牙槽黏膜。

2. 牙龈瘤

是发生在单个牙牙龈部位的炎症反应性瘤样增生物，由长期的局部刺激因素引起。表现为单个牙，多为龈乳头部位的肿块，呈圆形或椭圆形，大小不一，小者直径只有几个毫米，大的可达数厘米，可充血呈暗红色，探易出血；也可有较多纤维结缔组织增生，呈粉红色，质韧不易出血，表面不平，常呈桑葚状，有蒂者呈息肉状。无蒂者，基底宽，肿块有时有分叶，牙齿可有移位。大的肿块还能引起牙槽骨的破坏，X线片示牙槽骨吸收。

3. 药物性牙龈增生

药物性牙龈增生常发生于全口牙龈,以上、下前牙区较重,只发生于有牙区。一般服药开始数月后发生,增生起始于唇颊侧或舌腭侧龈乳头及边缘龈,呈小球状突起,增生的乳头继续扩大,互相靠近或相连,盖住部分牙面,严重时波及附着龈,使牙龈失去正常外形。龈乳头呈小球状或结节状,质地坚韧,略有弹性,呈粉红色。一般不易出血,合并牙周炎时则探诊易出血,伴牙齿移位。严重的增生可达切(合)缘,妨碍咀嚼功能,影响美观和卫生。

【治疗原则】

1. 去除病因

牙龈增生的治疗首先在于去除病因,包括彻底清除菌斑和牙结石,去除不良修复体。口腔卫生宣教,指导患者正确刷牙,停用或改用其他药物。

2. 局部用药

牙龈炎症明显的患者,去除局部刺激因素后用3%双氧水或碘氧冲洗,在龈袋(牙周袋)内置控释或缓释类药物,待炎症减轻后视情况作进一步处理。

3. 手术治疗

经以上治疗,增生性龈炎可好转。药物性牙龈增生早期停药和洁治后可部分消退,但大部分病例尚需手术切除和牙龈成形,必要时对松动明显且移位的患牙予以拔除。手术要在病情稳定后进行,术后注意维护口腔卫生。牙龈瘤因容易复发,应手术彻底切除,在肿块基底部正常组织上作切口,将肿块连同基底部分正常组织一并切除,创面用牙周塞治剂保护1~2周。也可用微波切除。若龈瘤所波及的牙齿松动明显,且手术多次复发,可考虑拔除该牙。

三、牙龈退缩

随着年龄的增长,牙龈常有不同程度的退缩,为生理性牙龈退缩。本节讨论因各种原因导致的病理性牙龈退缩。

【发病因素】

1. 牙周炎

牙周炎是引起老年牙龈退缩的重要原因。牙周炎经彻底的洁刮治及消炎治疗,或者经手术切除牙周袋后,常常出现龈缘向根方移动、牙根面暴露的情况,在老年患者中,因炎症已消退,牙周袋已消除,仅表现为牙龈的退缩。

2. 不正确的刷牙方法

不适当的刷牙方法,包括拉锯式的横刷,刷毛过硬,摩擦剂太粗糙等,均可引起牙龈的退缩。多见于牙弓转弯处及唇向错位的牙,这些牙的牙根向唇颊突出,其表面的牙龈组织容易受到牙刷外力的摩擦而退缩。有研究表明,右手刷牙的人容易在右上下尖牙及双尖牙区引起牙龈退缩及牙颈部的楔形缺损,而左手刷牙的人相同的损坏更易发生在左上下尖牙及双尖牙区。

3. 解剖因素

牙弓转弯处及唇颊向错位的牙,唇颊侧牙槽骨壁较薄,牙龈容易受伤,易发生牙龈退缩。

4. 食物嵌塞

各种原因引起的食物嵌塞,常引起牙间乳头的萎缩。

5. 其他因素

不良修复体、低位卡环、基托边缘直接压迫牙龈等,均可引起相应部位的牙龈退缩。牙齿拔除后可引起相邻牙拔牙间隙侧的牙龈退缩。某些发生在牙龈组织的口腔黏膜病,如扁平苔藓、类天疱疮、单纯疱疹等,也可引起牙龈退缩。

【临床特点】

牙龈退缩可发生于全口牙,也可发生于少数牙或个别牙。表现为牙龈缘向牙根方向移位,严重者可达根尖1/3处;牙根面暴露,患牙的临床牙冠变长。一般无不适症状,也可有牙本质敏感症,牙髓发生逆行性感染时有牙髓炎的症状。牙龈的退缩的发生总是伴随牙槽骨的吸收,X线片表现为牙槽骨的水平吸收。

【治疗原则】

老年人牙龈退缩的治疗效果不理想,主要应消除病因,防止退缩的继续和加重,如改变刷牙方法,纠正不良的修复体,彻底治疗牙周炎等。

老年人牙周组织的再生和修复能力较差,牙周手术如翻瓣术及诱导再生术(GTR)应慎行。

对于美观要求较高的患者,可取模制作假牙龈(义龈)来修复退缩的牙龈。

第三节 牙周炎

一、老年人牙周炎的概况

在20世纪二三十年代以前,牙科医生和患者均不必为老年人的口腔健康状况担忧,因为他们口腔内几乎都没有牙齿了。随着人均寿命的延长和口腔保健措施的加强,越来越多的老年人保存有牙齿。据统计,20世纪60年代,成年人无牙率超过30%;到了80年代,这一数字减少为20%;90年代末,则为12%左右;预计到2018年,成年人无牙率将不会起过2%。

老年人口腔内牙齿保存率的提高,同时意味着患牙周病危险性的提高。老年牙周病的患病率因统计标准和统计者的不一样,统计结果也不一样,从30%到66%不等。但是都有一个共同点:同一作者的结论都反映出老年人牙周炎的患病率和严重性均高于年轻人,牙周炎的患病率随年龄的增加而增加。但这并不意味着牙周炎具有年龄易感性、老化本身可以引起或加重牙周炎等,因为年龄的增加往往伴随疾病的累加。进一步研究发现,老年人的牙周炎可以长期处于一个稳定不变的状态,发展缓慢,治疗效果较好。因此,老年人牙周炎是慢性牙周炎在老年口腔中的表现,由于疾病的累加作用,其患病率和严重性均较高,发展缓慢,破坏性较低,预后良好。

二、老年人牙周炎的发病因素

1. 细菌

细菌是引起牙周炎的主要因素,没有细菌就没有牙周炎,其他因素都是辅助因素,通过细菌因素而起作用。与老年牙周炎关系比较密切的细菌有以下几种:

(1)伴放线放线杆菌(Actinobacillus actinomycetemcomitans,Aa)

Aa菌为革兰氏阴性短杆菌,因常与放线菌共生而得名,微需氧,但也可在厌氧或5%~10%CO_2环境中生长。它是引起侵袭性牙周炎的重要致病菌之一,在老年牙周炎患者的牙周袋中,可以检出高浓度的Aa菌。Aa菌能产生多种毒性因子,致病作用主要包括三个方面:(1)降低宿主抵抗力。Aa菌分泌的白细胞毒素能损伤牙龈和外周血的多形核细胞和单核细胞的细胞膜,导致白细胞死亡,释放溶酶体酶,进一步造成牙周组织的破坏。(2)抑制胶原合成。Aa菌分泌的成纤维细胞抑制因子能够抑制牙周组织中的成纤维细胞合成胶原;Aa菌的胶原酶能够降解牙周组织中的胶原和结缔组织,促进附着丧失。(3)促进骨的吸收。Aa菌含有内毒素及破骨细胞激活因子等,通过膜泡释放出来,促进牙槽骨的破坏,加重牙周附着丧失。

(2)福赛氏类杆菌(Bacteroides forsythus,Bf)

属革兰氏阴性梭形类杆菌,专性厌氧,常在重症牙周炎的龈下菌斑处检出。它能产生多种毒性产物和酶,导致组织的损伤,是重要的牙周致病菌之一。一方面,牙周炎症部位易于检测到该细菌,另一方面,能检测到福赛氏类杆菌的牙周部位,其以后发生附着丧失的危险性大大增加。福赛氏类杆菌是牙周炎的危险因素之一。

(3) 牙龈卟啉单胞菌 (Porphyromonas gingivalis, Pg)

以前称牙龈类杆菌,为革兰氏阴性无芽孢的球杆菌,专性厌氧,最适生长温度为 $35\sim37$ ℃。Pg 是成人慢性牙周炎病变区或活动部位的主要优势菌,而健康龈沟内很少。Pg 能够粘附于颊黏膜、牙周袋上皮及其他细菌表面,并能逃避宿主的先天性免疫系统的破坏,产生大量毒性产物,引起牙周组织的破坏。

(4) 中间普氏菌 (Prevotella intermedia, Pi)

为革兰氏阴性专性厌氧杆菌,能够产生许多与 Pg 相似的毒性因子,如荚膜、纤毛、内毒素、多种酶等,造成牙周组织的破坏。Pi 常与 Pg、Bf 等一起在老年牙周炎的龈下菌斑中检出。

2. 牙石和色素

菌斑钙化即成为牙石,色素则易沉积在菌斑牙石表面,色素的沉积又为菌斑的附着提供更多的场所,二者互相促进,互相影响。老年人的牙齿由于长期暴露于口腔,加上牙龈退缩、牙根暴露等因素,容易沉积牙石和色素。研究表明,口腔中龈下牙石的量随受检者年龄的增长而增加,牙周炎的严重程度则随龈下牙石的增多而加重。牙石和色素一方面可以直接压迫牙龈,对牙周组织造成机械刺激;另一方面,其表面可以形成菌斑,其内部可以吸附大量的细菌毒素及毒性产物,这些菌斑和毒素对牙周组织造成损害。

3. 年龄

衰老本身并不引起牙周炎,牙周炎也不是衰老的自然过程。但老化引起的牙齿及牙周组织的变化可能与牙周炎有关。这些变化主要有:

(1) 牙龈退缩

年龄的增长常常伴有牙龈的退缩,导致牙齿之间龈外展隙的增加。进食时由于咀嚼压力及唇、颊、舌的运动,食物碎块容易被压入邻间隙内,特别是附着龈宽度变窄时,食物滞留于前庭沟,更加容易被压入牙间隙内,引起牙周组织破坏,附着水平丧失。

(2) 咬𬌗面磨损

咬𬌗面的发育沟、边缘嵴等过度磨损失去正常的外形时,食物不易从溢出沟溢出,而被挤进牙间隙内,并且不均匀的磨损还容易形成充填式牙尖,也易将食物压入邻间隙内。

(3)接触点异常

牙齿邻面的过度磨损,使相邻两牙接触点的位置和外形发生改变;邻面龋破坏接触区和边缘嵴;失牙未及时修复,邻牙向间隙侧倾斜,使相邻两牙失去接触;修复体未妥善地修复接触区;牙齿松动,咀嚼时接触点分离,脱离接触。这些因素均可引起食物嵌塞,导致牙周附着水平的丧失。

(4)临床牙冠过长

年龄增长伴随的牙周萎缩导致牙周支持组织高度降低,临床牙冠变得过长,冠根比例失调,使得原本正常的咬合力也易引起牙周组织的损害,加重附着水平的丧失。

(5)骨质疏松

研究表明,老年人的骨质疏松,特别是牙槽骨骨质疏松,与牙周炎无因果关系,至多只存在次要联系。

(6)牙周膜的修复再生能力降低

随着年龄的增长,老年人牙周组织中弹力纤维增多,血管数量、细胞有丝分裂活性以及胶原纤维和粘多糖的合成减少,牙槽骨出现骨质疏松、血管减少及修复功能下降等变化,从而导致牙周组织的再生修复能力降低。同时,由于纤维成分增加,血管、细胞成分减少,炎症时进展往往比较缓慢。

4. 修复体

不良修复体的存在,也可以导致牙周组织的炎症及加重附着丧失。老年人由于牙体的缺损和缺失较多,容易存在不良的修复体和充填体,是老年人牙周疾病的一个重要因素。

5. 根尖周炎

发生尖周炎时,炎性渗出物可以通过牙周膜得以引流,这时,常常形成窄而深的牙周袋,若未能及时治愈尖周炎,则牙周袋及牙周炎症持续存在,最终导致牙槽骨的吸收,牙齿松动。牙髓炎和尖周炎时,髓腔及根管内的刺激物还可通过副根管及侧支根管引起牙周的炎症,尤其是根分叉处的病变。

6. 吸烟

吸烟能使牙面上形成烟斑,有利于菌斑附着,且难以清除。烟草中还含有多种有毒物质,如一氧化碳、尼古丁等。尼古丁能够改变牙龈局部的血液循环,削弱口腔中性粒细胞的趋化和吞噬作用,还能改变与之接触的细胞表面结构,影响成纤维细胞在牙根面的附着。流行病学调查发现,吸烟者牙周病的发病率及严重程度均高于非吸烟者,且治疗效果明显较后者差。

7. 糖尿病及高脂血症

糖代谢及脂代谢障碍是牙周病的危险因素,该种人群牙周病的发病率明显上升,治疗效果普遍较差。目前认为糖尿病与牙周炎是双向关系,糖尿病患者易患牙周炎,可将牙周炎列为糖尿病的第六种并发病;同时,牙周病的革兰氏阴性厌氧菌感染,使糖尿病控制复杂化,控制牙周感染是获得长期控制糖尿病的基本点。

8. 精神因素

精神紧张、不幸事件、长期压抑等,均可影响牙周的状态,使患者易发牙周炎。

三、老年人牙周病的临床特点

(一)慢性牙周炎

【临床特点】

老年人牙周炎大多表现为慢性牙周炎,进展缓慢,牙周袋浅,但牙周附着丧失较重,牙齿松动程度重。

牙面常有大量牙石、菌斑堆积,或其他明显的局部诱发因素。牙龈炎症明显,如牙龈出血,常为患者就诊的主要原因。表现为咬硬物后出血及刷牙出血,少数患者可表现为自发性出血,如晨起时唾液中带血,严重者可出血不止,有活动性出血。牙龈常呈暗红色,边缘较圆钝,质地松软,缺乏弹性,与牙面不紧贴。患者常伴有较明显的牙龈退缩。因而,牙周袋多为中等深度以内,极少数患者可达 6 mm 以上,但附着水平的丧失程度则较牙周袋严重得多。患者牙槽骨多发生水平式吸收,牙周袋常为骨上袋,少数患者可有骨下袋。患牙常有Ⅱ°~Ⅲ°松动。可有牙本质过敏的症状,牙髓组织发生病变时则有牙髓炎症状。病变易累及多根牙的根分叉处。少数全身状况较差的患者易出现牙周组织的急性炎症,如牙周脓肿、多发性龈脓肿等,表现为牙周局灶性脓肿,可有低热、血象升高等。

【治疗原则】

老年牙周炎患者的治疗目标主要是去除局部刺激因素,消除炎症及牙周袋,保存患牙,维持功能。

1. 卫生宣教

向患者仔细讲明菌斑的危害及如何发现和清除。教会患者选用合适的清洁工具,指导和宣教刷牙方法及使用牙线、牙间刷、牙签等。

2. 基础治疗

彻底清除牙石和菌斑,进行仔细的龈上洁治及龈下刮治,以去除牙面上的刺激物。但老年患者口腔卫生的自理能力常较差,需要患者定期复诊,每次就诊时,医护人员检查和记录菌斑的情况要反馈给患者,并帮助患者清除菌斑、软垢和牙石。必要时需进行调𬌗治疗。

3. 药物治疗

对一些炎症较重、肉芽组织增生的牙周袋,在刮治后可用药物处理袋壁,如碘制剂等,具有消炎、收敛作用;也可使用一些缓释剂型,如甲硝唑、四环素药膜或缓释凝胶等,具有局部杀菌作用。对急性发作者,可佐以全身服用抗生素治疗。

4. 手术治疗

老年人牙周手术如翻瓣、GTR 手术应慎重,一般不予采用,对于深牙周袋,可在局麻下行袋内壁深刮术,以彻底清除结石及肉芽,消除炎症。

咬𬌗平衡的建立,可通过调𬌗、松动牙的结扎固定、牙周夹板等方法,让患牙消除创伤而得以稳固,改善咀嚼功能。对于有深牙周袋、过度松动的患牙,确定已无保留价值时,应考虑尽早拔除,以利于炎症的消除及邻牙的治疗。

5. 维护治疗

经过上述治疗,使急性炎症得以控制,老年牙周炎可以长期处于一个相对稳定的状态。即使在活动期,其破坏性及进展速度也较年轻患者慢得多,因而预后较好,经过适当的治疗,可长期稳定不变。定期复查是保持长期疗效的关键,老年人由于自我保健的意识和能力都较差,定期复查就显得更为重要,可三个月至半年复查一次。复查内容包括牙石菌斑控制情况,牙龈炎症、牙周袋深度及牙槽骨、根分叉、修复体情况等,并作相应治疗。

6. 老年牙周炎预防

主要是有效地维持口腔卫生,控制菌斑,如饭后及时漱口刷牙,或者使用牙线及牙间刷清洁牙齿。老年人因为牙龈退缩易聚集菌斑,这些措施就更加重要和有效。对于刷牙有困难的老人,可以使用一些抗生素漱口水,但容易引起味觉改变及牙面着色,因此应在医生的指导下进行。

(二)根分叉病变

牙周炎的病变波及多根牙的根分叉区,称为根分叉病变(furcation involvement)。根分叉病变是老年人慢性牙周炎的一种常见的临床表现

【发病因素】

1. 牙周炎症的结果

根分叉病变主要由牙周炎发展而来,是牙周炎发展过程的一个阶段。牙周炎累及到根分叉区,使根分叉暴露后,该处的菌斑难以控制,结石难以清除,使病变加速加重发展,表现出根分叉病变的特点。

2. 解剖因素

(1)根分叉处至釉牙骨质界的距离,即牙根尚未分开的部分,又叫根柱。该距离越短,越易发生根分叉病变;距离较长者,则不易发生根分叉病变,但一旦发生,则疗效较差。第一磨牙的根柱一般大于第二、三磨牙。

(2)牙颈部的釉质突起:许多牙齿颈部有釉质突起,有的多根牙颈部的釉突较长,伸进根分叉区,甚至达到根分叉顶部。该处无牙周膜附着,仅有结合上皮,牙龈有炎症时易形成牙周袋,引起根分叉病变。

(3)磨牙髓室底的副根管:磨牙牙髓的感染和炎症可以通过副根管扩散到根分叉区,引起该处的骨吸收和牙周袋。

3. 年龄因素

老年人常有牙龈退缩,致根分叉暴露,细菌和牙石进入根分叉区,清除困难,加重根分叉区的病变。

4. 其他因素

(1)髓室底穿孔:由于严重的龋坏或牙髓治疗过程中意外导致的髓室底穿孔,均可导致根分叉处的炎症,进而引起根分叉下牙槽骨的吸收,出现根分叉病变的表现,如龈沟溢脓、长期龈炎症等,严重者需拔牙。

(2)𬌗力:根分叉区是𬌗力敏感部位,𬌗创伤能够加重该处的炎症。

(3)其他一些引起牙周炎的因素也常常与根分叉病变有关,如吸烟者常较不吸烟者有更多和更严重的根分叉病变等。

【临床特点】

正常情况下从龈沟内探不到根分叉,只有在牙周破坏波及根分叉区,破坏了其间的牙槽骨间隔时才可探及。根据探诊和 X 线片检查,Glickman 将根分叉病变分成四度。

Ⅰ度:早期病变,骨质吸收轻微,可探及根分叉外形,但 X 线片上无改变。

Ⅱ度:根分叉下有骨质吸收,未穿通根分叉,探针可探入但不能通过。X 线片示根分叉牙周膜增宽,骨密度降低。

Ⅲ度:根分叉区骨质全部吸收,探针可通过根分叉区,但表面仍被牙龈覆盖。X线片示骨质透射区。

Ⅳ度:根间骨隔完全破坏,牙龈退缩使根分叉区完全开放能够直视。X片显示同Ⅲ度病变。

以上不同程度的病变均可在老年患者中见到,但以Ⅲ、Ⅳ度病变常见。此时,易发生根分叉部位的根面龋,患者常对温度敏感,甚至有牙髓炎症状。牙龈探诊易出血,有时出现牙周袋溢脓。临床检查较X线片所示要严重一些。

【治疗原则】

老年人根分叉病变的治疗目的有二:(1)清除根面牙石、菌斑;(2)形成一个有利于患者控制菌斑和长期保持疗效的局部环境。

对Ⅰ度根分叉病变,一般仅作龈下刮治即可。

Ⅱ度和Ⅲ度根分叉病变,若附着龈宽度足够,可在龈下刮治的基础上行牙龈切除术,以消除牙周袋。但该手术易引起附着龈过窄,应慎用。若附着龈较窄,则可行根向瓣复位术,使牙周袋变浅,根分叉充分暴露。老年患者牙周组织的再生能力较差,不宜作GTR手术。

Ⅳ度根分叉病变,做彻底的龈下刮治术,使牙周袋变浅,指导患者正确的口腔卫生措施,控制根分叉区的菌斑形成,使病变稳定静止。对于一些牙周破坏严重的牙根,可行截根术或分根术、半牙切除术等,不宜保留的患牙则应拔除。

(三)牙松动的保存治疗

因老年人牙周炎,牙松动治疗更加复杂,加上老年人的心理和生理均有其自身的特点,如对拔牙抵触、追求短期疗效等,可根据患者的不同情况,确定拔牙适应证。对Ⅱ度松动和部分Ⅲ度松动的牙,均可考虑在炎症得以控制的基础上,对患牙进行保存治疗。必要时可采用牙周夹板将松动的患牙连接,并固定在健康稳固的邻牙上,形成一个咀嚼群体。对松牙进行固定,便于行使正常的咀嚼功能,使松动牙得以保存。

松动牙只有在妨碍咀嚼,并有不适时才需要固定。如松动牙能够咀嚼且无不适,说明已具备代偿和适应能力,能够在目前的状态下行使相对正常的咀嚼功能,是不需要进行固定的。

1. 调𬌗

调磨创伤性牙尖或边缘嵴,消除早接触点,以解决个别或少数牙的负担过重的问题,使𬌗力均匀分布,维持牙周组织的健康。对于一些因不均匀磨损导致的过高牙尖边缘嵴以及充填式牙尖、过度磨损的𬌗面及溢出沟、外展隙等导致的食物嵌塞,均可通过调磨得到解决。

在调𬌗之前,应先控制炎症,如果炎症与创伤𬌗都很明显,则消炎与调𬌗可同时进行。明确了部位才能进行调𬌗,先作正中𬌗检查,再作前伸或侧向运动检查。调𬌗时应注意保持正中𬌗的咬𬌗支持点,防止破坏咬𬌗的稳定性及降低𬌗高度。

2. 牙周夹板

(1) 牙周夹板的要求

制作与使用简便,尽量少切割牙体组织;固位力强,固位效果好,能够抵御各个方向的外力;对口腔软硬组织无不良刺激;美观舒适,容易清洁。

(2) 牙周夹板的设计原则

夹板内必须包括较稳固的牙齿,夹板内牙齿的数目应使上下颌牙承担的𬌗力接近平衡,防止造成对颌牙的损伤;夹板应与牙冠密切接触,戴上夹板后,松牙应无动度;夹板最好设计成弧形,本身具有一定刚度,以利于力的传递和分散𬌗力,减轻夹板内牙的负荷。

(3) 牙周夹板的类型

①暂时性牙周夹板

利用细的不锈钢结扎丝或尼龙丝将患牙结扎在一起,并固定于健康的邻牙上,其上可覆盖EB复合树脂或光敏复合树脂,使松动牙得到暂时固定。

②永久性牙周夹板

是通过可摘式或固定式修复体制成的夹板,耐用,可长期保存,用于多数牙,特别是前后牙均有松动的情况,有缺牙时可同时修复。

永久性夹板的适应证,经过暂时固定,疗效好者;牙周病患牙炎症基本消退或控制,需长期松牙固定者;部分牙列缺损,修复同时需要固定松动牙者。

永久性夹板有可摘式、固定可摘式和固定式三种类型。可摘式永久夹板固定,是依靠多组卡环或铸造连续卡环等固定松牙,可自行取戴,易于清洗清洁。固定可摘式夹板是固定夹板与可摘式夹板的联合使用。用联冠、套筒冠、弓杆连接等方法,将牙弓上连续或孤立的牙齿连接固定在一起,形成多基牙,作为可摘式夹板支持和固定的基础。固定部分固定在基牙上,可摘部分患者可自行摘戴。固定式永久夹板则采用全冠、部分冠或嵌体等作为固位体,将患牙与稳固牙连成一个整体,达到固位的目的,如有缺牙,则做成桥体。

3. 套筒冠

老年牙周病患者在拔除松动牙并经过牙周综合治疗后,可以通过套筒冠在保留多数松动牙的前提下修复缺牙形成新型的"多根巨牙",既增进了咀嚼功能,又因殆力分散、负荷减轻而提高了牙周病的治疗效果。这样既满足了患者不愿拔牙的要求,又发挥了牙周组织代偿性生理功能,提高了老年患者的生活质量。与牙周夹板相比,套筒冠具有美观、舒适、异物感小、摘戴方便、对味觉及发音的影响程度小等优点(见彩图14~16)。

套筒冠固位体对基牙条件的要求较低,可以保留以往认为难以保留、比较严重的患牙,消除了老年患者对拔牙疼痛的恐惧心理,保留了牙周膜的感受器和本体反应的传导途径,具有真牙感,提高了咀嚼效果。临床证明,老年牙周病患者的患牙,特别是牙周组织面积缩小的较多患者,选用套筒冠固位体时,可使基牙承受的殆力减至最低程度。国内学者用电测法比较了卡环与套筒冠对基牙的作用力,证明了套筒冠对基牙的作用力更接近生理分布的特点。老年人牙周病伴牙列缺损可使牙槽骨吸收,牙齿松动,牙齿冠根比例改变,牙齿支持组织面积缩小,承受殆力能力下降,咀嚼时会进一步引起牙周组织创伤。利用套筒冠义齿修复,通过牙体制备调整患牙的冠根比例,对伸长牙、倾斜的患牙进行纠正,同时改变了牙齿转动中心,有效地限制了牙齿的摇动度。另外,其内、外冠之间有一定间隙,当义齿受力下沉时,内、外冠之间接触,基牙开始受力时已有不少殆力被黏膜分散,减轻了传递到基牙的殆力,可起缓冲作用。不受力时,内、外冠之间恢复空隙,牙周组织得到休息,阻止创伤—牙周组织吸收—牙松动—再创伤的恶性循环。控制牙周菌斑是牙周病综合治疗后巩固治疗效果的关键因素之一。套筒冠内冠与基牙粘固密合,金属内冠颈缘位于龈下,内冠表面高度磨光,修复体可自行摘戴,有利于患者余留牙的清洁,避免菌斑的形成,防止牙周炎的复发。套筒冠义齿完成后,进行口腔卫生宣教、定期复诊、及时治疗,是使老年患者口腔组织恢复健康,延长患牙寿命,提高修复体成功率的必要条件。

值得注意的是,牙周病的疗程较长,一般为2~3月,且需长期坚持多次复诊。因此,必须在初诊时耐心细致地与患者进行交流,使患者充分理解治疗的目的和意义,并了解全身状况和用药情况,在进行全面细致的口腔检查的同时,还要了解患者的经济承担能力和情绪状态,因人而异,因病而异,切实可行地制定治疗方案。年龄大、身体欠佳者,牙周治疗以解除疼痛或出血,并维持牙齿功能为原则,若患者的全身疾病未控制,则必须先解决全身的问题,以局部消除急性炎症,解决疼痛为主,配合全身的治疗。即使全身情况稳定,可进行常规的牙周治疗,还要充分考虑预防性使用抗生素、镇静剂,以及刮治手术中使用麻药的问题,必要时应与内科医生协商或协作。例如,高血压患者服用心痛定导致严重的药物性牙龈增生,而需停药或换药的问题;或者由于药物作用导致机体出凝血异常而致自发出血等问题。当然,内科医师也应该注意到在给患者开可能致牙龈增生或增加出血易感性的药物时,应提醒患者先行或尽早寻求牙周治疗,从而避免可能并发的口腔疾病。

(陈宏柏、程晓华)

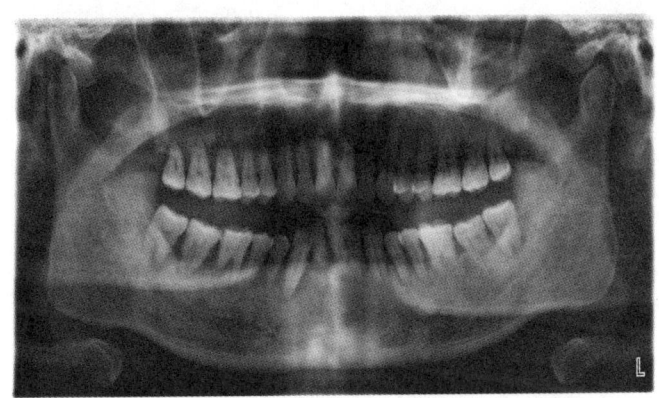

图 6-1 全口牙齿多数牙槽骨吸收 Ⅱ°～Ⅲ°

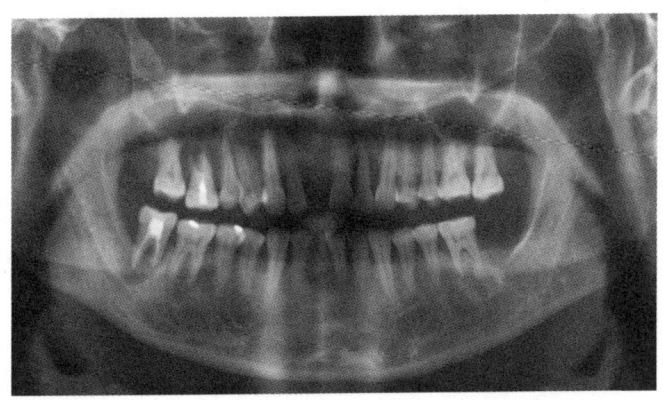

图 6-2 全口牙槽骨吸收 Ⅱ°～Ⅲ°,右上 1 和右下 1 缺失

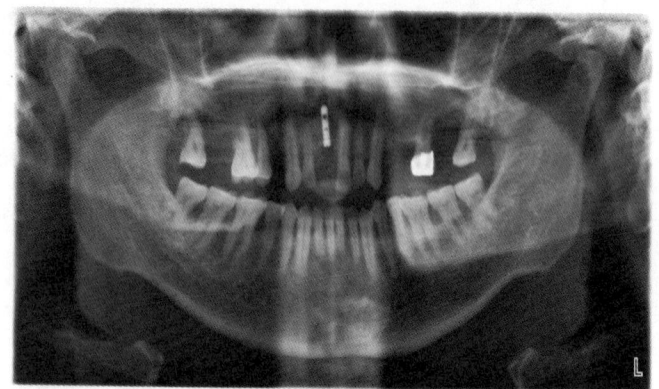

图6-3 全口牙槽骨吸收Ⅱ°~Ⅲ°,牙周病导致上颌缺失6颗牙

第七章 口腔黏膜疾病

本书叙述的口腔黏膜疾病，主要是老年人易患多发的一类疾病，这类疾病既与老年的口腔生理衰老有关，又与老年人的全身系统疾病有关。

第一节 老年人口干症

在第三章第四节中，我们详细地描述了唾液分泌的神经支配和唾液分泌的过程，凡是全身性疾病或是口腔局部疾病影响到唾液的神经调节或破坏了涎腺的正常分泌过程，都会导致口干症。即使是健康的老人，随着年龄的增加，涎腺的老年性改变也会影响到唾液的分泌，使唾液的质与量发生改变。不过，这种改变不足以影响老年人的正常生理活动，只是在剧烈运动、进食或睡眠后才感觉到唾液分泌的量不足，会出现口干、进食梗阻等。

一、系统性疾病引起的老年人口干症

许多系统性疾病可引起口干症，如发热性疾病（结核病、风湿病、放线菌病）、贫血、维生素缺乏、代谢病及肾病等。

(一)发热性疾病引起的口干症

慢性发热性疾病因为引起了体液的丢失，失水过多，使体内晶体渗透压升高，细胞内水向外流至组织间液致细胞失水，唾液减少，引起口渴反射。另外，血液渗透压升高，流经下丘脑视前区，外渗透压觉感受器的兴奋传至大脑皮质，也会引起口渴感。因此，这类口干病人想喝水，通过喝水缓解口干。

(二)糖尿病引起的口干症

糖尿病分为胰岛素依赖型和非胰岛素依赖型，无论哪一型糖尿病病人，大部分均有三多一少的症状，即多饮（口渴）、多食、多尿、体重减轻。由于血糖升

高,糖利用障碍出现尿糖,尿中的渗透压增多而肾小管内水回吸收减少,尿量常增多,病者尿意频频,多者一日可达 20 余次,夜间多次起床,影响睡眠。而且不仅每次尿多,一日总量常在 2～3 升以上,偶可达十余升。由于多尿失水,引起渴觉反射,病人感烦渴,喝水量及次数增多与血糖浓度及尿量成正比。

病人口腔黏膜呈潮红、干燥,失去光泽和柔润度,牙龈充血水肿,唇红部可发生浅皲裂、脱屑,舌黏膜丝状乳头萎缩,菌状乳头肥大,舌体稍胖大,舌边缘有牙印迹,时有刺痛感。

(三) 尿毒症引起的口干症

尿毒症为急性、慢性肾功能衰竭造成氮质血症,引起全身各系统性疾病,使各系统的生理功能受到破坏。由于涎腺分泌功能受到影响而使分泌量减少,使唾液黏稠而时时感到口腔干涩、口渴。另一方面,由于尿毒症时常出现代偿性利尿,加之食欲不振、恶心呕吐、腹泻等症状常引起失水,因而引起口渴。尿毒症病人的口腔黏膜易发生溃疡及牙龈红肿。

(四) 甲状腺功能亢进和甲状旁腺功能亢进引起的口干症

大量的甲状腺激素有利尿、排钾作用,钠的潴留使晶体渗透压升高,故而引起口渴。另外,病人畏热,皮肤温暖多汗,导致机体排出水量增加,可引起口渴感。

由于甲状旁腺激素分泌增多,使近曲管重吸收磷酸根受抑制,导致磷酸根从尿中排出增多,引起多尿,随之产生口渴、多饮症状。

(五) 多尿性疾病引起的口干症

1. 原发性醛固酮增多症

本症常见症状之一是多尿、夜尿、烦渴,主要是由于肾上腺皮质分泌醛固酮增多,使血钠增多,刺激下视丘渴觉中枢而引起口渴,多饮而引起多尿。

2. 肾小管性酸中毒(Ⅰ型)

可见于任何年龄的病人,以 20～40 岁间较多。因远端肾小管有缺陷,H^+离子滞留,引起酸中毒,加上 Cl^- 排泄减少,肾小管重吸收 NaCl 增多,Na^+-K^+ 离子交换增多,使 K^+ 大量丧失,致低钾血症、高氯血症性酸中毒,临床上出现多尿、口渴等症状。

【治疗原则】

对于这类口干症老年人,要仔细询问病史,查找病因,针对系统性疾病进行治疗。

二、涎腺局部疾病引起的口干症

(一)舍格伦综合征(Sjogren Syndrome,SS)

这是一种自身免疫性疾病,于 1933 年 sjogren 首先报道,其特征为干性角膜炎、口干,并伴有全身性结缔组织病,主要是类风湿性关节炎。若 SS 主要累及外分泌腺,仅引起口干、眼干二症者称为原发性 SS;若同时累及全身结缔组织,为继发性 SS。

【病因】

该病病因尚不明确,多数研究者认为患者免疫系统先天异常,如 T_h 细胞功能亢进或 T 抑制细胞功能低下,或易受病毒(EB 病毒和巨细胞病毒)、化学药物等因素破坏,使黏膜外分泌腺组织发生抗原性改变,从而导致自身免疫性疾病。

【临床特点】

本病可发生于中老年,以 50 岁以上者多见,90% 为女性,临床上原发性 SS 与继发性 SS 有不同的表现,两者比较见表 7-1。

表 7-1 原发性 SS 与继发性 SS 的比较

部位	原发性	继发性
口腔	口干十分严重	口干
眼	眼干	眼干
结缔组织病变	无	常见
复发性涎腺炎	常见	少见
腺体外症状	常见	少见
淋巴细胞浸润	有	较少
HLA	HLA-DR$_3$ HLA-DQ$_1$ HLA-DQ$_2$	HLA-DR$_4$ HLA-BW$_{44}$
B 细胞抗原	I_a-715	I_a-350
Anti-ss-B 抗核抗体	54%~73%	2%~6%
类风湿性关节炎(沉淀素 RAP)	5%	76%
涎腺导管抗体	10%~36%	67%~75%

原发性 SS 为一种淋巴上皮病变,只局限于泪腺及涎腺,无明显的结缔组织病,常有以下症状:①口干、口渴不思饮。饮水的目的是缓解口干带来的口腔不适。口腔黏膜干燥、皱缩,粘口镜,舌运动不灵活,舌乳头萎缩、光滑,唇颊黏膜潮红、裂口,常伴有口腔黏膜的灼痛。多发性龋病,可见患者口腔内的余留牙颈部发黑,残根、残冠较多,均呈黑色。另外,三大唾液腺的单侧或双侧同时受累,肿大或不肿大,呈慢性化脓性感染。②眼干。眼干涩、无泪或泪极少,有异物感,结合膜充血,畏光,眼分泌物多,可以施墨(schirmer)试验检查泪液的分泌异常。③鼻干、咽喉干燥、吞食困难。干性饮食往往需伴水而下,患者声音沙哑。④少量患者伴有类风湿性关节炎。

继发性 SS 由三个病症组成,即口干、眼干、结缔组织病。其中类风湿性关节炎最常见,其他如红斑狼疮、多发性肌炎、血管炎(结节性多动脉炎)、硬皮病及原发性胆汁慢性肝间质炎均可与之并发。

【临床检查】

1. 唇腺活检

因凡是唾液腺均可受累,故切取唇腺检查既方便又可反映整个唾液腺的病理改变,镜下见腺体内淋巴细胞及组织细胞的增生浸润,病变从小叶中心开始。早期浸润于腺泡间,将腺泡分开,腺泡破坏、消失,被密集的淋巴细胞所取代,有时形成淋巴滤泡。病变严重时,小叶内腺泡全部消失,而为淋巴细胞和组织细胞,但小叶外形轮廓清楚。腺小叶内缺乏纤维组织修复,小叶内导管上皮增生,形成实质性上皮团块,称为上皮岛。

唇腺活检定级标准(Chisholir 和 Mason,1968),根据导管周围淋巴细胞的浸润程度分为 5 级,即 0 级:无淋巴细胞浸润;1 级:轻度浸润;2 级:中度浸润(未成灶);3 级:一个灶(一个灶是 50 个以上的淋巴组织细胞);4 级:一个以上的灶。

郑麟蕃提出Ⅰ°～Ⅲ°的唇腺定级标准,此标准切合实际,便于应用。Ⅰ°:腺泡间浸润(无灶性浸润);Ⅱ°:灶性浸润;Ⅲ°:全小叶腺泡破坏,被淋巴细胞、组织细胞取代。

2. 腮腺造影

主要表现为排空功能差。其影像改变与慢性腮腺炎相似。根据 Rubin 等分类标准,吉野谷等修改为 5 期,即 0 期:正常;Ⅰ期:针尖状;Ⅱ期:球状;Ⅲ期:空腔状;Ⅳ期:破坏性。

3. 唾液流量测定

测定刺激型腮腺唾液的流量,低于正常人的流量[(0.32±0.17) mL/min]。用特制导管(如 Stenson 管)直接插入涎腺导管口内,以 2%枸橼酸刺激舌边缘,每分钟 3 次,收集唾液,测定流率(mL/min)。

4. 泪液流量测定

用施墨(schirmer)试验测定法。即用 0.5 cm×5 cm 无毒滤纸,并各在一端的 2 mm 弯摺,以便能分别置于左、右下眼睑结膜囊内的正中位置而不致脱落,测 5 分钟后取出,分别测量滤纸被泪液浸润的长度(湿长度)。正常时湿长度为 2 cm,患者的湿长度常常低于 5 mm,甚至完全干燥。

【诊断】

根据典型的临床特征加以实验室检查方可确诊。如仅表现为口干、眼干,加上唇腺检查所见的腺体破坏,可诊断为原发性 SS。除上述表现外,还伴有类风湿性关节炎等全身结缔组织病,可诊断为继发性 SS。

【鉴别诊断】

应与全身疾病引起的口干症加以区别。全身疾病引起口干通过饮水可以止渴,而此种疾病口干而不思饮,饮水不止渴,且口腔内易发生多发性的猛性龋坏。

【治疗】

本病无有效治疗方法,但下面几种方法可供不同病情下选用。

(1)免疫抑制剂治疗:如细胞毒性药物(环磷酰胺)、肾上腺皮质激素(强的松)、中药免疫抑制剂(雷公藤)。

(2)细胞免疫增强剂的应用:因本病的起因为 T_h 缺陷,因此可用胸腺素、左旋咪唑等。

(3)抗菌素的全身应用或局部腮腺冲洗:对于急性期或慢性急性发作期均可选用。

(4)促进唾液分泌:对于病变早期的患者,可选用 1%毛果芸香碱 12～16 mL,加蒸馏水 200 mL,每次 10 mL,在饭前半小时服下。

(5)局部对症治疗:口含 1%～2%枸橼酸或维生素 C,刺激涎腺分泌唾液。可口含人工唾液,以缓解口腔干燥症状。也可用 2%甲基纤维素钠含漱,用 1%甲基纤维素与氯霉素、链霉素合剂滴眼。

(6)中医药:以养阴清肺、生津润燥、补阴养精、养阴生津、清利湿热等方剂,进行全身调理治疗。

(二)米库利奇病(Mikulicz disease)

由 Mikulicz 于 1888 年首先报道,是指泪腺、腮腺、颌下腺双侧肿大的病症。1952 年 Godwin 命名为良性淋巴上皮病变(benign lymphoepithelial lesion)。米库利奇病和舍格伦综合征的基本病理变化和涎腺造影所见基本一致,在临床上往往难以区别,故目前认为此病是舍格伦综合征的同病异型。以往称这一组病为米—舍综合征,现国内教科书上趋向于将此两种疾病统称为良性淋巴上皮病。

【病因】

本病病因仍不十分清楚。近年证实本病属自身免疫病,认为是细胞免疫介导所致,推测是 T_h 功能过度及 T_s 细胞功能降低,激活了 EB 病毒,使其改变了腺细胞表面的抗原而产生的免疫反应。

【口腔症状】

本病多发生于中年女性,老年人也可见,表现为无症状性涎腺肿大,早期可单侧性,但大多数为两侧性。有时颌下腺、泪腺均可累及,腺体反复的细菌感染使唾液的流率降低,腺体进一步增大及变坚实;有时可致结节性肿块,临床上常有局部不适、疼痛、口干。

【诊断】

因此病与舍格伦综合征在临床表现和病理特点上十分相似,作为笼统的诊断可统一在良性淋巴上皮病这一病名下。如作为分类诊断,建议:①只有涎腺肿大作为唯一表现而无其他症状者,则可称为米库利奇病;②如有眼部和涎腺方面的症状,如眼干、口干,而无类风湿性关节炎和其他结缔组织疾病者,称为原发性舍格伦综合征;③如果有涎腺肿大并口干、干燥性角膜结膜炎及类风湿性关节炎或其他结缔组织疾病者,则称为继发性舍格林综合征。目前多数学者的倾向性观点是将上述三种病变看成是同一疾病、不同病程的临床表现。

【治疗】

同舍格伦综合征。

三、老年人继发性口干症

以往的观点认为,人到老年,口干是不可避免的,把口干归为老年性的结果。但通过动物实验研究表明,老年鼠和幼年鼠的唾液流率并无明显差别。对相对健康长寿老人的调查也发现这些人并无必然的口干症状。因此,现在的观点认为,健康老年人唾液的流率及分泌的物质改变不明显,那些发生口干的老年人绝大多数是因为全身疾病或体弱,或长期因病服药所致,也有的是因为内分泌失调或精神因素所致。这里仅对继发性原因导致老年人的口干症进行讨论。

(一)药物所致口干症

唾液的分泌受到乙酰胆碱能神经及肾上腺能神经支配,即由自主神经系统调控平衡,维持正常的唾液分泌和生理功能。许多药物是拟胆碱药(副交感神经兴奋药)或拟肾上腺素药(交感神经兴奋药)。据统计,至少有250种药物有口干副作用,主要是"M"胆碱受体与"N"胆碱受体阻断药,以及交感神经抑制药(α受体阻断药、β受体阻断药)。许多药已成为老年家庭习惯用药,其中有的在药典上说明有口干副作用,而有的并没有注明有口干副作用。据统计,每位老年人平均约要服4种药,大约有一半老人使用一种以上有口干副作用的药品,这些药品有抗高血压药、抗帕金森药、抗惊厥药、抗组织胺药、抗忧郁药等。

临床上常用的药物有:莨菪碱、盐酸苯那辛(胃爱康)、溴化甲基阿托品、溴本辛、氢溴酸山莨菪碱、止痛药等抗胆碱类及心得安、心得静、氨酰心安等交感神经抑制药。其他类药物有抗生素、抗肿瘤药、抗代谢药,均可通过一定的机制引起口干症。

【临床症状】

此类病人的口干症状是新出现的,往往伴有全身性疾病而长期服用某种药物。因此,此类老年人往往全身健康状况较差。

【防治】

当确诊为药物性口干后,建议患者找内科医生更换一种药物或暂停一段时间,并给予恢复性的治疗,以促进唾液功能的恢复。

(二)精神因素引起的口干症

精神因素,如焦虑、紧张、情绪压抑、忧郁、恐惧等均可引起口干。其机理有以下几个方面:①紧张使肾上腺髓质发生邻苯二酚胺降解,使流入腺体的血液减少,影响唾液的流速;②精神压抑、忧郁等应激情况下,味觉功能常发生减退,使腺体运动神经活性降低,唾液分泌量减少;③通过乙酰胆碱阻断"M"神经引起口干。

【临床症状】

这类老年人的口干往往是突发性的,时间较短,而且以前有过类似发作情况,询问病史有明显的精神因素。

【治疗】

心理安慰治疗为首选,其次适当服用镇静药物,并给予口腔含片,最好带酸性,能刺激唾液分泌。经过适当治疗可迅速恢复正常功能。

(三)内分泌失调引起的口干症

尽管内分泌不能调控唾液的分泌,但在临床上往往可以见到女性绝经期后出现口干症,男性在更年期或更年期后出现口干舌燥的症状。这可能是由于内分泌紊乱或变化反馈至皮层下中枢引起功能紊乱与植物神经功能失调所致。

1. 绝经期综合征

妇女在45～55岁自然绝经期或之后,或手术切除两侧卵巢后,或人工绝经(放射治疗)后发生的植物神经功能失调综合征,其中约部分妇女可出现口咽部干燥、灼痛、口渴及异物感。除此之外,还有神经精神系统症状,如关节痛、心血管症状、皮肤红斑、神经性皮炎及某些代谢紊乱等症状。

2. 男性更年期综合征

男性在51～64岁由于雄性激素分泌降低,可出现与女性绝经期综合征相似的表现,不过其降低是逐渐的,不如女性那样明显。但神经官能症、情绪激动、头痛、睡眠失常、性欲减退、感觉异常和口渴多饮等症状较常见。

【治疗】

(1)心理治疗:讲明口干的原因不是疾病所致,而是由于内分泌的改变而引起,让病人放下思想包袱。

(2)饮食调节:多吃半流质食品,多进食富含维生素、清淡、不油腻的食品。

四、放射性口干症

放射性口干症(radiation dry mouth)是由于放射性电离辐射引起的涎腺腺泡及导管损害,使涎腺失去分泌和排出唾液功能而导致的口干症状。

【病因】

放射性(包括X线、镭射线、同位素射线、中子射线等)对机体辐射引起组织细胞和器官的一系列反应与损害,例如蛋白质、酶等高分子有机化合物发生化学键断裂、结构破坏、分子变性，产生大量具有强氧化能力的超氧自由基，破坏细胞正常代谢，引起坏死。当口腔及颜面部患了恶性肿瘤进行放疗后，口腔黏膜及皮肤、肌肉均会不同程度地受到损伤，尤其是颜面的外分泌腺对放射性的破坏较敏感。口腔的唾液腺受累最常见，破坏最重，且损害不可逆，往往导致腺泡破坏，导管上皮肿胀、变性，小管阻塞，使分泌和排泄功能完全丧失，最终导致腺体萎缩。

【临床表现】

损害程度的轻重因射线源、辐射剂量、曝光时间、照射方法以及个体耐受差异不同而异，放射性照射后短时间内的口干症称"急性损伤"，照射后 2 年以上出现的症状称"慢性损伤"。

1. 急性损伤

一般在 20 Gy 照射后涎腺组织即发生水肿，腺泡肿胀，毛细血管扩管，纤维渗出，闰管上皮肿胀变性；50～70 Gy 及以上剂量照射后，唾液腺萎缩，口腔干燥，黏膜疼痛，味觉障碍，舌灼痛。这些症状常常不可逆。

2. 慢性损伤

放射治疗 2 年后，大部分患者的口腔几乎无唾液，口干是影响患者生活质量的一个主要症状。口腔黏膜相互粘着，张口都感觉困难。口腔内余留牙无一幸免地发生广泛性急性龋坏，称为猛性龋。舌背也因乳头萎缩而光亮发红，常合并有白色念珠菌感染，呈慢性假膜性念珠菌口炎的特征，多合并有白色念珠菌性口角炎、唇炎。

【诊断】

特殊人群，包括接受头面部放射线治疗患者和长期从事放射性工作而又无良好安全防护措施的人员，接受射线后短期内或较长时间后口腔干燥，无唾液，且伴有口腔黏膜的水肿、充血、糜烂。

【治疗】

对症治疗为主，如缓解口腔干燥的人工唾液疗法，针对白色念珠菌感染的抗霉治疗。对口腔黏膜的糜烂疼痛、水肿，可含消炎止痛的含片或漱口水。对于慢性涎腺的损伤，能提高病人生活质量的治疗方案只有人工唾液的含服。

人工唾液，是指根据唾液的主要成分和功能，通过人工合成的混合性液体。人工唾液分为广义性和狭义性。广义性的人工唾液主要用于唾液功能失调者的替代疗法，以替代天然唾液的润滑、抗微生物等作用。狭义性人工唾液是指用于人口腔连续细菌培养的天然唾液的替代物。该合成唾液是模拟混合非刺激性唾液，少数成分采用的是刺激性唾液的标准值。该配方含有天然唾液的所有离子、低浓度的必需氨基酸、维生素、白蛋白、α-淀粉酶及牛颌下腺腺糖蛋白，可经超滤消毒，性能稳定，粘度和缓冲特性与天然唾液类似。而用于临床病人口干替代治疗的，主要是指广义性唾液。理想的人工唾液应该具有持续时间长，具有生物相容性和生物降解性，提供特殊的保护作用等特点。

第二节 老年人口面感觉异常

由于12对脑神经大部分支配于头面部，包括运动神经、感觉神经、交感神经、副交感神经，还有特殊的味觉神经纤维、嗅毛等，它们之间相互协调，又相互影响，一旦神经、血管、植物神经、大脑皮层功能性失调，即可引起口面部的异常感觉。由于老年人神经、血管均存在不同程度的衰老变化，加上内分泌的明显改变，老年人口面部感觉异常比其他年龄人群高得多。口面感觉异常应包括异常口味、异常感觉和感觉障碍。

一、异常口味

异常口味即指正常人没有的一种口味，如口腔发苦、发咸、发酸、发甜、无味而淡。

【病因与机制】

其发生的原因虽然不十分清楚，但一般与全身性因素有关，如消化系统、呼吸系统和心血管系统的器质性损害。另外，诸如睡眠不足、疲劳过度、情绪紧张、精神抑郁等也可引起。其发病机制尚不明了，可能是由于多方面的原因引起了唾液分泌质与量的改变，加上味觉的感觉障碍，而造成了不同的口感。

中医认为"胃肝热则口酸，心热则口苦，脾热则口甘，肺热则口干，肾热则口咸或口淡"，可见祖国医学早已认识到不同系统疾病引起的不良口感。另也有其他的精辟论述，认为某些功能失调也可引起不良口感。"如口苦者，未必悉由心火，口淡者未必皆因胃热，盖以思虑劳倦，多有口苦，舌燥，饮食无味之症。此其咎不在心脾，则在肝肾，心脾虚则肝胆邪溢而为苦，肝肾虚则真阳不足而为燥，即为口淡症。凡大劳、大泻、大汗、大病之后，皆能令人口淡无味。"中医对口感不良认识颇多，充满了局部与全身的辩证观点。

【临床表现】

此类病人多感疲劳,外貌焦躁,表情倦怠或敏感,自诉口腔经常出现异常口感,如感觉苦、甜、咸、淡、酸,大多数是间断性的、短期的,但也有少数人长期感觉不良。如果是全身疾病引起的,异常口味的时间较长,有时呈间断性,但感觉正常的时间短。如是一时某些方面的功能性紊乱或疲劳等引起的,则异常口味的时间较短,可能以前也有因同一原因造成过类似症状。

异常口味的部位往往发生于口腔后部,如软腭、舌根及咽喉,甚至会厌部或有口水相对多的症状。口苦者往往伴有口干,口淡者伴有吐口水。

【诊断与鉴别诊断】

应与口腔感觉障碍鉴别(见口腔感觉障碍)。

根据患者的主诉和全身状况判断出是全身性疾病的原因还是暂时的功能紊乱所致。

【治疗】

主要是中药调理性治疗。如口苦的病人,常肝胆郁热或痰热内扰,可多饮清凉汤水,如菊花、薏米、冬瓜汤;口甜的病人常因脾热,可服用清热泻火汤剂;口酸者因脾胃气弱,可服用健脾补气药;口咸者常因肾虚、肾液上乘所致,宜进滋阴补肾之品。

作为口腔科医生,要求病人对全身的某些脏器要进行重点检查,如肝、肾、胃,还应对血糖、尿糖进行检查。当这些疾病排除之后,可进行局部对症处理,如口含片、含漱剂、抗霉治疗等。

二、口腔异常感觉

口腔异常感觉是指无器质性损害,仅主观上与正常人的感觉不一样,医生检查无阳性体征发现。这类病人女性以更年期较多,男性则以60岁左右人居多。

(一)口腔灼痛症

口腔灼痛可发生在口腔黏膜的任何部位,但以舌灼痛最多,而舌痛又有多种原因,只有排除了有明显原因的器质性病变引起的舌痛,才能诊断为舌灼痛症。

引起舌痛的原因有如下几种情况,大致分为器质性和非器质性舌痛。

1. 器质性病变引起的舌痛

(1)原发性舌部神经痛。如三叉神经的舌神经痛、舌咽神经痛、面神经的膝状神经节综合征。

(2)感染性疾病引起的舌痛。如结核性溃疡、带状疱疹、单纯疱疹、梅毒等。

(3)非感染性疾病引起的舌痛。如糜烂型扁平苔藓、复发性口疮、舌创伤。

(4)舌部组织慢性炎症引起的舌痛。如萎缩性舌炎、叶状乳头炎、裂纹舌、游走性舌炎。

(5)肿瘤引起的舌痛。如舌癌。

(6)与全身疾病有关的舌痛。如口干综合征、心血管疾病引起的舌部供血不足或障碍、血液疾病引起局部供氧不足而引起代谢障碍、性激素生理性改变引起上皮组织的代谢改变等。

2. 非器质性疾病的舌痛

(1)灼口综合征。

(2)舌灼痛症。

(3)与全身精神神经因素有关的舌痛。

(4)癔病引起的舌痛。

(5)神经官能症——神经衰弱。

【临床症状】

1. 局部症状

口腔黏膜以舌黏膜好发灼热痛,似火烧感或开水烫的感觉,往往晨轻暮重,忙轻闲重。此外,可能还伴有口干、感觉异常等其他不适症状,有的患者还伴有全身症状。

2. 全身症状

灼口综合征患者可伴有较明显的全身异常表现,主要为神经精神上的一些症状,如多疑、固执、偏激、失眠、易急躁、焦虑不安,对周围人的表情和谈话很敏感,而且经常自带镜子检查口腔,有的患者还伴有其他部位原因不明的疼痛症状。

【诊断】

如仅为口腔一个部位的灼痛症状,则可诊断为灼痛症;如主要发生在舌部,则可诊断为舌灼痛症。

口腔灼痛综合征除口腔某部位有明显灼痛感以外,还伴有口干或口腔其他部位的异常感觉(如麻木、麻胀、口淡、口涩)。

【治疗】

1. 精神神经方面的治疗,主要是心理治疗,如暗示治疗。
2. 中医辨证施治。

(二)麻木症

麻木症是指口腔某部位发生的慢性、间断或连续的麻木症状,往往伴有口干和其他感觉异常,以舌部和唇部多见,腭部、牙龈及颊部亦可发生。

【病因】

病人多处于更年期或更年期后,性激素的改变与此有关。另外,精神创伤、忧郁、焦虑往往诱发该病或加重症状。

【临床表现】

麻木症多见于50岁以上的老年前期患者,以麻木症为主诉,但可伴有口干及其他异常感觉。口腔各个部位均可发生,但以舌、唇多见。

1. 舌麻木症

病人主诉为舌部发麻、不适,而活动正常,不影响进食和说话,但会经常发生咬舌现象,麻木呈阵发性或持续性,并呈游走性,少数人固定在某一区。舌静止时感觉明显,活动时减轻,所以病人形成经常活动舌部的习惯和伸舌自检习惯。检查舌部无异常,舌运动正常,伸舌范围过长,麻木部位往往不能准确定位,多见于舌边缘及舌前部,可自行缓解。

2. 唇麻木症

上唇或下唇黏膜及皮肤发麻,有肿胀感,唇部肿大不适;麻木呈阵发性或持续性,症状时轻时重;部位有游走性,病人经常用舌舔或上前牙咬下唇,甚至用手揉捏唇部。检查见唇部无明显肿大,由于经常用舌舔或牙咬,下唇发红,有时可伴有口周湿疹。

3. 腭部麻木症

以腭部麻木为主诉,往往发生于腭中部。如仅发生在硬腭,症状较轻,如硬软腭同时发生,则症状较重,甚至有时感觉吞咽障碍,影响进食,但吞咽几次后,麻木减轻,进食顺利。检查腭部无异常发现。

4. 牙龈麻木症

以牙龈的麻木和胀感为主,可呈游走性或固定在某几个牙位,往往合并有其他部位的麻木或异常感觉。在上述部位的麻木症中,牙龈感觉最轻,病人痛苦较轻。病人往往是为了弄清楚病情而就诊。

检查局部牙龈无红肿,龈沟正常,但此类病人必须做X线检查,颌骨无病变。如果麻木局限于下颌前牙牙龈及颏部周围,应排除艾滋病中的颏麻木综合征。

颊部出现麻木症极少,如有,则与上述症状类似。

口腔除了以麻木为主诉外,可伴有多种异常感觉或不适,如肿胀感、口干、异味感等。

这些病人以口腔症状为主,但全身亦可发现一些与此相关的症状。病人往往很敏感,有癌症恐惧心理,而且性情焦虑、多梦、失眠,身体其他部位可出现异常感觉,如蚁爬感、瘙痒等。

【检查】

对于此类患者,须进行仔细的临床检查,必要时要进行某些特殊检查,如三叉神经和面神经、舌咽神经的电生理检查及颌骨的X线检查等。

【诊断】

以某一部位的麻木症状为主,可呈游走性或固定性及间隙性或持续性。临床检查没有异常发现,神经生理检查、X线检查均无阳性体征,方可诊断为麻木症。

【治疗】

1. 心理治疗

耐心倾听患者对病情的描述和倾诉,对病人讲述的痛苦表示同情和理解。然后,对病人的病情进行深入细致的分析,以消除病人的恐惧心理和不良情绪,并适当给予一些宽慰语言和心理暗示治疗。

2. 药物治疗

在心理治疗的基础上,对有明显精神神经症状的,要给予适当的药物治疗,如镇静类药物。

(三)瘙痒症

瘙痒往往发生在皮肤,而皮肤的瘙痒一般是由于支配皮肤的感觉神经受到轻度刺激引起的。我们讨论的口腔瘙痒症是口腔中很特殊的症状,其发生机理也应是支配口腔黏膜的感觉神经受到轻微刺激的结果。但口腔黏膜的瘙痒症仅发生在口腔内的角化黏膜区域,如腭部和牙龈,舌背较少,非角化区黏膜极少发生,其原因不明。临床上瘙痒明显而局部又无明显病损的瘙痒称为瘙痒症。

【病因】

可能与局部的轻度慢性炎症有关。近来也有人推测与霉菌感染有关,因霉菌有嗜角质这一特点。

【临床表现】

1. 腭部瘙痒症

老年人和年轻人均可发生,只是老年人表现较重。腭部的瘙痒多在硬腭正中部,可波及腭前皱襞,表现为奇痒难忍。病人用舌尖舔患处,越舔越痒,用锐利物(牙签、杆、筷子、牙刷)戳、抓患处,也不能止痒。奇痒呈间隙性、阵发性和激惹性,由舌头舔或刷牙引起。进食时不引起,进食后会出现瘙痒。除此之外,偶尔伴有其他部位的异常感觉。

检查此类病人的腭部,多数呈高拱形,黏膜下组织极少可呈现腭骨的形态,触压局部无弹性,黏膜无充血发红,除戳伤外,无异常表现。

2. 牙龈瘙痒症

慢性龈炎有时出现轻微的痒感,而此瘙痒症是指临床上口腔卫生良好,牙龈无红肿,临床上仅以奇痒为特征。病人表现为数个牙齿的牙龈奇痒,也可表现为全口牙龈的奇痒,刷牙不能减轻症状。往往饭后症状较重,病人用牙刷刷、牙签戳均不能减轻奇痒的程度,越刺激越痒,只能听其自行缓解。有时喝热水可激惹奇痒,具有激发性和激惹性,偶尔还可伴有异物感、蚁爬感。

检查牙龈无明显的炎症表现,色形质均正常。

此类奇痒应与慢性龈炎的痒症和慢性乳头炎的痒症区别开,后二者经过局部洁治、上药后会明显改善。

【诊断】

以奇痒症状为主,偶尔可伴有异物感和蚁爬感,奇痒呈间隙性、阵发性和激惹性。用物理性止痒方法无效,局部检查无阳性体征。

【治疗】

1. 心理治疗。

2. 药物治疗。(1)局部药物治疗:局部用 H_2O_2 冲洗,用碘甘油或碘酚涂擦患处,以 3% $NaHCO_3$ 漱口水含漱。(2)全身用药:给予抗组胺类药物或镇静药物。如扑尔敏 4 mg,一天三次,连续服用一周。

(四)虫行—蚁爬症

此种症状属异常感觉,病人似感到有虫在口内到处窜动,有咬蚀感,也有的病人感觉口腔似有蚂蚁在移动或蛇在口内到处窜动。这类症状称为虫行—蚁爬症。

【病因】

与精神神经因素有关,亦可与更年期或更年后期的性激素改变有关。

【症状】

以老年人多见,男女均可发病,口腔任何部位均可发生,以腭部和舌部多见。其特点为自发性、阵发性,可自行缓解,安静时症状明显,睡眠后无症状。

病人真切地感觉到有虫在口腔爬行,甚至有的病人感觉口腔有蛇在运动。因此病人往往表现为焦虑不安,即使症状消失,也害怕口腔又出现虫行或蚁爬感。有时病人用镜自检,以期发现虫子或蚂蚁,病人根据部位用牙签戳,但每次戳不准,一旦出现症状,病人坐卧不安。

口腔检查:可见明显的外伤性损害,此为病人用锐利的硬物"捉虫"所致。

【症状】

除了虫行—蚁爬症状外,伴有神经精神症状。

【治疗】

1. 心理暗示治疗。

2. 镇静治疗。

3. 口腔局部治疗。如有外伤性损伤可按创伤性溃疡处理。

三、感觉障碍

感觉障碍是指正常的感觉丧失。口腔出现感觉障碍的,有味觉障碍和面部感觉障碍。

(一)口腔味觉障碍

味觉是通过味蕾实现的。味蕾主要分布于舌部的轮廓乳头、叶状乳头及菌状乳头。味蕾对味的分辨受到神经化学的调节,当其所支配的这些味蕾区的神经、味蕾化学感受器病变或被隔离时,即可引起味觉异常或味觉丧失,称为味觉障碍。

【病因】

导致味觉障碍的原因可分为五大类:

1. 味觉感受器感觉障碍

有两种原因,一种是由于味蕾区发生了增生性改变(厚舌苔、过角化、白斑等),使味觉物质与味蕾接触隔离,导致味感下降或障碍;另一种原因是味蕾本身发生生化改变或病理改变,如味蕾化学感受器受体转化机制发生障碍。

2. 味觉传入系统障碍

这类发生较少,主要为神经损伤、神经病变或占位性病变压迫神经中枢所致。放射治疗过程中也可导致神经损伤。

3. 全身性疾病

如糖尿病、乙肝、恶性贫血可导致味觉障碍。

4. 精神因素

如精神高度紧张,有严重的精神创伤史,均可导致短期的味觉障碍。

5. 老年性改变

研究表明,70岁后,随着年龄的增加,味觉逐渐迟钝。有份研究报道了对80岁以上老年人的味觉测试结果,对甜、咸、酸、苦四种味觉测试发现,单项存在占 27.1%,双项存在占 40.0%,全无味觉占 27.1%,并提示老年人甜、酸味觉首先减退,苦味最敏感。另有资料认为,74~85岁老年人有60%的味觉细胞丧失,80岁以后只有1/5的味觉受体有作用。

【临床表现】

味觉障碍或缺失的症状多是病人的主诉描述,临床上很难发现病人对何种味源缺失。临床及实验室检查一般将味觉分为甜、酸、咸、苦四种,最常见是咸觉的障碍,其次是甜味觉,苦觉存留时间最长。由于味觉障碍的原因极多,味觉异常的程度各不相同,有从单项味觉缺失至多项味觉缺失及完全缺失的,也有舌部某一区、一侧或全舌味觉失调的,还有暂时性或较长时间甚至永久性味觉缺失的。

【诊断】

1. 测试味觉的方法

甜:1∶100 蔗糖;咸:1∶400 NaCl;酸:1∶1 000 冰醋酸;苦:1∶1 600 奎宁。先用清水漱口后,用滴管分别滴于舌背及舌后 1/3,测其味觉存在与否。

2. 测定味觉阈值的方法

用20只纸杯,分2组,每组10只,每只杯装 10 mL 液体。A 组:含有 10 mL 蒸馏去离子水。B 组:含有 10 mL 味觉溶液。在室温下进行。味觉液有盐、糖,或淡的,开始浓度为 0.15 mol/L。

受检查者先用流体刷洗口腔,逐一予以单盲法、两组随机进行,记录结果记分。如对这一档浓度的20只杯有反应时,再换低一档浓度杯子测试,直到无效浓度止,取最高浓度与最低浓度味觉之间的中间浓度,计算出受检者的味觉阈值。

3. 舌味觉障碍的定位(图7-1)与分析

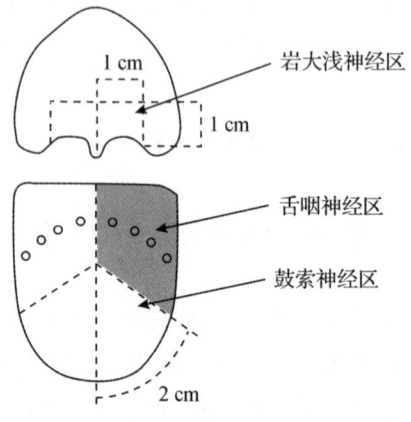

图7-1 舌味觉障碍的定位

A型:全味蕾级障碍,可因药物、某些全身疾病、缺锌、内分泌失调、放射性及遗传性疾病所致(图7-2A)。

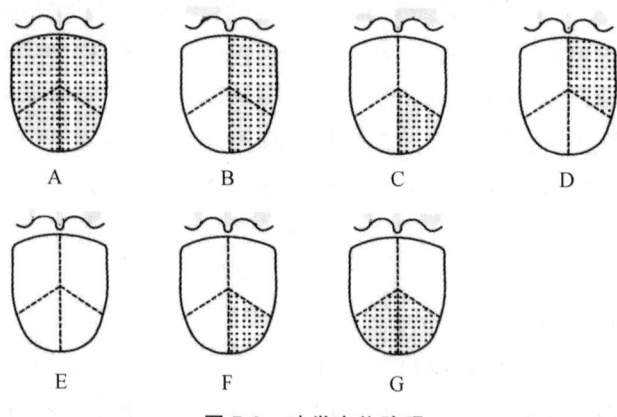

图7-2 味觉定位障碍

B型:中枢性味觉障碍(图7-2B)。

C型:内耳道内小听神经瘤,一侧耳闭塞感耳鸣,听力显示感音性聋,面神经正常,温度眼震检查显示半规管麻痹,可见于Hunt综合征,在口腔内出现疱疹(图7-2C)。

D型：多见于舌咽神经障碍，即颈静脉孔综合征的患侧受累、腭扁桃体摘除术后的舌咽神经损伤侧(图7-2D)。

E型：见于血管运动性鼻炎并做翼管神经切断术后病人及感冒伴有鼻咽炎显现两侧软腭炎时(图7-2E)。

F型：中耳手术所致鼓索神经受损，同侧菌状乳头萎缩消失，也可见于鼻咽部肿瘤同侧受累，多见于 Bell 麻痹(图7-2F)。

G型：鼻咽部肿瘤向对侧发展所致(图7-2G)。

4. 嗅觉的测试

以排除因嗅觉而影响味觉功能。

【治疗】

消除病因性疾病，对症治疗及一般支持疗法。

(二)面部感觉障碍

面部感觉障碍是指面部正常的温度觉、痛觉的丧失，主要为支配面颊部感觉的三叉神经受损伤所致。三叉神经受损包括核性受损和周围性受损，其发病的部位和病因不尽相同，临床表现亦有所不同。

【病因】

1. 占位性病变压迫三叉神经中枢或主干；
2. 脑血管意外或脑血栓引起三叉神经中枢受损；
3. 三叉神经的肿瘤或变性损害；
4. 感染性疾病破坏三叉神经纤维的感觉功能；
5. 结缔组织病破坏三叉神经纤维的感觉功能；
6. 外伤或手术损害了三叉神经。

【临床表现】

1. 核性面部感觉障碍

可见于脑干内延髓(上丘核)部的肿瘤、下脑层下动脉闭塞、脑血管意外等。临床表现为三叉神经支配区的面部皮肤感觉障碍，温度觉、痛觉均丧失。如果仅是三叉神经部位的肿瘤所致，不伴有面瘫，而其他病变则往往伴有面瘫。

2. 周围性感觉障碍

可见于其他部位的肿瘤压迫三叉神经半月结的某一区域或感染性疾病，或结缔组织疾病引起的某一支损害，或外伤和手术损害了三叉神经的某一支。

临床表现为受损三叉神经的某一支支配区域的面部皮肤感觉障碍。往往开始时伴有疼痛,后逐渐变为麻木或感觉丧失。

3. 颏麻木综合征

此症为某些严重疾病的早期征兆,如 AIDS 的颏麻木综合征,有时可波及两侧或单侧颏神经,颊部感觉异常,颏部麻木感与剧烈牙痛,颏部皮肤电刺激感觉阈异常,疼痛感觉消失。

【诊断与鉴别诊断】

根据三叉神经支配部位的感觉障碍可作出诊断,但应注意核性与周围性的鉴别诊断。前者累及三叉神经支持的整个区域,多伴有面瘫,后者一般仅累及三叉神经的某一支,伴面瘫少,疼痛多。如仅颏周皮肤的麻木疼痛则应考虑颏麻木综合征的可能。

【治疗】

寻找病因,进行对因治疗。如病因一时难查,可进行对症处理,如针灸治疗、止痛治疗等。

(三)其他部位的感觉障碍

因脑神经病变引起支配区域的感觉障碍和麻木。脑神经有舌咽神经(Ⅸ)、迷走神经(Ⅹ)、副神经(Ⅺ)和舌下神经(Ⅻ)。病变往往以一种综合征的形式出现。现分述如下:

1. Avellis 综合征

以第Ⅸ和Ⅹ脑神经受累,使一侧软腭和咽肌麻痹,主要表现为软腭、咽喉肌瘫痪和感觉障碍。

2. 迷走—副—舌下神经综合征

迷走神经麻痹引起同侧软腭和咽喉部运动及感觉障碍。

3. Villaret 综合征

为第Ⅸ~Ⅻ对脑神经受累所致,病人出现软腭、咽部、喉部肌麻痹和感觉障碍。

【诊断】

对上述综合征的诊断要持慎重态度,要在排除了局部病变和心理性问题以后,并在 CT 或核磁共振检查后,方可作出诊断。

【治疗】

针对占位性病变进行治疗。

第三节 口腔恐癌性疾病

本节所指的恐癌性疾病是指老年口腔患者的心理主观感觉,而临床上并非癌性损害的一组口腔良性疾病。这类疾病因久治不愈而引起患者长期不适,致使患者产生心理压力,进而怀疑自已患上不治之症——癌症。对这类疾病本书仅列举它们的临床特征,其治疗除对本身疾病的治疗以外,必须结合心理治疗。

一、慢性口面部疼痛性疾病

(一)神经性疼痛

1. 三叉神经痛

尤其是非典型的三叉神经痛,"扳机点"不十分明显,疼痛的程度较轻微,临床诊断较困难,症状长期存在。

2. 舌咽疼痛

因舌咽神经主要支配在舌后 1/3 处,往往引起舌根部和扁桃体附近的疼痛,常为单侧性,痛的性质为尖刀刺样,有"扳机点",疼痛可放射至它所分布的区域,但很少放射到患侧的皮肤。病人开口、舌运动、讲话、吞咽等动作均可激发疼痛,甚至不敢开口讲话与饮食。

(二)继发性疼痛

此类疼痛是由于某些解剖结构变异或某些原发性疾病引起的口面部慢性疼痛。

1. 茎突舌骨综合征

本症的原因有:①茎突过长或偏斜;②茎突、舌骨韧带骨化;③茎突折断并移位;④舌骨异常;⑤茎突、舌骨韧带异常。临床可表现为吞咽疼痛、舌根部疼痛,疼痛可放射至耳颞部,呈游走性,多数人伴有吞咽困难。

本病应与三叉神经痛、非典型三叉神经痛、舌咽神经痛相鉴别。

治疗主要通过手术切除过长的茎突,或摘除折断的茎突。

2. 颞下颌关节病变

颞下颌关节病变引起的面部疼痛,是指除了关节肌群痉挛外,与关节组织本身有关的感受器系统受到损害所致的疼痛。在关节囊后部脂肪垫含有耳颞神经、咬肌神经、颞深神经,因受到机械性或化学性刺激致关节内感受器系统受损,而产生反射性口面头颈部疼痛。其原因有错𬌗畸形、颞颌关节打击伤、颞颌关节的功能紊乱症候群、类风湿性关节炎、Reiter综合征等。常为两侧性颌骨运动受限,耳屏前有明显压痛点。

其治疗要针对引起颞下颌关节病变的原因进行方可奏效。

(三)慢性面部疼痛综合征

见第八章第三节。

(四)灼口综合征

见第八第三节。

对于(一)、(二)列举疾病的治疗,主要是针对疾病本身进行治疗,对于(三)、(四)列举疾病的治疗,主要采用心理治疗。

二、慢性炎性疾病

本组疾病是口腔内某些组织的慢性炎性疾病。由于其反复发作,难以治愈,致使病人怀疑自己患上了癌症。

(一)慢性舌扁桃体炎

舌扁桃体(tonsilla lingualis)是舌侧缘后部至咽喉呈环带分布的扁桃体组织,在舌根部侧缘紧靠叶状乳头,一般呈现淡红色水滴状或小颗粒。由于上呼吸道感染而并发舌扁桃体的炎症,导致舌扁桃体呈增生反应,经多次反复发作后,转变成慢性增生性炎症,致使舌扁桃体明显增生肥大。临床表现:舌根部的刺激痛,异物感明显,患者常常频频伸舌自检,发现舌根部有肿大"新生物"而恐癌。临床检查舌根侧缘,叶状体后方有结节状隆起,有触痛。

(二)慢性叶状乳头炎

叶状乳头位于舌缘后部,靠近舌扁桃及咽部,为3～5条的纵行皱褶,富于淋巴样组织。由于慢性炎症使叶状乳头呈暗红色,肿大明显,乳头间皱褶更显凹陷,常有明显的刺激痛和不适感。所以,当病人自己发现后,认为有溃疡,生了肿物,故显得焦虑不安。

(三)慢性轮廓乳头炎

轮廓乳头位于舌后 1/3 处,呈"人"字形排列,每边有 5 个隆起的组织,直径约 1～3 mm,高出黏膜 1～1.5 mm,发炎时轮廓乳头会肿大。此时,病人异物感明显,有时会有刺激性疼痛,所以频频伸舌检查,发现了以前未见过的轮廓乳头,故而恐患癌症。

对于该组疾病的治疗,除了仔细解释病情,消除病人心理压力外,若病人疑惑心重,必要时只得进行活检明确诊断,以彻底排除病人的心理恐惧。

三、良性肿瘤和瘤样病变

良性肿瘤是指一种异常的组织肿块,其生长超过正常组织并与之不协调,当其诱发刺激因素停止后,仍然继续过度生长,但组织学上仍保持原有组织的生物学特征。瘤样病变是指具有肿瘤的某些特征,但其本质是炎症或增生性疾病。某些经验不足的医务人员和病人,往往将这类损害误认为是恶性肿瘤。下面列举两种在中老人中发生频率较高的病变。

(一)鳞状细胞乳头状瘤(squamous cell papilloma)

为复层鳞状上皮发生的良性肿瘤。可发生于各年龄组的患者,但以中老年人多见。

【临床表现】

口腔内多发于腭部,以悬雍垂邻近区为多见,舌部次之,唇龈也可发生。此瘤为外突性生长,高出黏膜表面,呈指状、乳头状或菜花状,整个外观像一个软蘑菇。肿瘤基部有蒂或无明显蒂与正常组织相连,一般直径 3～5 mm。一般无自觉症状,有异物感。

【组织病理】

镜下见每一乳头由具有血管分支状纤维结缔组织间质构成其轴心,表面覆盖增生的鳞状上皮。

【治疗】

以手术切除为主,也可用微波、激光治疗。

(二)乳头状增生(papilliferous hyperplasia)

【临床表现】

乳头状增生是一种增生性的瘤样病变。患者常有不良修复体和口腔卫生差等情况。常见于舌边缘、腭部,病损有时为单发,有时为多发。较柔软,直径 2～4 mm,高出黏膜,呈乳头状突起,无蒂,呈粉红色或白色,一般不发生溃疡(见彩图3)。

【病理】

镜下病变为多数垂直的乳头状突起,乳头表面覆盖复层鳞状上皮,上皮表层为不全角化或正角化,乳头中心为结缔组织,并可见较多的炎症细胞浸润。

【治疗】

1. 手术切除。
2. 微波治疗。
3. 激光治疗。

(三)牙龈龈乳头增生

由于牙石或不良修复体刺激,可导致单个或数个龈乳头增生,发红,易出血。对于这类增生物的治疗,首先应去除局部刺激因素,观察7～10天后,如增生无明显改善,可考虑手术切除、微波、激光治疗。

对于良性增生性病变这类疾病,只要诊断正确,治疗得当,病人的恐癌心理会立即得到缓解和消除。

第四节 口腔癌前病变

这类疾病是口腔黏膜病学的一类重要疾病,尽管其在各年龄组均可发病,但以中老年患者多见。

1998年WHO出版了《口腔及咽部肿瘤组织学分类》,书中对癌前病变、癌前状态进行了新的定义。

癌前病变(precancer lesion):一种已发生形态学的改变,与相应正常组织相比,更易发生癌变的组织。如白斑、红斑以及与吸烟有关的腭部角化症。

癌前状态(precancer conditions):与显著增多的癌变危险性相关的一般

状态。包括缺铁性吞咽困难、扁平苔藓、口腔黏膜下纤维化、梅毒、盘状红斑狼疮、着色性干皮病、大疱性表皮松解症。本书拟重点叙述白斑、红斑、扁平苔藓、盘状红斑狼疮、褥疮性溃疡这五种与中老年关系密切的疾病。

一、口腔白斑

【定义与沿革】

口腔白斑（oral leukoplakia），简称白斑，是一种口腔黏膜的癌前损害，现已广为人知。但白斑的定义与癌变问题一直是研究的热点。

1877年，Erno Schivimmer首次提出了leukoplakia一词。该名词是用来描述在黏膜（不单口腔黏膜）上的白色或灰白色的角化斑块状损害。

1934—1963年间，许多学者对白斑进行了追踪观察和文献综述记载，一致认为白斑可以癌变。如今人们也普遍接受了白斑是癌前病变这一概念。但这一时期的白斑其实还包括了白色角化病、烟斑、盘状红斑狼疮、口腔扁平苔藓，造成了名称、定义、诊断标准的长期混乱。

1963年，Silverman对白斑下了第一个定义：白斑是口腔黏膜的白色斑块，不能擦去，除去局部刺激因素损害不逆转，在临床和病理上不能诊断为其他疾病。这一定义对白斑进行了特指，即：①不能擦去的白色斑块；②除去局部刺激因素不能好转；③在临床和病理上不具有其他疾病的特征。这个定义已明确地将由理化因素引起白色角化病排除在外，而且也排除了临床上有类似损害的其他疾病，如口腔扁平苔藓、白色念珠菌感染、盘状红斑狼疮等。但在运用这个定义指导流行病学调查时，仍发现较多问题。1978年世界卫生组织（WHO）口腔癌前病变协作中心为了满足世界范围内流行病学调查的需要，对白斑作了统一的定义：白斑是指发生在口腔黏膜上的白色损害，不能擦去，在临床和组织学上不能诊断为其他疾病。

1978年，我国成立了口腔白斑和口腔扁平苔藓的"两病"研究协作组，协作组结合WHO对白斑的定义，提出了我国对白斑的第一个定义：白斑是口腔黏膜不能擦掉的白色斑片，不同于假膜和水肿等其他白色损害。此定义如同WHO的定义一样，不能将理化刺激因素引起的白色角化病区别开来。1978—1981年，"两病"协作组组织全国8大单位，在不同地区按整群分级抽样和分层抽样的原则共调查134 492人，白斑的患病率为1.27%～17.28%，总的患病率为10.47%。通过此次调查发现，此患病率明显过高地反映了我国白斑的患病情况，如果1981年全国10亿人，白斑患者就有1亿人,白斑的癌变率按5%计算,全国将有500万口腔癌病人,这是不符合实际情况的,因此调查资料未能准确反映我国的发病情况,问题就出在此定义上,即诊断标准过广过宽。

1983年,WHO又修订了白斑的诊断标准:白斑是一种白色斑块或斑片,不能以临床或组织病理学上的方法诊断为其他疾病,除烟草外,不伴有任何物理或化学刺激性因素。此定义明确排除了理化刺激引起的白色斑块,其鉴别需要戒烟治疗3个月再确定,即戒烟后白色斑块明显改善或消失,就诊断为白色角化病,如戒烟后无改善则可诊断为白斑。

1983年两病协作组在北京召开第三次会议,依据WHO对白斑的定义,修改为"发生在口腔黏膜上的白色斑块,属癌前病变,不包括吸烟等局部刺激因素去除后可以消退的单纯性过角化"。此定义明确提出此种白斑就是癌前病变。

1984—1986年,栾文民按WHO的标准调查了北京地区60岁以上老年人2 191人,真正白斑的患病人数仅为12例,患病率为0.6%,明显低于以前发表资料的患病率。Pindborg教授在组织复查时,又建议将唇部烟斑加入一起计算,其白斑发病率为7%(又显偏多)。这说明对白斑的定义不同,诊断标准就不同,发病率也不同。而且,根据此定义作流行病学调查,必须要有训练有素的口腔黏膜病专家和口腔病理专家参与,所以,运用此概念进行流行病学调查比较困难。

1994年在瑞典的乌普萨拉,一些致力于白斑流行病学、临床、病理学研究的专家召开了白斑定义的讨论会,对白斑又进行了新的定义:"口腔白斑是口腔黏膜上白色为主的损害,不具有其他任何可以定义的损害特征,一些口腔白斑将转变为癌。根据检查环境和诊断手段的差异,可将白斑诊断分为暂时性(provisional)和肯定性(definitive)诊断两个阶段。"此定义既适用于流行病学调查,又兼顾了临床上的诊疗过程。为此制定了白斑诊断程序,如图7-3所示。此定义还对白斑的诊断制定了LSCP分期体系。

1998年,WHO对白斑也进行了重新定义:口腔黏膜上一种不能诊断为任何其他疾病的显著的白色病变。有明显局部原因的白色斑块应归类于已有的定义,而不应包括在白斑之内,例如摩擦、修复体、咬颊、吹玻璃等相关的白色损害。临床检查不能明确诊断为其他任何口腔黏膜疾病的白色病损可临时性诊断为白斑,确诊性的诊断要在鉴别或排除可疑诱因之后,并对持续存在的病损进行组织病理学检查之后得出。目前,临床上均可采用此定义对白斑进

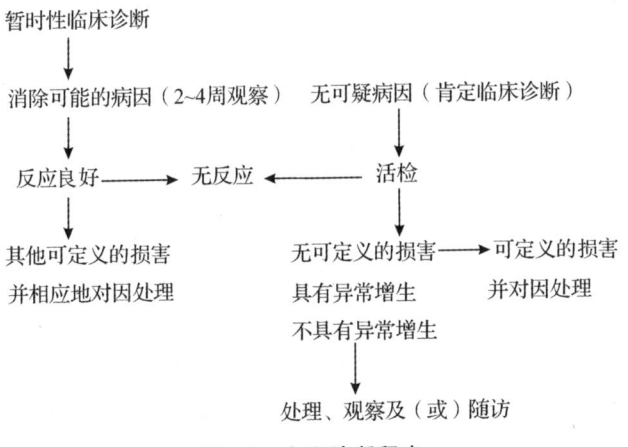

图 7-3 白斑诊断程序

行诊断。

白斑依其临床表现可分为均质型和非均质型,后者约占白斑的 10%。

表 7-2 白斑临床表现分型

均质型白斑		非均质型白斑	
平坦	皱纹	疣状	溃疡
褶皱	浮石样	结节	红白斑

组织学上,虽然白斑为临床定义而不涉及组织学表现,但组织学报告必须指出是否存在上皮异常增生及增生程度。

均质型白斑主要表现为过度正角化和棘层增生,不出现上皮异常增生。非均质型白斑与上皮异常增生、原位癌或鳞状细胞癌相关,即非均质型白斑可有上述三种组织学表现。

重度上皮异常增生,可归入原位癌,增生累及上皮全层或几乎全层。区分重度异常增生和原位癌较难,其癌变潜力没有不同。

鳞状上皮异常增生(dysplasia)是一种复层鳞状上皮的癌前病损,特征为不典型增生,丧失正常分化成熟及分层过程,较原位癌轻微。

此定义对白斑的诊断组织病理作了较全面的界定,吸取了乌普萨拉定义的合理部分,即分两步诊断白斑。为了与国际科研成果接轨,建议以后的临床工作及流行病学调查以 WHO 的定义为标准。

【病因】

白斑的发病原因仍不十分清楚,从大量的研究看,其发病原因可分为两大类：一类与局部刺激因素有明显关系，这类损害癌变的过程长，治疗效果好，癌变的分化程度高；另一类无明显刺激因素，暂称为特发性，这类损害癌变快，治疗效果差，癌变的分化程度低。

1. 局部因素

①吸烟。吸烟既可引起白色角化病（OHK），又可引起白斑，戒烟治疗后白色损害明显好转则为前者，3个月仍未变化的则为后者。②牙源性刺激。不良修复体、残根、残冠、磨损的尖锐边缘嵴等均可引起摩擦性OHK和白斑，如去除刺激愈合者则为前者，不能完全愈合者则为后者。③白色念珠菌感染。白色念珠菌感染本身就可引起慢性增生型念珠菌病，这种口腔损害与白斑鉴别较困难。④其他理化刺激。如咀嚼槟榔、酒、醋、辣、烫等，也可能在白斑的形成中起到促进作用。

2. 全身因素

无明显局部刺激因素的白斑通常解释为"特发性"，其实是全身因素所致。目前认为的全身因素有下列几点：①遗传因素。由于染色体上的某些缺陷，其对白斑易感，这类患者染色体脆性增高。②免疫因素。全身或局部免疫反应的不协调，使其对异物的侵入或对突变细胞不能有效清除，如白斑上皮往往发生抗原性和凝集素受体的改变，朗罕氏细胞和浆细胞也有变化。③局部的微循环障碍，直接影响局部组织的防御能力和修复能力。④其他因素。如缺铁性贫血、维生素B_{12}和叶酸缺乏、梅毒以及射线等，均可视为全身因素。

【发病情况】

1. 患病率

由于不同学者采用的白斑标准不尽相同，调查的人群各异，文献报告的白斑患病率有较大差异。从国外1952—1984年的报道资料看，其患病率为0.4%～48.9%；从我国按1978年WHO定义调查资料看，其患病率为1.27%～17.28%。1984年栾文民等根据1983年WHO修订的白斑定义对北京地区60岁以上老年人调查的资料表明，其患病率为7%。此次调查经Pindborg鉴定，认为是世界范围内首先使用1983年的WHO定义对白斑所做的流行病学调查，所得出的结果较客观地反映了我国北京地区60岁以上人群白斑的患病率。

2. 年龄和性别

从文献中看，白斑多在中年后发病，40岁以上为好发年龄，而且发病率随年龄的增加而增加。本病多发于男性，男女之比约为2∶1。

3. 发病部位

全国"两病"研究的结果表明，白斑可发生于口腔黏膜的任何部位，其中以颊黏膜最多（48.29%），其次为唇部（37.02%）、腭部（10.92%）、舌部（1.11%），口底较少见。近年来，随着白斑定义的修订，这种比例也会发生改变，即颊部的白斑所占比例会降低，舌部的将会升高。

【临床表现】

1. 均质型白斑

（1）斑块状

口腔黏膜上出现白色或灰白色较硬的斑块，质地紧密，损害形态与面积不等，轻度隆起，表面粗糙不平（见彩图4）。值得注意的是，损害大小同癌变的可能性之间并无平行关系，有时即使只有米粒大小，已发生癌变。斑块状损害肉眼所见往往很难同慢性增生念珠菌病相鉴别，但扪诊时前者较硬。

（2）皱纸状

多见于口底和舌腹，同义名有口底白斑、舌下角化病。本病既可同时发生在口底和舌腹，也可单独发生在口底或舌腹或口底、舌腹左右交叉部位，损害面积不等，甚至可累及舌侧牙龈。表面高低起伏如白色皱纸，基底柔软，除粗糙不适感外，初起无明显自觉症状，女性患者多于男性。为了明确诊断，必须进行活体检查。凡位于口底、舌腹、软腭、牙槽黏膜等区域的损害，往往具有肉眼所见的皱纸状"峰状突起"，镜下所见亦同。

2. 非均质型白斑

（1）颗粒状

多见于颊部口角区黏膜，亦称颗粒—结节状白斑，损害常呈三角形，底边位于口角。损害的色泽为红白间杂，红色区域为萎缩的赤斑，赤斑表面"点缀"着结节样或颗粒状白斑，所以有不少同义名，如结节—颗粒状白斑、颗粒状赤斑、非均质型赤斑等。本型白斑多数可以发现伴有白色念珠菌感染。舌腹、舌侧缘也常发生，多位于磨牙相对舌侧缘及腹部区域，往往伴有糜烂或溃疡，故有时称之为溃疡型。

（2）疣状

损害隆起，表面高低不平，伴有乳头状或毛刺状突起，触诊微硬。除位于牙龈或上腭的损害外，其他部位损害基底无明显硬节，损害区粗糙感明显，通常因溃疡形成而发生疼痛（见彩图5）。

（3）溃疡状

以上各型在发生溃疡时可冠以"溃疡型"。溃疡实质上是癌前损害已有了进一步发展的标志。

【白斑的癌变率】

经近一个世纪的研究,已肯定白斑是会癌变的,即白斑作为一种癌前损害已得到公认,但其癌变率到底多少仍无肯定答案(见彩图6)。这取决于对白斑的诊断标准,即白斑中包括了OHK(良性过角化损害)的恶变率较低,没有包括OHK的恶变率较高(见表7-3)。

表7-3 白斑诊断标准与恶变率

诊断标准	作者	例数	观察年限(年)	癌变率(%)	均数(%)
包括OHK	Sugar	86	11	5.8	4.48
	Skach	71	6	1.4	
	Mela	141	11	3.5	
	Einhorn	782	20	4.0	
	Silverman	117	5	6.0	
	Pindborg	248	3.7	4.4	
	Sugar	324	22	5.5	
	Roed Petersen	331	12	3.6	
	Banoczy	520	8.7	5.9	
	Pindborg	170	7	3.5	
	Banoczy	670	30	6.6	
	Axell	20 333	~	3.6	
排除OHK	Cupta	1 032	10	7.0	16.83
	Weisberger	22	4	36	
	Mineer	56	4	11.1	
	Banoczy	68	9	13.2	

WHO发表的资料表明,白斑约3%～5%发生癌变。有以下情况者,癌变倾向大,应定时复查。

1. 年龄:年龄较大,60岁以上者。

2. 性别:虽然男性患病率明显高于女性,但不吸烟的女性,特别是年轻女性患者,这种特发性白斑恶变可能性大。

3. 吸烟:吸烟时间越长、烟量越大的可能性越大。

4. 部位:白斑位于舌缘、舌腹、口底以及口角部位,属于危险区。

5. 类型:非均质型白斑易恶变。

6. 组织病理:具有上皮异常增生者,程度越重者越易恶变。

7. 具有白色念珠菌感染者。

8. 有刺激性痛或自发性痛者。

【防治】

1. 去除刺激因素,如戒烟、禁酒,少吃烫、辣食物等。残根、残冠、不良修复体也应除去。更换金属修复体,避免不同金属修复体的电流刺激。

2. 对口腔黏膜白斑早期预防重点放在卫生宣教上。开展流行病学调查,早期发现"白斑"患者,进行卫生宣传及必要的健康保健,包括去除刺激因素,检查免疫状况,进行治疗等。凡有癌变的倾向者,应定期复查。

3. 0.1‰～0.3‰维甲酸软膏局部涂布,但不适用于充血、糜烂的病损。也可用50%蜂胶玉米朊复合药膜或含维生素A、E口腔消斑膜局部敷贴。

4. 中草药绞股蓝制剂和复方绞股蓝制剂对阻止白斑癌变有一定作用,可较长时间使用。

5. 可用鱼肝油涂搽,也可内服鱼肝油,或用维生素 A 50 000 U/d。局部可用维甲酸衍生物维胺酸涂搽,浓度以 1‰较适宜。

6. 对白斑治疗过程中如有增生、硬结、溃疡等改变时,应及时手术,切除活检。

对溃疡型、疣状、颗粒型白斑应尽量手术,切除全部病变活检。手术切除的同时,应去除局部刺激因素。对于重度异常增生的白斑,应同原位癌的手术切除一样。也可采用微波治疗,但不宜冷冻治疗。

7. 中医辨证治疗

(1)气滞血淤型:以活血化淤、消斑理气为主;

(2)痰湿凝聚型:以健脾化痰、消斑为主;

(3)正气虚弱型:以补气益血、健脾化湿为主。

二、口腔红斑病

口腔红斑(oral erythroplakia)又称增殖性红斑。红斑国际上统一命名,指口腔黏膜上出现的鲜红色、天鹅绒样斑块,在临床和病理上不能诊断为其他疾病者,往往有异常增生。口腔红斑不包括局部感染、炎症引起充血性红斑。

国内文献及教科书曾译为赤斑,即为了与炎症性红斑相区别。

【病因】

不明。

【临床表现】

口腔红斑发病年龄以41～50岁最高,发病部位以舌缘部最多见,龈、龈颊沟、口底及舌腹、腭部次之。临床上分为两种类型:

1. 均质型红斑(homogenous erythroplakia)

病变较软,鲜红色,表面光滑,无颗粒。表层无角化,红色光亮,状似"无皮"。损害平伏或微隆起,边缘清楚,范围常为黄豆或蚕豆大。红斑区内也可包含外观正常的黏膜。

2. 颗粒型红斑(granular erythroplakia)

在天鹅绒样区域内或外周可见散在的点状或斑块状白色角化区(此型即颗粒型白斑),稍高于黏膜表面,有颗粒样微小的结节,似桑葚状或似颗粒肉芽状表面,微小结节为红色或白色。这一型往往是原位癌或早期鳞癌。

【病理】

上皮不全角化或正角化与不全角化混合存在。一般有异常增生,如上皮细胞排列紊乱,极性消失,细胞形态大小不一,棘细胞缩小,核大深染,有丝分裂象增多等到上皮异常增生。上皮层内有角化不良细胞,胞核大,胞浆呈强嗜酸性,有时有角化珠形成。颗粒型红斑大多为原位癌或已经突出基底膜的早期鳞状细胞癌。

【诊断】

典型的天鹅绒样红斑不难诊断,颗粒型往往诊断为"颗粒型白斑"。病理检查非常重要,要及时掌握异常增生程度。

【治疗】

一旦确诊后,立即行根治术。手术切除较冷冻治疗更为可靠。

三、口腔扁平苔藓

扁平苔藓(Lichen Planus,LP)是一种原因不明的非感染疾患,病损可同时或分别发生在皮肤和黏膜。口腔扁平苔藓(Oral Lichen Planus,OLP)是口腔黏膜病中除复发性口疮外的多发病。我国口腔扁平苔藓的患病率为0.51%,男女都可发病,女性多于男性,从十几岁儿童到80岁老人都可发病,好发年龄为中年人。

这是一种典型的慢性疾病,时发时愈,有的慢性迁延达 20 年以上。

【病因】

病因不明,但与精神因素、免疫因素、遗传因素等有关。

1. 精神因素

早年的许多研究表明,口腔扁平苔藓的患者中,多有精神创伤史或情绪不稳定,易生气,多焦虑。在治疗上,采取一定的精神治疗措施可收到较好效果。故口腔扁平苔藓发病的精神因素的论点一直存在,但其确切机理尚不明了。

2. 免疫因素

免疫病理学早已证实,口腔扁平苔藓固有层的淋巴细胞浸润带主要是 T 淋巴细胞,说明该病是一种以 T 淋巴细胞介导的炎症疾病,故该病呈慢性病程,用皮质激素和羟氯喹治疗有一定疗效。但导致 T 淋巴细胞局部浸润的因果关系尚不明了。

3. 遗传因素

曾有人报导该病有家族发病倾向,也有人报导该病患者的 HLA 类型与常人有差异,如 HLA-A_3、HLA-B_5 频率较高;还有人研究证实,该病患者体细胞的染色体脆性较高,如染色体畸变率和姊妹染色单体交换率较高。这些研究表明,此类患者对口腔扁平苔藓具有遗传易感性。

4. 其他因素

如内分泌因素、某些感染因素,如霉菌感染、幽门螺杆菌(HP)感染、微循环等,对该病的反复迁延均有一定作用。

【临床表现】

1. 口腔黏膜病损

可发生在口腔黏膜任何部位,大多左右对称,87.5%的病损多发于颊部,其次为舌、龈、唇、腭、口底等处。患者多无自觉症状,常偶然发现。有些患者有黏膜粗糙感、木涩感、烧灼感和口干,偶有虫爬痒感。黏膜充血糜烂时,遇辛辣、热、酸、咸味刺激时,局部敏感灼痛。病情可反复波动,可同时出现多样病损,并可相互重叠和相互转变。

病损表现为白色条纹,由白色的针头大小丘疹组成,由条纹组成各种花纹,类似皮肤损害的威肯线(Wickham striae)。扁平苔藓表现的白色花纹有网状、树枝状、环状或半环状,黏膜可发生红斑、充血、糜烂、溃疡、萎缩和水疱等。临床表现虽多种多样,但仍以白色条纹为本病临床上最主要的表现。

(1)根据病损部位分类

①颊扁平苔藓

颊部病损以磨牙前庭沟为好发部位,其次为颊殆线区域,向后波及磨牙后垫翼下颌韧带,前方可延伸到口角处。局部病损可多种形态,多为树枝状、网状白色条纹,并可有丘疹、红斑、糜烂等不同类型损害。颊部斑点状病损应与皮脂腺异位区别。

②舌扁平苔藓

一般认为发生率仅次于颊部,多发生在舌前2/3区域,包括舌尖、舌背、舌缘及舌腹部。舌部常见萎缩型损害,舌背丝状及菌状乳头萎缩,上皮变薄呈光滑红亮,易形成糜烂。糜烂愈合后,遗留一平滑而缺乏乳头的表面。舌背病损可呈丘疹斑点状,灰白透蓝,常表现为圆形或椭圆形灰白斑块损害,易与白斑混淆。舌腹及颌舌沟处病损往往为网状、线条状的斑纹,可伴有充血、糜烂,单侧或左右对称发生。糜烂时有自发性痛者,应注意观察并进行活体组织检查。发生在舌尖及口底的扁平苔藓较少见,可涉及舌系带,也可发生糜烂。

③唇扁平苔藓

下唇唇红多于上唇,病损多为网状或环状,白色条纹可延伸到口角,伴有秕糠状鳞屑,有时花纹模糊不清,用水涂擦后透明度增加,花纹较为清晰。唇红黏膜乳头层接近上皮表浅部分,所以固有层炎症水肿时,发生水疱,导致糜烂、结痂。唇部扁平苔藓与盘状红斑狼疮常难以区别。

④龈扁平苔藓

附着龈充血,接近前庭沟处,可见白色花纹。由于龈上皮萎缩,牙龈表面发生糜烂,呈剥脱性龈炎表现。四周细的白色花纹能与良性黏膜类天疱疮相区别。

⑤腭扁平苔藓

较为少见。病损常由移行皱襞或缺牙区黏膜蔓延而来,常位于腭侧龈缘附近,中央萎缩,发红糜烂,边缘色白,稍显隆起。软腭病损呈灰白色网状花纹,可局限于一处,亦可遍及整个上腭(见彩图7)。

(2)根据病损形态分类

①斑纹型

此型包括白色条纹组成的网状、环状、条索状、丘疹状以及舌部的斑块状损害。

②糜烂型

无论哪种损害,只要在充血基础上发生糜烂,都称糜烂型。疼痛明显,糜烂周围必须有白色花纹或丘疹才能诊断,常发生于唇、颊、颊沟、磨牙后区、舌腹等部位。

③萎缩型

多见于舌背,舌乳头萎缩微凹下,表面光滑,虽属白色斑块但微显淡蓝色。其他部位的萎缩损害使局部呈红斑样损害,如发生在颊部、舌腹、硬腭处的损害,周围可见白色条纹或斑片。

扁平苔藓病损在口腔黏膜上消退后,留有色素沉着。

2. 皮肤病损

微高出皮肤表面的扁平多角形丘疹,粟粒至绿豆大,边界清楚,多为紫红色,亦可暗红,还可有色素减退、色素沉着或正常肤色。有的小丘疹可见到白色小斑点或浅的网状白色条纹,称为 Wickham 纹。可以石蜡油涂于丘疹表面,放大镜下观察更加清晰。病损发生于身体各部位,但四肢较躯干更多见。患者感瘙痒,皮肤上可见抓痕。溃疡性损害可有疼痛。发生在头皮时,破坏毛囊可致秃发。皮损痊愈后可遗留褐色色素沉着,并可因色素减少成为稍微萎缩的淡白色斑点。

3. 指(趾)甲病损

甲部增厚,亦可变薄。甲部扁平苔藓最多见于拇趾,甲板常有纵沟及变形。甲部损害一般无自觉症状,如有继发感染,可引起周围组织疼痛。

【病理】

上皮过度或不全角化,颗粒层增厚,棘层肥厚,少数萎缩变薄,上皮钉突细长呈不规则锯齿状。基底层液化变性,有时形成上皮下疱及糜烂溃疡。上皮下致密淋巴细胞呈带状浸润,在棘层、基底层或固有层上都可见胶样小体,约基底细胞大小,嗜酸性红染,可能是基底细胞变性而成。

【诊断】

①中年女性患者多见,损害往往是对称性的;

②以白色条纹组成的各种形状损害为主,也可呈斑块状、糜烂萎缩等;

③慢性病程,静止与发作交替进行,有减轻和加重的表现;

④有其特征的病理表现。

如难以确认时,可进行活检。

【鉴别诊断】

1. 盘状红斑狼疮

见盘状红斑狼疮。

2. 白斑

白斑与扁平苔藓是口腔黏膜常见的白色病变,尤其扁平苔藓斑块型。舌背面和颊咬合线的白斑与舌背和颊部的斑块型扁平苔藓难以鉴别。可根据白色斑块的易变性、柔软度及边界清楚与否加以鉴别。另外,病理检查对鉴别有重要意义。

3. 口腔红斑

口腔红斑的颗粒型表现为红白间杂,在红斑的基础上有散在白色斑点,与扁平苔藓很容易混淆。活检时,红斑上皮萎缩,角化层消失,仅有2～3层棘细胞,发现有上皮异常增生或原位癌。对舌腹、舌缘、口底、口角区黏膜上的病损,应提高警惕。

4. 黏膜天疱疮、类天疱疮、剥脱性龈炎

口腔扁平苔藓表现为糜烂、溃疡或疱,边缘伴有较明显的白色条纹,可与天疱疮、类天疱疮及剥脱性龈炎鉴别。组织病理可帮助鉴别诊断。

5. 苔藓样反应(lichenoid reaction)

服用甲基多巴、阿的平、氨苯唑等药物后,口腔出现白色条纹,呈放射状或白色斑块样。有时皮肤上亦可出现丘疹、脱屑及湿疹等苔藓样皮疹,发病机制尚不清楚。银汞合金所致变态反应可引起对应黏膜发生苔藓样病变,临床上为确诊应做斑贴试验。苔藓样反应光镜下为基底细胞液化,固有层混合细胞浸润,除淋巴细胞外,尚有嗜酸性粒细胞和浆细胞,浸润可累及浅层和深层血管周围结构。可有局灶性角化不全,血管增生,吞噬色素颗粒、巨噬细胞出现。当引起反应的药物停止使用,或去除病变处的重金属后,苔藓样病变就明显减轻或消失。

【治疗】

1. 应详细询问病史,了解心身健康状况,如心理有无压力和焦虑,精神状态、睡眠、月经状况、消化及大便情况,然后辅以镇静剂治疗,并进行适当的心理治疗和调节植物神经的治疗。

2. 应用肾上腺皮质激素:应以局部应用为主,安全且疗效好。可制成软膏、凝胶和油膏,也可制成药膜、含片、气雾剂。也可选用10～25 mg 泼尼松龙、5～10 mg 曲安西龙、曲安奈德等,加入2%普鲁卡因等量,作病损区基底部注射,7～10天一次。口服肾上腺皮质激素应慎重。可对急性大面积或多灶糜烂型扁平苔藓试用小剂量短程方案,每日泼尼松15～20 mg,服1～3周,并逐渐减量。

3. 昆明山海棠和雷公藤:昆明山海棠副作用小,可较长期服用,每次0.5

g,1 日 3 次;雷公藤多甙片 0.5～1 mg/(kg·d)。

4. 可选用药物:①硫酸羟氯喹,每次 100 mg,每日 2 次,服 5 天停 2 天(每周服药 5 天)。注意血象变化。②免疫类药物,如左旋咪唑、转移因子、聚肌胞、多抗甲素等。

5. 迁延不愈的 OLP,应注意可能有白色念珠菌感染,3% $NaHCO_3$ 含漱应作为常规治疗,局部用制霉菌素药膜、糊剂或含片治疗。

6. 中医中药治疗

(1) 阴虚有热型

以养阴清热佐以祛风利湿。方药:生地、当归、赤芍、天冬、麦冬、黄芩、黄柏、香附、丹皮、土茯苓、苡仁、赤苓皮、蝉蜕、地肤子、泽泻。

成药:二冬膏(清肺益肾膏)、天王补心丹、六味地黄丸、二至丸。

(2) 脾虚夹湿型

以清热利湿佐以祛风解毒。方药:苡仁、蔻仁、杏仁、茯苓、半夏、陈皮、甘草、鱼腥草、黄芩、黄连、厚朴、积实、土茯苓、白藓皮。

成药:防风通圣丸、香砂六君子丸、香砂养胃丸。

(3) 血淤型

以理气活血祛淤。方药:当归、桃仁、红花、川芎、赤芍、柴胡、香附、枳壳、生地、元参、胆草、郁金。

成药:大黄䗪虫丸、女金丹、散结灵。

四、盘状红斑狼疮

红斑狼疮可分为系统性红斑狼疮(Systemic Lupus Erythematosus,SLE)和盘状红斑狼疮(Discoid Lupus Erythematosus,DLE)。前者侵犯全身内脏多个系统以及皮肤、黏膜、关节、肌肉等,而后者的病损主要局限于皮肤、黏膜。口腔病损多属于盘状红斑狼疮,发病无种族差异,女性患者约为男性的 2 倍,以中年以上人群居多。

古医书中称本病为"唇风"、"唇疮"、"红蝴蝶"、"日晒疮"等。

【病因】

盘状红斑狼疮病因不明,但公认是一种自身免疫性疾病。遗传因素加上多种促发因素,如日晒、感染(病毒、结核菌、链球菌或病灶)、内分泌障碍(月经前及月经期)、寒冷刺激、妊娠、精神紧张、药物(如肼苯达嗪)等,使机体形成自身抗原,而产生大量的抗自身组织抗体,造成病损。直接免疫荧光检查,在病损基底膜处有荧光抗体沉积,称为狼疮带。

【临床表现】

1. 下唇唇红是 DLE 在口腔黏膜中的多发部位,初起为暗红色丘疹或斑块,逐渐融合成片状红斑,糜烂,中心凹下呈盘状,周围有红晕或可见毛细血管扩张,在糜烂周围靠口内黏膜侧有白色短的条纹呈放射状排列。病变区可向唇红缘延伸损及皮肤,此时唇红与皮肤界限消失。病损区边缘有黑色素沉着,呈墨浸状。损害范围内出现散在针尖状白色小点。

唇红糜烂时由于唇红黏膜乳头层接近上皮表面,乳头层内血管丰富,故常易发生溢血而形成血痂。血痂易引起继发性感染,常合并有灰褐色脓痂,以致使炎症加剧,掩盖了本病的特征。唇红病损经历长时间后,唇红及唇周皮肤可有色素沉着,亦可有脱色斑,状似"白癜风"。唇红病损自觉症状少,有时有微痒、刺痛和烧灼感(见彩图8)。

2. 头面部皮肤为 DLE 好发部位,在颧部、鼻背和鼻侧呈蝶形分布,称蝶形红斑。其次为头皮、耳郭、颈部、四肢与躯干,掌跖很少累及。耳郭病损酷似冻疮。皮肤上病损开始为皮疹,呈持久性圆形或不规则的红色斑块,稍隆起,边界清楚。表面有毛细血管扩张和灰褐色粘着性鳞屑覆盖,用力剥下后露出扩张的毛囊孔,鳞屑底面可见角质倒刺,状似"图钉",这些角质倒刺,即是扩大毛囊的角质栓。病程发展缓慢,中心部位逐渐萎缩呈盘状,色素减退,四周色素沉着。本病除对日光敏感外,一般无自觉症状,可伴瘙痒、刺痛、灼热等自觉症状。

3. 口腔内黏膜损害可发生于颊黏膜、舌背、舌腹(缘)、牙龈、舌腭弓及硬腭,以颊黏膜多见。颊黏膜病损与扁平苔藓常难以鉴别。典型病损四周有放射状短条纹。

4. 必须注意 DLE 的全身症状,如不规则发热、关节酸痛或关节炎、淋巴结肿大、心脏病变、胃肠道症状、肾病变、肝肿大等。应进一步检查血常规、尿常规、血沉、心电图、类风湿因子、抗核抗体、红斑狼疮细胞、OKT4/OKT8 等,以排除(SLE)。DLE 病损要注意观察,有恶变的病例要报告。

【病理】

1. 黏膜上皮过度角化与不全角化,有时可见角质栓;

2. 上皮棘层萎缩变薄,有时也可见上皮钉突增生、伸长;

3. 基底细胞层显著液化变性,上皮与固有层之间可形成裂隙和小水疱,基底膜不清晰;

4. 结缔组织内胶原纤维玻璃样变、水肿、断裂,固有层毛细血管扩张,血管内可见玻璃样栓塞,血管周围有密集淋巴细胞及少量浆细胞浸润;

5. 血管周围上皮与结缔组织交界处可见到纤维素样(类纤维蛋白)物质沉积,苏木素伊红染色标本上呈粉红色,过碘酸雪夫反应(PAS)为阳性,染成红色。

免疫荧光检查,在上皮基底膜区有一较宽而不连续、粗细不均匀的荧光带,主要为IgG及IgM、C3。荧光带呈颗粒状、块状。阳性率60%~73%,或达95%。

【诊断】

唇红部糜烂面黏膜侧的放射状白纹,皮肤侧的黑色围线,以及唇红黏膜与皮肤交界模糊,损害向皮肤扩展,均有助于本病诊断。如面部出现蝶形红斑,就不难诊断。

实验室检查表现为血沉加快,γ球蛋白增高,类风湿因子阳性,抗核抗体阳性,辅助性T细胞(CD4+)/抑制性T细胞(CD8+)比率增加。

局部病损活体检查有重要价值。取病变组织应选择时间,在糜烂愈合后2周左右较为适宜。免疫荧光检查虽不是100%阳性,但对诊断及鉴别诊断有意义。

【鉴别诊断】

盘状红斑狼疮应与以下几种疾病相鉴别:

1. 慢性唇炎

慢性唇炎特别是慢性糜烂型唇炎也好发于下唇,与唇红部位的盘状红斑狼疮容易混淆。唇炎无皮肤损害,往往不向皮肤扩展,无白色条纹。

病理活检DLE有角质栓,棘层萎缩,基底层液化变性,深层及血管四周炎细胞浸润。免疫荧光检查DLE在基底层有IgG荧光带。

2. 扁平苔藓

OLP皮肤病损为对称性,四肢或躯干有扁平丘疹,淡紫色,多角形,痒感;DLE皮肤病损多在头面部,耳郭、颧面部为蝴蝶斑,中央凹下,有鳞屑,毛囊孔扩张,有时鳞屑底面有角质栓。

OLP在口腔黏膜上的病损为白色条纹,呈网状、斑块、水疱,充血糜烂,以颊部多见;DLE在口腔黏膜内病损为圆形或椭圆形红斑,中央萎缩变薄,四周有白色放射状花纹,唇红往往超过红缘,以下唇多见。

病理检查对鉴别有重要意义(见表7-4)。

表 7-4　盘状红斑狼疮与扁平苔藓病理鉴别

病理变化	DLE	OLP
角化层	上皮过角化,不全角化,角质栓	不全角化
棘细胞层	上皮变薄,棘层萎缩较 OLP 明显	棘层可萎缩,以增生为主
炎细胞分布	基底膜下,散在浸润	淋巴细胞浸润带
胶原纤维变性	胶原纤维变性	
血管变化	固有层血管四周有炎细胞浸润	血管四周无炎细胞浸润
免疫荧光检查	基底膜荧光带	表皮下层或固有层上可见胶样小体荧光颗粒

3. 良性淋巴增生性唇炎

良性淋巴增生性唇炎突出症状为不同程度的瘙痒或奇痒。

良性淋巴增生性唇炎组织病理学上表现为黏膜固有层淋巴细胞浸润,并形成淋巴滤泡样结构。

【防治】

1. 尽量避免与减少日光照射,户外工作时戴遮阳帽,避免寒冷刺激。

2. 下唇有血痂或脓痂时,首先用 0.2% 呋喃西林液湿敷,去痂皮后外用金霉素或四环素眼药膏。如单纯糜烂无明显感染时,可用泼尼松龙或曲安奈德局部黏膜下注射,7~10 天 1 次。

3. 唇红或口腔黏膜内病损处可敷用含抗生素、泼尼松、达可罗宁的各种药膜,如螺旋霉素药膜、利福平药膜、复方金霉素药膜、复方氟哌酸药膜等。局部可涂用含地塞米松的溃疡膏。

4. 硫酸羟氯喹 200 mg/d,分 2 次服用。主要通过稳定溶酶体膜等起作用,而产生抗炎作用及减轻组织和细胞损伤,不是典型的免疫抑制剂。副作用为头昏、恶心、呕吐、视野缩小、耳鸣、白细胞减少,严重的毒性反应有心律失常、心脏骤停、心源性脑缺血综合征,若不及时抢救可导致死亡。孕妇忌用。硫酸羟氯喹的副作用较氯喹小。

5. 雷公藤与昆明山海棠:雷公藤有很强的抗炎作用,抑制体液免疫,对细胞免疫有双向作用。毒副作用主要为胃肠道反应,血象中白细胞、血小板下降,心肌、肾、肝病变,男性失去生育能力,女性月经紊乱、闭经等。雷公藤多甙片 0.5~1 mg/(kg·d),2 个月为一个疗程,可服用 1~4 个疗程。昆明山海棠 2 片,每天 3 次。

6. 肾上腺皮质激素：在服用羟氯喹、雷公藤效果不显著时，如无肾上腺皮质激素禁忌证，可服用泼尼松 5~10 mg/d，合用硫酸羟氯喹 200 mg/d。

7. 有时加用环磷酰胺片口服，每次 50 mg，1 日 2 次。

8. 中医中药治疗

(1) 心脾积热型

养阴凉血、祛风、解毒通便。方药：生地、沙参、玄参、当归、丹皮、栀子、黄连、玉竹、知母、黄柏、土茯苓、苦参、白藓皮、白花蛇舌草、蝉蜕。

成药：二冬青(清肺益肾膏)、三黄片、防风通圣丸。

(2) 脾虚夹湿型

清利湿热、健脾和胃。方药：三仁汤、保和丸、桔红丸加味、苡仁、蔻仁、杏仁、厚朴、滑石、通草、竹叶、茯苓、半夏、陈皮、甘草、苦参、白藓皮、地肤子、秦艽。

成药：保和丸、桔红丸、香砂六君子丸。

(3) 血淤型

活血化淤，清利湿热。方药：生地、当归、丹参、香附、五灵脂、桃仁、红花、牛膝、白茅根、鱼腥草、白藓皮、白芷、土茯苓。

成药：大黄䗪虫丸、当归片。

五、褥疮性溃疡

褥疮性溃疡(decubital ulcer)是指持久的非自伤性机械刺激造成的口腔黏膜长期溃疡，以老年人多见，主诉症状不明显，而增生特征相对明显。

【病因】

常见的病因分为两类：一类由牙源性引起，如龋坏所致的残根、残冠的尖锐边缘，重度磨耗后牙冠的锐利边缘、尖嵴；第二类是设计不良或制作粗糙的不良修复体。这两类因素形成一种浅表的渐进性慢性创伤，使病人在无知觉或轻度不适中形成一种增生明显的溃疡。

【病理】

表现为上皮连续性破坏，表层脱落坏死形成凹陷，溃疡底部结缔组织有慢性炎性细胞浸润，可见肉芽组织增生，有些甚至出现局部的异常增生。

【临床表现】

病损开始时，仅有轻度不适或黏膜破损后的刺激性疼痛，溃疡边缘轻度隆起，色泽灰白，但一段时间后，病人无明显不适感，待病损处增生明显时，溃疡逐渐加深,累及黏膜下层,引起疼痛。尤其在运动时疼痛明显,如舌边缘处的褥疮性溃疡。此时溃疡边缘明显隆起,可以将创伤因子包裹其中。溃疡的范围远远大于创伤因子,有的甚至基底出现硬块。触诊时,溃疡边缘及基底均较硬,容易与癌性溃疡混淆。

【诊断】

能发现明显的刺激因素,溃疡部位和形态往往与机械性刺激因子相吻合。去除刺激因素后,溃疡很快明显好转或愈合。如治疗不愈或愈合较慢者,应作活检,以免误诊。

【鉴别诊断】

去除刺激因素一周后溃疡无明显缩小,则应注意与一些特异性溃疡鉴别。

1. 腺周口疮

呈自限性、复发性,溃疡似"弹坑"状。

2. 结核性溃疡

溃疡呈口小底大的潜掘性损害,边缘似鼠噬状,基底软,表面似桑葚状,疼痛剧烈。

3. 癌肿性溃疡

溃疡边缘堤状隆起,表面似菜花,基底硬,有浸润状,相应区域淋巴结肿大。

【治疗】

1. 尽快去除刺激因素,拔除残根残冠,磨改过锐牙尖和边缘嵴,修改不良修复体。

2. 抗炎治疗,用氯己定(洗必泰)漱口。如疼痛明显、局部感染情况严重,可口服抗生素治疗。

(陈作良、王万春)

第八章　老年人的颌面部疼痛

第一节　概述

一、疼痛的定义

疼痛是人人都有过的感觉和体验，而对于疼痛全面的科学定义却是在20世纪70年代末提出的。1979年国际疼痛研究会（IASP）对疼痛的定义是："疼痛是一种令人不快的感觉和情绪上的感受，伴随着现有的或潜在的组织损伤。疼痛经常是主观的，每个人在生命的早期就通过损伤的经历学会了表达疼痛的确切词汇。无疑这是身体局部或整体的感觉，而且也总是令人不愉快的一种情绪上的感受。"

二、疼痛的机理

疼痛是由疼痛感受器、传导神经和疼痛中枢共同参与完成的一种生理防御机制，如图8-1所示。

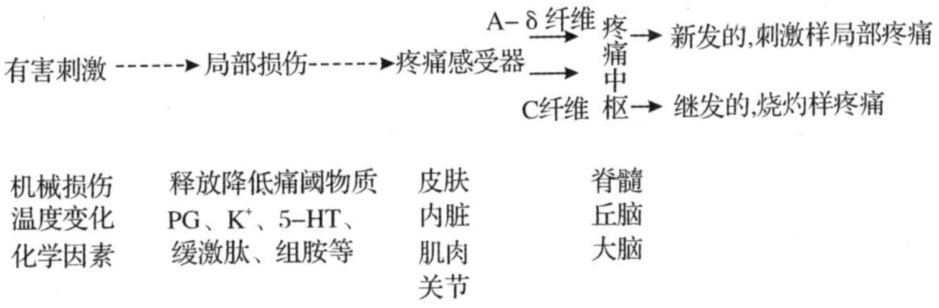

```
                                    A-δ纤维  疼 → 新发的,刺激样局部疼痛
有害刺激 ------→ 局部损伤 ------→ 疼痛感受器      痛
                                             中
                                    C纤维    枢 → 继发的,烧灼样疼痛

机械损伤      释放降低痛阈物质      皮肤      脊髓
温度变化      PG、K⁺、5-HT、        内脏      丘脑
化学因素      缓激肽、组胺等         肌肉      大脑
                                   关节
```

图8-1　疼痛的产生过程

图8-1虽然说明了疼痛的产生，但对于疼痛发生的秘密尚未完全揭开。其争论的焦点是，疼痛到底是一种特异性的还是非特异性的感觉。早期有特

异性学说和型式学说,近年来较为流行的是闸门学说。现将目前有代表性的型式学说和闸门学说简述如下。

(一)型式学说(pattern theory)

主要论点在于产生疼痛的神经冲动具有特殊的型式。认为痛觉无特殊的感受器,而是非特异性感受器受到超强刺激或病理状态下非伤害性刺激的反应总和,其结果是向中枢发放大量冲动,具有时间和空间上特定的组合构型,总输出超出了临界水平,最后在中枢整合而成为疼痛。此学说是在刺激增强(积聚)学说的基础上发展起来的,其核心是把刺激强度与中枢对痛觉信息的调整作用看作是疼痛产生的决定性因素。延至 20 世纪,由型式学说又派生出以下 3 种学说。

1. 周围型式学说(peripheral pattern theory)

该学说在 20 世纪 30 年代粗具规模,50 年代形成学说体系。其中心观点认为所有的神经末梢都是相似的,一切皮肤神经冲动都具有时间和空间上的特性,而各种感觉并无特殊的传导途径,故对非特异性感受器的刺激强度决定了疼痛的型式。此学说的不足之处是对生理学上有关感受器和神经纤维有专一性的论据未予重视。

2. 中枢调整学说(theory of central modulation)

又称中枢积聚学说(theory of central summation),是在支持刺激增强学说的基础上发展起来的。主要论点是:感觉神经的病理刺激,可激发脊髓神经元自身兴奋及相邻神经元环链的异常反射活动。这种持续的兴奋作用使脊髓后角第一级中枢传递细胞(T 细胞)兴奋,不仅能将冲动上传至高级中枢,产生痛觉,而且还可涉及脊髓侧角和后角神经元,影响植物神经和肌肉,表现出血管收缩、心动过速、肌肉痉挛等,并由此进一步加重病理反射,形成恶性循环。同时,疼痛所致的脑中枢的精神活动(如恐怖、焦虑等)也参与并维持异常联络神经元的活动,并使联络神经元环链对病理刺激更加敏感。

3. 感觉交互作用学说(theory of sensory interaction)

又称感觉交叉学说(sensory across theory),是在认为细神经纤维传导神经冲动产生疼痛,而粗神经纤维抑制其神经冲动传导的基础上发展起来的。主要观点是:在脊髓中存在多种突触传入系统,由躯体和内脏的细传入神经纤维导入的冲动信息经脊髓后角神经元调整后,传入脑高位中枢,形成痛觉,粗的传入神经纤维能抑制后角神经元的这种调整作用。但当周围神经损伤时,粗神经纤维相对易遭破坏,结果细纤维活动占优势并失去抑制,致使后角神经元不断地调整作用而出现异常的疼痛表现。

(二)闸门控制学说

1965年,Melzack和Wall在特异学说和型式学说的基础上,提出了疼痛控制的闸门控制学说。其基本论点是:粗纤维和细纤维的传导都能激活脊髓后角的上行脑传递细胞(T细胞),但又同时与后角的胶质细胞(SG细胞)形成突触联系,当粗纤维传导时,兴奋SG细胞,使该细胞释放抑制递质,以突触前方式抑制T细胞的传导,形成闸门关闭效应;而细纤维传导则抑制SG细胞,使其失去T细胞的突触前抑制,形成闸门开放效应。另外,粗纤维传导之初,疼痛信号在进入闸门以前先经背索向高位中枢投射(快痛),中枢的调控机制通过下行的控制系统作用于脊髓的闸门系统,也形成关闭效应。细纤维的传导使闸门开放,则形成慢性钝痛并持续增强。

闸门学说是疼痛研究的一大进展。由于研究主要限于试验性范围,以及实验方法等缘故,以致许多学者提出异议,而且激发了更加深入的研究。于是,1983年Melzack和Wall在他们的专著里结合新的事实和观点,对自己的原闸门学说又做了修改和补充,可概括为三点:

(1)强调SG细胞的多功能性,既有一致性又有兴奋性。把SG细胞标为两种,一种为抑制性SG细胞,另一种为兴奋性SG细胞。

(2)原学说中只包含了单纯的突触前抑制,现在强调这种抑制可能是突触前或突触后的,也可能两者都有。

(3)突出表明了脑干的下行抑制系统,并强调这种抑制是向脊髓闸门独立输入的。

闸门学说的这种修改,只能说是对疼痛及时作了进一步的解释,并非最后的"真理"。Melzack本人也表示"闸门学说的解释机制需要进一步修改",特别是近年来所发现的与疼痛机制有关的多种生化物质,为闸门学说和疼痛机制增添了更为复杂的内容。

三、头面部疼痛的分类

(一)国际头痛学会对头面疼痛的分类法

国际头痛学会(HIS)首次提出的头痛综合征分类(表)于1998年公布,现已在世界范围内被广泛接受。另外,世界卫生组织还公布了一个独立指南,作为国际疾病分类第 10 次修正案(ICD-10)的补充。HIS 分类标准对于头痛综合征的研究具有不可估量的价值,并成为头痛性疾病科学研究史的里程碑。

国际头痛学会头面痛分类法将头面部疼痛分为 13 大类:

1. 偏头痛;

2. 紧张型头痛;

3. 丛集性头痛和慢性发作性偏头痛;

4. 非器质性的杂类头痛;

5. 与头颅外伤有关的头痛;

6. 与血管疾病有关的头痛;

7. 与非血管性颅内疾患有关的头痛;

8. 与某些物质或某些物质戒断有关的头痛;

9. 与非头部感染有关的头痛;

10. 与代谢疾病有关的头痛;

11. 与头颅、颈部、眼、鼻、副鼻窦、牙齿、口腔或其他头面部结构有关的头面部疼痛;

12. 颅神经痛、神经干痛或传入障碍性痛;

13. 不能分类的头痛。

(二)按口腔颌面疼痛发生的原因和治疗反应分类

分为急性疼痛和慢性疼痛。

急性疼痛是指疼痛原因清楚,有明显的组织或器官损伤,止痛治疗有效的一类疾病,如神经性疼痛、关节损伤性疼痛、炎症性疼痛和占位性病变疼痛等。

慢性疼痛则是指疼痛原因不清楚,无明显的组织或器官损伤,止痛治疗无效,而心理暗示治疗有效的一类疾病,如口面部慢性疼痛综合征、灼痛症、舌痛症等。

第二节 急性口面部疼痛

急性口面部疼痛必须具备三个特点:①可以查到引起疼痛的疾病;②有组织或器官的损伤或炎症;③对止痛治疗措施反应良好。引起中老年人较常见的口面部急性疼痛的原因有三叉神经痛、舌咽神经痛、颞颌关节紊乱综合征、牙体及牙周疾病、颌面部的间隙感染和肿瘤性疾病等。本章节重点叙述前三种疾病。

一、三叉神经痛

三叉神经痛(trigeminal neuralgia)是指在三叉神经分布区域内出现突发性电击样剧烈疼痛,历时数秒钟或数分钟,间歇期无症状。疼痛可由口腔或颜面的任何刺激引起,多数为单侧性。以50岁人群以上多见,男性多于女性。

【病因】

三叉神经痛分为原发性(真性或特发性)和继发性(症状性)两种。原发性三叉神经痛是指无明显致病因素者,继发性则指由于机体内的其他病变压迫或侵犯三叉神经而引起。

1. 原发性三叉神经痛

原发性三叉神经痛的病因和发病机制目前尚不明确,认识也不一致。但根据临床实践、颅脑手术所见、病理解剖及动物实验结果等对其病因有些推论和假说,其中主要的如下。

(1)三叉神经中枢病变

①三叉神经脊束核内病变,类似癫痫样发作。

②脑干内病变引起兴奋性增高,由病理性刺激而引起"扳机点"样疼痛。

③丘脑的病变:丘脑是各种感觉的汇集中心,丘脑损害的特点是强烈的自发性疼痛。

(2)三叉神经的周围病变

①三叉神经感觉根和半月神经节受侵犯或受压是致病的主要原因。如在对三叉神经痛病人行开颅手术治疗时,常可在其感觉根处发现胆脂瘤、小的脑膜瘤、血管畸形和异常血管的压迫、牵拉和扭曲等情况。

②解剖结构的异常。如在某些三叉神经痛病例中发现,在三叉神经压迹内有尖锐的小骨刺。颞骨岩部肥厚、岩嵴过高、局部硬脑膜增厚等均可能导致对三叉神经根和半月神经节产生局部压迫。

③还有人认为由于颈内动脉管前端的骨质缺陷,使该动脉与半月神经节十分接近,它的搏动长期影响着半月节和感觉根,使之发生脱髓鞘变而引起疼痛。

④神经分支所经过的骨孔因骨膜炎而发生狭窄,压迫神经可引起疼痛。

⑤机体特别是面部遭受过于寒冷的刺激,也是三叉神经痛的重要起因。

⑥高血压病、供应神经血运的动脉硬化、血管张力的破坏等,也可能导致本病的发生。

2. 继发性三叉神经痛

继发性三叉神经痛的病因也可分为中枢性和周围性。

(1)中枢性

中枢性的占位性病变压迫或破坏三叉神经的中枢感觉核,如颅中窝和颅后窝病变、鼻源性和耳源性的颅底蛛网膜、脑血管动脉瘤等。

(2)周围性

周围性病变主要是指病灶感染,如鼻窦炎、中耳炎、化脓性岩骨炎、带状疱疹和牙源性病灶等均可引起继发性三叉神经痛,特别是牙源性感染更具有特殊的临床意义。近年来提出的"骨腔病灶学说"更突出了牙源性感染在三叉神经痛发病中的重要作用。临床工作中发现,在三叉神经痛的病例中,有些病人可在其上颌骨或下颌骨内查出病变性骨腔。经组织病理学检查,属慢性炎症病灶,表现为血管丰富的骨组织的异常愈合反应。在骨腔中还可发现碎骨片、钙化物和较多的神经纤维,钙化物与神经纤维粘连或包绕神经。有些病灶有慢性炎性细胞浸润,主要是淋巴细胞。对骨腔内容物行微生物检查,发现其中有多种需氧菌和厌氧菌群等病原菌存在。这些病变性骨腔的位置多在以前的拔牙部位,骨腔的大小和数目不等,在临床上可根据"扳机点"或触痛最明显处定位。

三叉神经痛是一个非常复杂的病理过程,至今仍不十分清楚。对原发性三叉神经痛,迄今还没有一种病因学说能对其作出圆满的解释。

【病理】

三叉神经痛组织形态有无病变,现无定论。电子显微镜研究显示,在半月神经节和感觉根内可观察到节细胞的消失、炎症性浸润、脱髓鞘病变。

【临床表现】

三叉神经痛具有特征性:①在三叉神经某分支区内,骤然发生闪电式的极为剧烈的疼痛,临床上无异常发现;②疼痛可自发,也可由"扳机点"引起;③疼痛如电击、针刺、刀割或撕裂样剧痛,每次发作时间为数秒、数十秒或1~2分钟后骤然停止,间歇期无任何症状;④发作时患者为了减轻疼痛而作出各种特殊动作,如搓揉患处、快速咀嚼、伸舌、闭嘴等;⑤发作时常有患侧表情肌不能自制的运动,如微笑、轻微抽搐等;⑥常在寒冷、饮食、吞咽、讲话、咀嚼、剃胡子、修面、洗脸时诱发；⑦疼痛发作往往为单侧性，白天发病；⑧原发性三叉神经痛为间歇性，而继发性三叉神经痛常呈持续性。

除了上述的一些特殊症状外，患者经常因疼痛搓擦皮肤使皮肤粗糙、增厚、色素沉着。继发性三叉神经痛可因病变性质和部位的不同，伴有面部皮肤感觉减退、角膜反射减退、听力减退等阳性体征。

【诊断】

根据病史、典型的疼痛症状、特有的疼痛"扳机点"和三叉神经检测无阳性体征，对于诊断原发性三叉神经痛并不困难，但要排除继发性三叉神经痛，尤其是牙源性引起的更应认真排查，以免误拔牙齿。继发性三叉神经痛其疼痛可不典型，持续性时间较长，仔细检查可查到三叉神经分布区域的阳性体征，如角膜反射减低或丧失及三叉神经分布区的痛觉、温度觉和触觉障碍。

怀疑为继发性三叉神经痛时，应进一步作详细的临床检查，按需要拍摄颅骨（特别是颅底和岩骨）X线片，并作腰椎穿刺及脑超声波检查等，有时甚至要作特殊造影、CT、MR检查才能明确诊断。

【鉴别诊断】

1. 非典型面部神经痛

主要由植物神经受损引起，也称为植物神经痛或交感神经痛。其临床特点为疼痛部位并不局限于某一周围神经分布区，而主要位于受累的植物神经支配范围，并广泛地向周围扩散。疼痛性质呈烧灼样或跳痛，较弥散，持续时间较长，并伴有明显的植物神经症状。这类神经痛主要包括周期性偏头痛性神经痛、蝶腭神经痛及耳颞神经痛等，常需与三叉神经痛相鉴别。

(1) 周期性偏头痛性神经痛

是一种特殊性偏头痛，病因尚不完全明了，一般认为是颅内颅外血管扩张所致。此病好发于青壮年男性，发作前无任何先兆。主要症状为一侧的急性发作性头痛。多在夜晚或午睡后发作，每次发作时间大致相同。

(2) 蝶腭神经痛

蝶腭神经痛常继发于蝶窦感染，疼痛呈阵发性或持续性。发作有周期性，每日可发作3～4次，或2天发作一次，甚至一两周内发作一次。常在夜间发作，一般无明显诱因。主要表现为一侧下半面部发作性疼痛，并伴有植物神经症状。疼痛较广泛、深在，通常由一侧的鼻根部后方、眼及上颌部开始，继而扩展至上腭、牙龈部、颧部等，常波及半侧颅面部。疼痛的程度较剧烈，呈灼痛或钻痛性质，每次发作的时间数十分钟至数小时不等。疼痛发作与咀嚼、吞咽或触压痛区等动作无关,亦无"扳机点"存在。

在疼痛发作时常伴有流鼻涕、鼻塞、频繁打喷嚏或流涎等。

(3)耳颞神经痛

由三叉神经下颌支的耳颞神经受损所致。耳颞神经痛表现为一侧耳颞部发作性疼痛,呈灼痛性质。疼痛部位集中于颞下颌关节区、外耳道前壁及其深部和颞部。疼痛常由咀嚼食物所引起。发作时,除疼痛外还伴有耳颞神经分布区内皮肤潮红、多汗,患侧唾液分泌增加,以及颞浅动脉搏动增强等植物神经症状。在外耳道及髁状突之间可有明显压痛点。发作时如在此处封闭,可使疼痛得到缓解,具有诊断意义。

2. 牙痛和其他牙源性疾患

三叉神经痛有时可与牙痛相混淆,特别是牙髓炎和髓石所引起的疼痛比较剧烈。但牙髓炎所引起的疼痛持续时间较长,夜晚疼痛加剧(三叉神经痛时,夜晚疼痛减轻或消失),对冷热刺激敏感,有病灶牙存在。髓石所引起之疼痛多在体位改变时或睡下后发生,无"扳机点"存在,亦无周期性发作的特点,X线摄片显示在牙髓腔内有结石存在。

有时颌骨内的埋伏牙、颌骨或上颌窦肿瘤压迫神经时引起神经痛,可行X线检查确诊。

其他牙源性感染,如牙周膜炎、颌骨骨髓炎以及拔牙术后创口感染等,都能引起颌面部疼痛。这些疾病所引起的疼痛为持续性、深在性钝痛,有明显病灶可查。疼痛一般不受外界刺激的影响,无"扳机点"存在,除去病灶后疼痛消失。

3. 鼻旁窦炎

如急性上颌窦炎、额窦炎等。多在流行性感冒后发生,继急性鼻炎之后,可有嗅觉障碍,流大量黏液脓性鼻涕,鼻阻塞。疼痛呈持续性,不如三叉神经痛剧烈,但持续时间长,局部皮肤可有红、肿、压痛及其他炎症表现,如体温升高,白细胞计数增加等。X线摄片见病变鼻旁窦腔密度增高,呈普遍性模糊阴影,有时可见液平面。抗生素治疗有效。

4. 偏头痛

有头痛史。头痛发作前常有视觉预兆,如视觉模糊及眼前暗点等。每次发作持续数小时至1~2天。疼痛区域超出三叉神经分布的范围,疼痛部位深在,常伴有恶心、呕吐。

5. 颞下颌关节紊乱综合征

是常见的颞下颌关节疾病。根据临床特点、病变部位和病理改变,可分为关节肌群功能紊乱类、关节结构紊乱类和关节器质性改变类。其临床表现为:张口及咀嚼时关节区及其周围肌群出现疼痛,常伴有开口受限、关节弹响,张口时开口型偏斜、歪曲等症状。其疼痛症状可与三叉神经痛相鉴别:颞下颌关节紊乱综合征一般无自发痛,有的在相应肌和骨质破坏区有压痛,有的具有相应肌筋膜区的触发痛。

6. 舌咽神经痛

为舌咽神经分布区域的阵发性剧痛,多见于男性。疼痛性质与三叉神经痛相似,但疼痛部位在咽后壁、舌根、软腭、扁桃体、咽部及外耳道等处。疼痛常因吞咽、讲话而引起,睡眠时也可发作,这种情况在三叉神经痛时少见。可应用1%~2%地卡因喷雾于咽部、扁桃体及舌根部,如能止痛即可确诊。

【治疗】

三叉神经痛如属继发性者,应针对病因治疗,如为肿瘤应切除。对原发性三叉神经痛,可采取以下几种方法治疗。

1. 药物治疗

对原发性三叉神经痛均应首先采用药物治疗,如无效再考虑其他方法。痛痉宁(tegretol),或称卡马西平或酰胺咪嗪,是目前治疗三叉神经痛的首选药物。此药作用于网状结构—丘脑系统,可抑制三叉神经脊束核—丘脑的病理性多神经元反射。用药方法:开始时每次 100 mg,每日 2 次,如不能止痛,以后每日增加 100 mg,直到能控制疼痛为止,找出其最小有效量作为维持剂量服用。副作用有眩晕、嗜睡、恶心、皮疹、消化障碍、白细胞减少,停药后可恢复正常。

2. 封闭疗法

此法既可用于诊断,也可用于治疗。一般用局部麻醉药加维生素 B_{12},行神经干或穴位封闭,视麻药的种类、剂量和效果决定每一疗程的次数。

3. 注射疗法

用无水酒精或95%酒精,准确地注射于发病部位周围的神经干或三叉神经半月节,目的在于使局部神经纤维变性,从而阻断神经的传导,以达到止痛目的。要注意剂量和部位准确。

4. 半月神经节射频控温热凝术

本方法的优点是止痛效果良好,复发率较低(约为20%),且可重复应用;在解除疼痛的同时能保留大部分触觉;对已作过无水酒精封闭或手术后复发的病人也有效。

用射频电流经皮肤选择性控温热凝半月神经节治疗三叉神经痛,其机理是:在射频电流通过有一定阻抗的神经组织时,在高频电流作用下离子发生振动,与周围质点发生摩擦,在组织内产生热,在组织内形成一定范围蛋白质凝固的破坏灶,这样就能利用不同神经纤维对温度耐受的差异性,有选择地破坏半月神经节内传导痛觉的纤维,而保留对热抵抗力较大的传导触觉的纤维。

本法也可能发生一定的并发症。这种手术成败的关键,在于穿刺针能否准确地到达三叉神经半月神经节内。如操作不当,部位不准,会损伤附近的颅神经或血管而产生并发症。

5. 近年来采用理疗、针刺、冷冻、激光等方法治疗三叉神经痛,均获一定疗效。

6. 手术治疗

(1)清除病变性骨腔。用 X 线片在"扳机点"和拔牙部位寻找病理性骨腔,然后从口内途径行"颌骨内病变骨腔清除术"。另外,切除占位性病变,游离压迫三叉神经的病变等,均可取得较好效果。

(2)行三叉神经周围支切断撕脱术。主要用于下牙槽神经和眶下神经。

7. 对因治疗

对继发性三叉神经痛,如查明原因需对因治疗。

二、舌咽神经痛

舌咽神经痛(glossopharyngeal neuralgia)是指发生在舌咽神经分布区域的阵发性剧烈疼痛。疼痛性质与三叉神经痛相似,但患病率较低。以 35～50 岁为好发年龄,亦有老年发病患者。

【病因】

目前,原发性舌咽神经痛的病因尚不明确,可能为舌咽神经及迷走神经发生脱髓鞘性变,引起舌咽神经的传入冲动与迷走神经之间发生"短路"的结果。在继发性病因中,包括桥脑小脑角的血管异常和肿瘤、蛛网膜炎、椎动脉病,以及发生于颈动脉、咽、喉和扁桃体等处的颅外肿瘤等。

【临床表现】

突发性剧痛位于舌根部扁桃体区、咽部、颈深部、耳道深部及下颌后区等处。虽然每个病人的疼痛部位不尽相同,但一般不超出上述范围。疼痛呈间歇性发作,每昼夜的阵痛次数通常是早晨或上午频繁,下午或傍晚逐渐减少。

但也可在睡眠时发作,此点与三叉神经痛不同。每次发作持续1～2分钟,性质为刺戳样、刀割样痛,也可表现为痛性抽搐。由于发作时病人咽喉部有梗塞感或异物感,故常出现频频咳嗽的现象。

舌咽神经痛与三叉神经痛性质相似,常为单侧性,痛的性质为刀刺样,并在感觉根上的某一点突然像闪电样发作,迅速沿神经放射,"扳机点"可在舌根部或扁桃体附近,或在耳部,可放射至它所分布的区域,但很少放射到患侧的皮肤。病人开口、舌运动、讲话、打哈欠、咳嗽、吞咽等动作均可激发,甚至不敢开口讲话与饮食。

舌咽神经痛的发作期可持续数天至数周,并有数周至数月缓解期。有些病例发作时,可致低血压、心律不齐、晕厥和抽搐等症状。

【诊断与鉴别诊断】

根据原发性舌咽神经痛的临床特点、疼痛部位及性质、神经系统检查无阳性体征,一般诊断并无特殊困难。如将表面麻醉剂地卡因涂于患侧的扁桃体、咽部等处,可暂时阻止疼痛发作。此病需与三叉神经痛、茎突过长、鼻咽癌侵及咽部和颅底引起的神经痛相鉴别。如颅内占位性病变所引起的继发性舌咽神经痛常可伴有其他颅神经受压症状。

【治疗】

1. 药物治疗

治疗三叉神经痛的药物均可用于本病治疗。以浸有14%可卡因或1%潘妥卡因的小棉片涂抹咽部、舌根部"扳机点"处,或用表面喷雾麻醉,可获短暂的止痛效果。

2. 封闭疗法

可用1%～2%的普鲁卡因5～10 mL(可加维生素B_{12}、B_1或适量激素)注射于患侧舌根部扁桃体窝或咽壁的"扳机点"周围或舌咽神经干,而通常不行舌咽神经干封闭。

3. 手术治疗

对保守治疗无效者可行手术治疗,包括颅外舌咽神经干切断术或颅内舌咽神经根切断术,但应十分慎重。

4. 病因治疗

如继发性损害,对查明的原因进行对因治疗。还应检查是否有茎突过长和茎突舌骨韧带骨化的存在。

三、颞下颌关节紊乱综合征

颞下颌关节紊乱（temporomandibular join disturbances syndrome）是口腔颌面部常见的疾病之一，好发于青壮年，老年人较少见。因而不详细描述。

【病因】

精神因素、咬合因素及关节负荷过重、单侧咀嚼习惯、损伤等因素均可导致本病形成。老年人缺失牙多，牙合的磨耗严重，牙合关系丧失严重，垂直距离明显降低，发病率低，其中原因值得探讨。

【临床表现】

1. 疼痛

一般无自发痛，主要表现在开口和咀嚼运动时关节区或关节周围肌群疼痛。相应的关节区和肌组织有压痛，有的病人有肌和肌筋膜的"扳机点"，压迫"扳机点"可引起远处的牵涉区疼痛，如处于发作期，偶有自发性疼痛及放射痛。

2. 下颌运动异常

包括开口度异常（过大或过小）、开口型异常（偏斜或歪曲）和开闭运动出现关节绞锁等。正常人自然开口度平均为 3.7 cm，开口型不偏斜，呈"↓"状。

3. 弹响和杂音

正常关节在下颌运动时无明显弹响和杂音，本病常见的异常声音有弹响音（咔，咔）、破碎音（咔叭，咔叭）和磨擦音（揉玻璃纸样声音）。

【诊断和鉴别诊断】

根据上述疼痛、关节弹响、开口度、开口型异常，不难诊断，但应与面深部肿瘤、颞下颌关节炎、颈椎病、三叉神经痛等相鉴别。

【治疗】

以保守治疗为主。采用对症治疗和消除或减弱致病因素相结合的综合治疗。

(四) 炎性引起的疼痛疾病

这类疾病包括各种牙体、牙周疾病引起的疼痛和颌面部间隙感染引起的疼痛，以及黏膜上特殊感染性疾病引起的疼痛。这些疼痛的共同特点是可以找到导致疼痛的病因，针对病因治疗效果良好。

(五)肿瘤性疾病引起的疼痛

良性肿瘤往往不引起疼痛。恶性肿瘤后期可导致明显疼痛,此时恶性肿瘤的特征明显,必须针对不同的肿瘤进行治疗。

第三节 慢性口面部疼痛

电生理研究提示,疼痛可有叠加现象。如以单次电刺激施加于 C 纤维时,无论重复多少次,每次所诱发的脊髓背角细胞放电时间均相等,但如将刺激频率增大 0.3～0.5 Hz 时,每次刺激所诱发的放电时间即有所延长(刺激效应的叠加)。此现象说明刺激休止后中枢仍余留有一定的兴奋状态。此叠加现象有赖于与记忆功能有关的甲基天冬氨酸的存在。叠加现象提示,疼痛并非只以单一的形式在中枢传导,伤害性刺激的投射方式不同,中枢神经(传导)细胞的兴奋性和激动方式也可不同;损伤以致发生急性疼痛之后,虽然损伤已经愈合,但叠加现象引起的疼痛记忆了下来,疼痛就有可能转变为慢性。

慢性疼痛必须具备三个特点:

(1)难以查到引起疼痛的疾病,但有些可查到有急性疼痛的病史;

(2)无明显的组织或器官的损伤;

(3)对止痛治疗无反应,对暗示治疗有一定效果。

一、慢性口面疼痛综合征

【病因】

真正的病因不甚清楚,但与下列因素有关:

①疼痛区以前曾有过急性疼痛病史;

②病人多表现为焦虑、多疑、易怒;

③恐癌心理。

【临床表现】

该病部分患者往往是在一次急性疼痛,如牙痛、手术后,表现为口面部某一区域的持续性疼痛,但不能指出确切部位。呈钝痛性质,可为灼热痛、蚁蛰痛、麻木胀痛等。如发生在下颌,病人往往认为是牙齿痛,但此牙痛久治不愈,故而要求医生拔牙,每拔完一颗牙,似乎感觉症状减轻许多,而不久症状又恢复到以前的状态,病人的经验认为又是下一颗牙的问题,因而又要求拔牙,因此,导致下颌一侧牙全部拔完或一侧后牙全部拔完,症状却依然如旧。如发生在面部,则表现为整个面颊部的疼痛,无"扳机点"。病人自诉疼痛很严重,但无痛苦病容;病人可以指出该区域疼痛,但检查时部位不能确定,检查数次的压痛点均不一样,而且也查不出具体的的疾病,视、触诊无异常发现。

病人多表现出焦虑不安、多疑、急躁,而且恐癌心理很重。患者频繁地更换医生,往往对前次诊疗医师不满意,对新诊医师抱有很大希望,并多加奉承,但当这位医师不能将其治愈时,反过来又说这位医师医术不行。

除了口面部疼痛以外,往往还伴有身体其他部位的疼痛,如颈背、关节等处,而且也查不出明显的疼痛原因。口腔除了疼痛外,还常伴有口干、口涩、口苦或麻胀等异常感觉。

【诊断与鉴别诊断】

除了具备慢性疼痛的三大特点以外,可伴有口腔的其他异常感觉或身体其他部位的疼痛,要仔细询问病史。在诊断本病之前,原则上要排除急性疼痛和器质性病变引起的疼痛,以免误诊。

【防治】

因该病多与急性疼痛疾病遗留有关,其机理是记忆性疼痛,因而应尽早尽快治愈急性疼痛性疾病。进行颌面部手术时,除了全麻以外,手术区的局麻也应进行,这样可阻止局部刺激的传导,不让具有记忆功能的细胞把疼痛记忆下来,避免术后的慢性疼痛。

治疗上,以调节植物神经和心理暗示治疗为主,止痛药对其无明显效果。

可用局部理疗、针灸或分散注意力的治疗方法,以打断"感觉—疼痛—再感觉—再疼痛"的恶性循环。

对于这类病人,医师的理解态度、贴切的语言、合理的解释和有信心的表情,对病人的病情缓解也起到重要作用,尤其对解除病人的恐癌心理至关重要。

二、灼口综合征

灼口综合征(Burrning Mouth Syndrom,BMS)也称口腔灼痛症、口腔灼痛综合征,也称口腔异感症(Oral Paresthesia Symptom,OPS),是以口腔黏膜的某一部位的烧灼样疼痛为主要表现的一组综合征,常不伴有明显的临床损害体征,无特征性的组织病理变化。常伴有明显的精神因素,在更年期或绝经后期妇女中发病率高,男性老年人发病率比女性低,以舌部为好发部位。

【病因】

病因不明,目前多数人认为心理因素和精神神经因素与该病密切相关。但有些明显局部刺激因素也列为该病的诱因。

1. 精神因素

包括人格因素和心理因素。有人采用明尼苏达多相测试(MMPI)、艾森克个性问卷(EPQ-RC)测试,结果显示该病患者多具有焦虑型、抑郁型性格,情绪不稳定。恐癌心理调查表明,75%的BMS患者担心患了癌症,80%的患者辗转就医。17%患者因家人得过癌症,37%患者偶尔发现舌根部的叶状乳头和轮廓乳头而恐慌,许多患者频繁对镜自检,陷入"自检—恐慌—再自检—更恐慌—舌痛加重"的恶性循环。有学者对口腔异感症自我评定焦虑和抑郁量表分析表明,重度焦虑占54.2%,中度焦虑占29.2%,轻度焦虑占16.6%;重度抑郁占75%,中度抑郁占25%。

(2) 系统因素

主要是内分泌因素的影响,如更年期综合征患者该病的发病率高达20%～90%。

(3) 局部因素

如不良修复体、残根、残冠、尖锐的边缘尖嵴和牙石等因素,可以激惹或加重舌部或颊部的异常感觉或灼痛。

【临床表现】

口腔灼痛症往往有口腔一个或一个以上部位的灼痛,口干,味觉异常以及全身精神神经相关的病症,故亦称之为灼口综合征。以舌部的烧灼疼痛为最常见的临床症状,故也称舌灼痛症。一份调查资料显示,一组病人的烧灼疼痛部位仅发生在舌部,无明显局部因素及神经性因素或系统性疾病,而另一组病人烧灼症状多发生在口腔一个以上部位,如舌尖发生率为71%,舌边缘、舌背为46%,颊黏膜为21%,上颌为25%,下牙床、咽喉为10%;约2/3病人睡眠不佳,1/3病人用安眠药。这些病人在发病时存在焦虑、压抑、神经过敏、紧张等明显心理因素,并且有高度的强迫症状。

1. 口腔局部症状

口腔烧灼样疼痛的症状在临床上呈现一定的规律性。如灼痛在早晨较轻,甚至不明显,午后开始感觉明显,黄昏时加重;开始进食时灼痛感觉明显,进食以后就不明显(不影响患者进食);讲话过多时灼痛明显,讲话少时较轻;注意力被其他事情吸引时灼痛感觉不明显,注意力集中在痛的部位或自检时灼痛明显；心情不愉快、生气时灼痛感觉明显，高兴、谈笑时感觉不明显；睡眠好时灼痛感觉不明显，睡眠不好时感觉明显；口干时灼痛感觉明显，口腔湿润时感觉较轻；服用止痛药止痛不明显，服用安定类药物效果明显。局部检查无阳性体征，即没有引起局部症状的病损存在。除此之外，一般这类病人往往伴有口干感觉，但临床检查唾液并不少，口干不思饮，喝水不能解渴。有少数病人还伴有异常感觉，如口苦、口涩或发淡、食而无味等。

2. 全身症状

灼口综合征患者可伴有较明显的全身异常表现，主要为神经精神上的一些症状，如多疑、固执、偏激、失眠、易急躁，表情焦虑不安，对周围人的表情和谈话很敏感，而且经常自带镜子检查口腔。以舌痛为主者，伸舌过长，可轻易看到舌根部的舌扁桃。有学者将此类病人的精神神经症状分为四类：

(1) 神经官能症。以青壮年多见，老年人少见。主要表现为神经兴奋性增高，伴有头痛、失眠、记忆力减退。

(2) 精神、心理、情绪障碍。老年人多属此类。常有多疑及恐癌症，病人表现为愤怒、悲伤、恐惧、焦虑、抑郁，多自带小镜子，经常自检口腔。

(3) 自主神经功能紊乱症状。病人出现心悸、多汗、手颤、肢端发凉、麻木等表现。

(4) 癔病（歇斯底里）。多见于青壮年，老年人少见。主要表现：①有强烈浓厚的情感不稳定性；②以自我为中心，主观、片面、固执；③多幻想；④暗示性强，病情可因暗示而加重或减轻。

【诊断】

除口腔某部位有明显灼痛以外，口腔灼痛综合征还伴有如下症状：①口干或口腔异常感觉（如麻木、麻胀、口淡、口涩）。具备其中之一，可诊断为灼痛综合征。如仅为口腔灼痛一个症状，则可诊断为灼口症。②全身症状：心理障碍和其他部位的异常感觉。

【治疗】

1. 精神神经方面的治疗。主要是心理治疗，如暗示治疗。
2. 植物神经调节治疗。
3. 中医辨证施治。

三、舌痛症

舌痛症(glossodynia)也称舌灼痛症、舌感觉异常，是指仅发生在舌部的，以灼痛、麻刺痛、烫伤样疼痛为主诉症状的一种疾病。它是灼口综合征的一种局部表现型,而灼口综合征中以舌灼痛最多见。因而,用来解释灼口综合征的一切病因和发病机理均可解释舌灼痛症。

【病因】

病因同灼口综合征。

【临床表现】

1. 口腔表现

主要表现为舌部一侧的烧灼样疼痛,病人也说不清是舌后部还是舌尖部,呈游走性,不能定位,舌活动自如,不影响吞咽、讲话。临床上未见舌部的色、形、质改变。除灼痛以外,还有的表现为刺痛、麻木胀痛。同时,可伴有口干、口涩、口苦等多种症状。伴有多种症状的,诊断为舌灼痛综合征。

2. 全身表现

同灼口综合征。

【诊断与鉴别诊断】

1. 舌咽神经痛

以舌根部为中心呈刀割样或电击样疼痛,时间短暂,触及某一点后似闪电样发作,有"扳机点",位于舌根部周围。病人的舌运动,如讲话、吞咽,均可激发疼痛。

2. 三叉神经痛

三叉神经的下颌支的舌神经痛位于舌前 2/3 处,舌根部较轻微;疼痛呈刀割样或电击样,时间短暂,有"扳机点",也可由讲话激发疼痛。

【治疗】

同灼口综合征。

(王万春、陈作良)

第九章　老年人常见的口腔颌面外科疾病诊疗特点

第一节　老年人拔牙的特殊情况处理

拔牙——口腔颌面外科最常见的手术,是治疗某些牙病和由其引起的局部或全身疾病的手段。由于牙拔除术可导致患者局部软组织和骨组织的损伤,同时手术在有唾液和大量微生物存在的情况下进行,并且手术还受到唇、颊、舌及颞下颌关节等因素的限制,加之大多数牙拔除术是在有感染的情况下进行的,所以手术可引起患者局部或全身不同程度的反应和并发症。老年患者常常体质较弱,机体对手术的应急反应慢,拔牙有时会引起较严重的并发症。因此,对于老年患者进行牙拔除术除了要严格掌握适应证和正确操作外,特别要注意做好术前准备和术后处理,以防止或尽量减少手术并发症的发生。

一、老年人拔牙适应证

多数情况下,牙拔除适应证和禁忌证是相对的,而不是绝对的,在临床上需根据治疗需要、患者全身情况、科室条件等多方面因素综合考虑。对于全身情况差而又必须要拔牙的老年患者,必要时可请相关科室会诊,共同决定,配合手术进行。

老年患者拔牙的常见原因有:

1. 牙齿严重而广泛的龋坏。临床已不能修复残冠、残根或不能保留纵折牙。

2. 慢性根尖周病。采用根管治疗、根尖切除等方法已不能治愈的病灶牙。

3. 牙周病晚期。患牙三度松动,临床已无保留价值者。

4. 外伤时牙折裂至龈下或发生根折而不能保留患牙。骨折线上的牙拔除与否应视具体情况而定,一般尽量保留作为恢复咬合关系的标准和用于固定骨折。当其成为感染源,影响骨折愈合时,则应尽早拔除。

5. 因修复治疗需要拔除的患牙。

6. 某些情况下因治疗需要而拔牙。如恶性肿瘤放疗前,为预防严重并发症需要拔牙;良性肿瘤波及的牙齿,因不能保留或治疗需要也应拔除。

7. 可疑为某些疾病的病灶牙,如类风湿、肾炎、虹膜睫状体炎、视神经炎等疾病的病灶牙,可在有关科医生的要求下拔除。引起颌骨骨髓炎、上颌窦炎等的病灶牙,在急性炎症控制后也应予以拔除。

二、患有各种系统性疾病的老年患者拔牙的注意事项

(一)肿瘤患者

由于治疗的需要,肿瘤患者常需要拔牙。当肿瘤波及牙齿时,一般不单独拔牙,采取与肿瘤切除手术一并进行。恶性肿瘤放疗治疗区的牙齿,必须在术前拔牙,以免引起放射性骨髓炎,术后给予大剂量抗生素控制感染。

(二)高血压

高血压无其他合并症,如脑、心、肾等器质性损害,一般可以耐受拔牙。当患者血压高于 24/16 kPa(180/100 mmHg)时先行治疗,待血压控制后再行拔牙手术。手术前可给予适量镇静剂,消除病人的恐惧和紧张情绪,手术中尽量保证无痛,同时注意局麻药不宜加肾上腺素。

(三)心脏病

一般来说,有心脏病的病人可以耐受拔牙手术。因为拔牙能引起暂时性的菌血症,故对于患先天性心脏病、风湿性心脏病和曾患细菌性心内膜炎、心肌炎的患者,拔牙手术前后均应使用抗生素控制感染。拔牙时一般选用2%利多卡因、甲哌卡因或阿替卡因。手术前注意消除病人顾虑,术中保证无痛,操作轻柔。在有条件的医院,最好在心电监护仪监护下手术,以便及时了解患者心脏情况和采取相应措施。

(1)下列情况应视为拔牙禁忌证:

①近6个月内发生过心肌梗塞。

②不稳定或最近才开始的心绞痛。

③充血性心力衰竭。
④未控制的心率不齐。
⑤明显未控制的高血压。
⑥如以心功能分级，心功能Ⅲ级者，应视为拔牙禁忌症；对较重的心功能Ⅱ级者，拔牙应慎重且应有适宜的对策。

(2)心脏病患者拔牙的注意事项

有心脏病的老年患者拔牙时实行以下措施，以减少术后并发症。

①局部处理感染牙龈，可用抗生素反复冲洗牙龈沟，然后局部涂抹碘酊，牙龈袋内用碘酊或碘甘油。

②术前、术后应用抗生素控制感染。

③患者接受抗凝治疗时注意手术后出血可能，一般不需停用抗凝药，可于术中、术后小心止血，缝合创口，加压以及局部冷敷，以控制出血。

④对拔牙创口用1％碘酊棉球压迫止血半小时，可有效减少创口的感染机会。

(四)糖尿病

糖尿病患者临床上常表现有三多症状（多饮、多食、多尿）及疲乏、消瘦。化验见尿糖阳性，血糖增高。未经控制的糖尿病是拔牙的禁忌证，因可引起创口感染并扩散及周围组织，创口愈合也受影响。如需拔牙，应在糖尿病得到控制，血糖在 8.88 mmol/L(160 mg/dL)以内，无酸中毒症状时进行。手术前2天、术后3天给予抗生素预防感染。

(五)内分泌疾病

甲状腺功能亢进(甲亢)患者有双手伸直时震颤、甲状腺肿大并可触到震颤及听到杂音、眼球突出、心率加快等症状，未经治疗的甲亢患者拔牙可导致甲状腺危象的发生。必须拔牙时，应在有效治疗后，病人脉搏不超过100次/分，基础代谢控制在＋20％以下才能进行。同时，手术前后应用抗感染药物，局麻药中不加肾上腺素。

去肾上腺皮质功能病人由于长期使用肾上腺皮质类固醇，可导致肾上腺皮质萎缩，手术刺激可能导致并发症发生。术后20小时左右是发生此症的最危险时期。进行拔牙时，术前应给予皮质激素，以避免因手术刺激导致肾上腺无反应并发症的发生。同时还需给予抗生素预防感染。

(六)肝硬化

引起肝硬化的原因很多,在我国主要由慢性乙型肝炎病毒引起。肝硬化患者需拔牙时,术前应检查凝血酶原时间,异常者应在术前2~3日开始给予足量维生素 K 和 C,并给其他保肝药物;术中应加用止血药,严格无菌操作,防止交叉感染;术后继续治疗肝硬化。

三、老年人拔牙的心理治疗

拔牙手术是口腔常见的一般手术,大多数在局麻下进行。手术时患者处于清醒状态,一方面手术时需患者的配合,另一方面患者的心理状况可影响患者的配合。老年患者常由于并发全身系统性疾病,或因为对手术的害怕和误解,可能存在种种担心和疑虑。故手术前了解患者的心理状况并给予对症治疗,有助于手术的顺利完成,并减少术后并发症的发生。

(一)老年人拔牙前的心理状态

根据临床观察,老年患者拔牙时可能存在以下几种心理障碍:

1. 恐惧心理

这类患者可能在以往治疗中受到过不良刺激或目睹别的患者拔牙时发生不良反应;或对打针、出血、疼痛特别敏感,造成心理上的极大紧张和恐惧;或对医学知识有一定了解,过分害怕拔牙后可能出现的并发症。

2. 怀疑心理

老年人在就诊时有时喜欢选择高年资医生,有些患者就诊时希望医生能够根据他们的要求进行治疗。在没有心理准备时拔牙,他们怀疑医生的诊断、技术,尤其是接受年轻医生的治疗时,会产生不信任感,产生心理上的压力。

3. 矛盾心理

患者一方面饱受病牙带来的痛苦,想早日拔除患牙;另一方面又害怕拔牙造成痛苦或发生危险。

4. 无所谓心理

由于病牙疼痛难忍,不管治疗上是否需要拔牙,他们都坚决要求一拔了之,以解除痛苦。这类患者一般较固执,往往对自己的病情估计不足,缺乏耐心及与医生的配合。

(二)老年人拔牙的心理配合和治疗

(1)在拔牙前应详细了解患者的就诊原因,检查患牙的情况,作出诊断并向患者解释治疗的方法。在确定需要拔牙后,要注意观察患者的反应及心理状态,注意消除患者的不良情绪。

(2)对于有恐惧心理的患者,在拔牙前应消除患者的恐惧。首先,应向病人耐心解释手术的必要性,及手术过程中可能出现的感觉。在打针前及拔牙前出现的恐惧高峰期,与患者交谈一些与拔牙无关的话题,诱使患者分散注意力,稳定情绪。也可采用心理暗示疗法,取得患者的心理配合。对于害怕出血的患者,拔牙后迅速用敷料压迫伤口,嘱其咬紧,迅速止血。

(3)当患者怀疑医生时,可先让其观看别的患者拔牙情况,使其亲眼看到医生的技术及别的患者拔牙的顺利过程,增强对医生的信任感。对于患者的疑问应详细耐心解答,消除患者的怀疑心理,等患者充分相信医生后再行手术。

(4)医护人员要充分理解老年患者的矛盾心理,体谅患者的想法,容许他们思想上的反复。绝对不要用刺激性语言对待,以取得患者的合作。

(5)当患者坚决要求拔除患牙时,医生应仔细严肃地向患者说明拔牙的适应证及注意事项,嘱其在手术过程中与医生配合,否则可能出现不良后果。

四、老年人拔牙的术中要点

(一)选用合适的麻药,保证良好的麻醉效果

老年人拔牙一般在局麻下进行。根据局麻药的化学结构可分为两大类:酯类和酰胺类。临床常用的有利多卡因、阿替卡因、甲哌卡因、丁卡因等。应根据用药目的、使用方法选择药物及浓度。浸润麻醉时,药液用量大,浓度应相应降低;表面麻醉、阻滞麻醉时,药液用量小,浓度可相应提高。局麻时一次用药的最大用量因药物不同有一定限制,使用时注意掌握。

为了减少手术出血,延缓麻药的吸收,延长作用时间,减少中毒反应,一般可在局麻药中加入适量的血管收缩药。临床上配制加有肾上腺素的局麻药,但严重心脏病、甲亢、高血压及糖尿病患者,一般忌用血管收缩药。

注射麻药前应详细询问有无药物过敏史,发现过敏史。现一般不用普鲁卡因。

拔牙多在浸润麻醉或阻滞麻醉下进行,少数情况下,如特别松动的牙拔除,也可采用表面麻醉,应根据不同需要选用合适的方法。注射麻药时注意解剖标志、进针方向、深度等要求,以达到最佳效果。操作时注意动作要轻柔、迅速,避免反复穿刺,以减轻患者疼痛不适。

(二)动作注意轻柔、迅速

老年患者在手术时常有各种心理异常,迅速、准确而轻柔的操作能增强患者对医生的信任感,缓解患者的紧张情绪,从而主动配合医生操作。反之,粗暴、不当的操作会加重患者的心理负担,也可能引起各种严重并发症的发生。

(三)安全拔牙

对于患有全身系统疾病的老年患者,在拔牙时注意观察患者的反应,以保证患者的生命安全。有条件时可在专科门诊及心电监护下进行拔牙,以便了解术中心血管的变化,一旦出现异常,能得以及时处理。

在手术开始前,应明确患牙详细情况,选用合适器械。拔牙时,操作要准确、轻柔、稳而敏捷,尽量缩短拔牙时间。拔牙后迅速压迫创面或缝合止血。出现术中并发症时,医生要保持镇静,对症处理。对于特别难拔的牙齿,不应蛮干,应向患者详细解释,争取患者的配合。若患者全身情况不能耐受,应停止手术。

(四)四手操作的必要性

多数情况下,拔牙由一人完成。对老年患者尤其是体质虚弱的老年人,四手操作拔牙可以加快手术,减少手术并发症的发生。如拔牙时由助手牵拉口角,使手术视野开阔;助手及时清除伤口出血或口腔分泌物,可以保持手术创面清晰、呼吸道通畅。在缝合拔牙创口时,四手操作更是必不可少的。

(五)并发症的预防

拔牙手术过程中可能发生的并发症相当多,其中大多数是由于局部解剖结构的变异或诊断、治疗过程中的疏忽或差错引起的局部并发症;少数情况下,尤其是全身机体状况较差的老年患者可能发生严重的全身反应,如昏迷、心脑血管意外等。

拔牙术中常见的并发症有牙折断,临近软组织、骨组织损伤,上颌窦穿孔,牙根进入上颌窦,以及颞下颌关节脱位等。就发生原因而言,少数是由于解剖异常所致,大多数是因为操作不当引起。为了减少并发症的发生,手术者在术前应仔细检查患牙情况,选择合适的手术器械;手术时,需要患者的配合,良好的照明和视野清晰有助于手术的顺利完成。同时,注意对周围组织的保护,避免使用暴力。

全身并发症的发生是由于患者机体的应急能力降低所致。对于体质较差的患者,手术前应做必要的全身检查,发现异常先请相关科室会诊治疗。拔牙手术最好在专科诊室进行,准备好急救物品,有条件的单位可在心电监护下手术。手术过程中,尽量分散患者注意力,操作注意轻柔、迅速。

五、老年人拔牙的术后注意事项

老年人机体老化,各脏器功能明显减退,机体内环境稳定性降低,对麻醉、拔牙等刺激的反应能力降低。医护人员不仅要保证手术安全顺利完成,还要保证手术后的合理护理,以减少并发症,促进伤口愈合。

(一) 合理补液

多数情况下老年患者拔牙后不需要补液,个别情况下,如患者极度虚弱或病情需要一次拔除多个牙齿,或术中创伤较大时,应根据病人的血压、脉搏、电解质的变化等量输入,既补充血容量,又不增加心脏负担。输液时一般控制在50滴/分以内,高血压、心脏病病人宜控制在30~40滴/分以内,总量不超过2 000 mL。合理给予抗生素和止血药物,并注意加强输液过程中的观察。

(二) 口腔护理

拔牙手术结束后,及时清除口腔内血液和分泌物后以消毒棉球压迫伤口,棉球上最好蘸有1%碘酊,如行压迫止血者,应嘱患者紧咬压迫棉球30分钟后吐出。避免吮吸伤口,手术当天不能刷牙、漱口,以免伤口出血。餐后可用生理盐水或漱口水轻轻漱口,以清除口腔内的食物残渣,保持口腔清洁。

(三) 饮食护理

病人因牙龈黏膜、骨膜、牙槽骨创伤,术后局部伤口有时疼痛不适,不当的进食方法及食物可能影响伤口愈合。老年人消化功能减退,合理的营养能促进机体的恢复,因此,老年患者拔牙后饮食护理十分重要。手术当天可给予牛奶、豆浆、蛋汤、米汤等易消化、营养丰富的流质饮食,注意避免过冷或过热。第二天开始半流质饮食,可进食稀饭、面条、豆制品、鱼类,注意保证食物的色、香、味,以引起患者的食欲。进食时间可按照其平常生活习惯,也可少量多餐。

(四)并发症护理

拔牙术后并发症一般有出血、感染等。手术当中注意仔细清理碎骨片及修整过高骨尖,手术结束后可以双氧水、生理盐水加庆大霉素冲洗伤口及口腔。全身合理应用抗生素。一旦发生术后出血,应注意安慰患者,避免情绪波动。找到出血点后用止血绵胶局部压迫止血或缝合止血,正确估计出血量,注意脉搏、血压的变化,根据需要输液或输血。

第二节 老年口腔病人住院治疗特点

一、老年住院病人的心理特点

(一)影响老年病人心理的因素及预防

1. 影响老年人心理的因素

(1)身体衰老的原因

随着年龄的增长,老年人的身体出现种种衰老现象,如精力不足、视力下降、听力减弱、记忆力下降、运动能力低下等。由于身体的衰老是一个连续发展的过程,个体间差别较大,因此,身体衰老不一定直接成为大多数老年人消极性心理变化的主要因素,对少数老年患者是其中因素之一。

(2)社会地位的改变

老年人从工作岗位上退休后,或丧失劳动力后,社会地位及社会关系的变化间接造成老年人的种种心理变化,如孤独、抑郁、自卑等。这些消极的心理对身心健康不利,能促使身体衰老,加重病情的发展。

(3)家庭状况的影响

离退休后的老年人往往以家庭内的活动为中心,家庭成员之间的关系对老年人尤其是女性老年人影响较大,如子女的独立、结婚、婚后家庭成员关系、老年夫妇之间的关系,都会起很大作用。

(4)疾病损害的影响

疾病损害可产生直接影响,也可产生间接作用。如患脑动脉硬化症时引起脑功能障碍,早期表现为记忆力减退,晚期则表现为痴呆,直接引起老年人的心理变化。有的老年人由于长期患病,造成生活上的困难、经济上的贫困及活动范围缩小,也可产生孤独感等不健康的心理状态。

(5)死亡临近的影响

随着年龄的增大、身体的衰老,老年人逐渐认识到死亡的临近,常常回忆自己的一生,产生自豪感、满足感、悔恨感、罪恶感等各种复杂的心理。

2. 预防

为了保持个性稳定,培养健康的心理并继续向良好方面发展,老年人可根据自己的条件、精力及爱好做到如下几点:

(1)自选目标,适当参加力所能及的工作。老年人可根据自己的特长、爱好及健康条件,参加力所能及的工作及活动,使身心保持退休前的状态。

(2)适当进行体育锻炼,建立有规律的生活秩序,使身体保持健康或促进疾病的康复。

(3)修性养神,搞好人际关系,自得其乐。老年人要做到胸怀开拓,节私欲,少私念,宽厚待人,搞好家庭成员关系,保持快乐和知足常乐的心理状态。

(二)老年病人的心理特征

从青壮年走进老年,心理状态会发生显著变化。老年人的心理变化特点表现为以下几个方面:

1. 性格不够稳定

与青壮年人相比,老年人性格不够稳定,情绪容易变化。老年人对生平多在有意、无意中做总结,形成了某种独特的心理模式,容易表现出主观、自信或保守、固执。当经验脱离实际,主观不能符合客观时,又会产生精神上的压力,表现为急躁、沮丧或自卑、自怜,喜怒无常。

2. 产生情感抑郁

老年人与青壮年人相比,还容易产生忧、思、悲、惊、恐等副性情感而致情绪抑郁。因为老年人经历了漫长生活操劳,又面临着离开工作岗位后处境和地位发生的变化,以及死亡的威胁越来越近,所以常常沉溺在回忆过去之中,即使境遇顺利,也难免产生抑郁情感。

3. 易产生恐惧心理

由于体力减弱,老年人在生活上常感力不从心,往往需要他人协助,但又顾虑死亡,生怕增加别人负担,怕人厌烦。有的老年人惧怕生病,总怀疑有病,又不敢去检查,思想上矛盾重重。久病卧床的老人,往往对疾病痊愈缺乏信心,有的会产生厌世情绪,特别怕人厌烦,一旦受到刺激,甚至会寻死了结。

(三)住院老年患者的心理特点

一旦患病住院,老年患者常常会表现出种种心理状态:

1. 否认心理

有些老年人担心因疾病会遭到社会和家人的嫌弃,或担心因病加重经济负担,常不承认患病。尤其是女性病人,病前一直操持家务,患病后仍然带病勉强做家务事,以示自己无病。更有甚者,即使勉强住院,也常极力隐藏病情,要求出院。

2. 不安和焦虑

老年人的生活适应能力差,住院后饮食、起居等生活规律发生改变而极难适应,常表现出焦虑不安。也因住院环境改变,丧失了独立感而焦虑不安。

3. 自尊心理

老年人若平素性格固执,病后会更坚持己见。主要表现为以自我为中心的意识增强,不愿听命于他人,喜欢别人恭维顺从,希望得到别人和家人的注意、同情和陪伴,甚至理解和赞扬。当过分要求医护人员采纳自己的建议和要求而得不到满足时,会鄙视医生和护士,甚至拒绝治疗和护理。

4. 返童现象

有的老年人会表现出童心复萌,如爱吃、爱玩,表现天真。尤以妇女和文化素养较低者多见。

5. 自卑心理

由于退休带来的社会角色的改变,老年人在社会和家庭中的地位可能降低,对许多事均心有余而力不足,易产生自卑感。住院后更是悲观,担心自己无法治愈。

6. 恐惧心理

由于年老多病,常受死亡的威胁,老年患者对年老有病充满恐惧感。对住院的恐惧感有两种表现:一些老年人会隐瞒病情,极力表现身体健康状况良好,如坚持生活自理;另一些老年人会夸大其词,稍有不适就需要住院,且住院期间对病情很关心。

(四)老年患者住院期间的心理护理

1. 关心老人

医护人员要在精神上对老年病人给予同情,尽可能地安排一些适当的探视者,促使他们交谈,以解除老年病人的寂寞感。在生活上要多照顾他们,使他们感到住院方便,而不必经常求助于别人。饮食上照顾老年人特点,可与家庭配合,多准备可口、营养、易消化的食物,不要勉强他们吃不喜爱的所谓"营养"的食品。

2. 尊敬老人

在对待老年住院患者的过程中,要注意称呼恰当,举止文雅,言行礼貌。对老年人的主诉要耐心倾听,不要随意打断病人的谈话,不可表现厌烦情绪。对他们的要求要尽量满足,不要奚落与讽刺,以免伤害老年人的自尊心。

3. 调节老年人的情绪

要多向老年人宣传解释,乐观愉快的心理状态可增强机体对疾病的抵抗力,从心理上解除他们的压力,鼓励患者振作起来,增强战胜疾病的信心。适当安排活动,鼓励老年人在适当的范围内活动,促进全身血液循环,保持精力旺盛。

4. 鼓励交流

建议亲友多探视老人,鼓励按时探视。探视时多谈论老人熟悉的人与事,多说愉快的事,但不要谈论令人激动的事,以免情绪波动。

二、老年住院病人的护理特点

老年人由于组织器官、生理功能的减退,机体抵抗力降低,抗病能力减弱,对疾病的反应不典型,发病形式不同,且往往患有一种或多种疾病。老年人自觉症状出现晚且轻微,但病情严重,复杂多变,常不能清晰而准确地说出病史及症状。所以,老年人的护理有其不同的特点及注意事项。

(一)一般护理

老年病人入院时要热情接待,主动介绍相关的医护人员、病区有关设施的布局。病室环境应保持整齐安静,清洁舒适。床铺要使老年人上下方便,被褥要轻便,且应定时更换。

(二)心理护理

老年病人患病后易产生悲观、焦虑、抑郁、恐惧等不良心理,应注意经常和病人谈心,仔细倾听病人的叙述,了解其家庭状况、个性、生活习惯及心理要求。对病人进行激励和安慰,使病人建立起积极向上的心理,有利于躯体疾病的康复。

(三)饮食护理

老年人的基础代谢率降低,机体功能减弱,活动减少,饮食量减少,为保证老年病人有充足而适当的营养,应注意调整老年病人的饮食习惯。饭菜要细致、清淡、易消化,多食水果蔬菜及含纤维素多的食物。老年人骨质疏松,应供给含钙质较多的食物。要注意同时患有全身疾病时的饮食要求,心血管方面的病人要限制动物脂肪或胆固醇含量较高的食物,高血压、肾脏疾病的病人要限制钠盐的摄入,糖尿病病人要戒糖食。

(四)用药护理

老年人由于机体代谢差,用药避免过于复杂,要掌握药物间的相互作用,避免不合理的联合用药。为避免差错,口服药应在护理人员指导下服用。肌肉注射药物吸收不好的,可作局部热敷。静脉用药的老年病人要有一个舒适的体位,由于血管硬化,皮肤松弛,血管易滑动,静脉穿刺时注意保护血管。

(五)安全护理

随着机体的老化,老年人免受伤害的能力降低,增加了安全方面的受害率,护理时必须重视老年人存在的和潜在的不安全因素。定期对老年人的病情进行评估,详细检查其运动功能、感觉功能、用药情况、营养与饮食情况。注意室内照明,地板要防滑,保证家具的稳固,使用方便。吸烟的患者禁止在床上躺着抽烟,冬天取暖时,要注意防止火灾及烫伤。衣着大小适中,保证宽松,方便活动。

(六)睡眠护理

老年病人住院常会夜间入睡困难或频繁醒来,使用药物帮助改善睡眠时要注意用药安全。在护理中注意去除影响睡眠的相关因素,如疼痛、恐惧、焦虑、抑郁等。一切护理操作要轻柔,给病人提供一个安静的睡眠环境。注重老年人的卫生习惯、入睡方式、睡眠规律,尽量维持其原有的规律。做好晚间护理,干净、舒适的床铺与被褥有助于病人入睡。

(七)活动护理

有些老年人病后习惯于卧床休息,护理人员应讲清道理,增加他们的信心,督促那些可以活动的坚持每天有一定时间的下床活动,以适应治疗的需要。但应注意掌握一定的活动量,不可过度疲劳、过度兴奋。对因病情不易活动的老年病人不可勉强,要注意病情的需要和安全。

三、术前准备

手术前周密的准备是手术治疗的重要环节,可帮助发现全身其他疾病,改善患者的心理和机体对手术的耐受,对于安全、顺利地完成手术和防止术后并发症的发生有重要意义。

(一)心理及精神上的准备

患者对手术一般都有恐惧与顾虑,术前应向患者解释手术的性质及注意事项,鼓励其对疾病作斗争,促使患者积极配合治疗。

口腔颌面部手术后可有不同程度的面部畸形,尤其是恶性肿瘤患者,可能引起面形改变、功能受限,术前必须详细解释清楚,使患者正确对待。对需术后行鼻饲的患者应耐心说明,以取得其合作。

(二)全身准备

1. 对老年手术患者,术前需常规进行血常规、大小便常规、肝肾功能、心电图、胸透等检查。拟行大手术的老年病人还要检查肺功能,拟行截除颌骨的患者应备好斜面导板或护板等。

2. 注意伴有其他系统疾病,如高血压、冠心病的老年患者,对经治疗后是否好转,能否耐受手术治疗,要进行正确判断。

3. 患者具有烟、酒嗜好或其他不良习惯的,应在术前进行改正,以免影响其对手术的耐受性,引起术后并发症的发生。

4. 手术前一天应洗澡、理发,做好个人卫生。对手术过程中可用到且可引起过敏的药物,应行皮试并作好记录。全麻患者一般手术前晚应禁食,可灌肠或用开塞露。要保证患者睡眠。

(三)局部准备

老年人一般口腔卫生较差,常有牙列不全、残根、残冠、牙周病、龋病等,术前应对病牙积极进行处理,维护口腔卫生,有助于减少术后创口感染。

四、麻醉注意事项

由于老年人机体细胞逐渐退化,器官功能减退,尤其是呼吸循环功能减退更为明显,加上患病时的消耗,常有营养不良,血容量不足,对手术和麻醉的耐受力小,敏感性高,术中应变能力差等,危险性大。麻醉前要对患者病情进行充分估计和准备,术中要仔细观察,发现异常及时处理。

(一)麻醉前的病情估计和准备

对老年患者心血管系统的检查和准备要仔细,包括心电图、胸部 X 线片、血压、肝功能、肾功能、肺功能和血常规等。一旦发现全身异常情况,必须予以足够的重视,慎重处理。若高血压已被控制,术前两周停药为宜,利尿药一般术前三天停药。

对于潜在的危险,如心绞痛、心肌梗塞、心力衰竭、低血钾等,若不及早发现,迅速纠正,就有引起并发症甚至死亡的危险。麻醉前检查应仔细。

对病人的营养不良,水、电解质紊乱,血容量不足等,麻醉前尽可能纠正,如输入平衡盐或少量多次输血。

要在病人心功能处于最佳状态时施行麻醉和手术,发现异常情况须在术前处理,必要时请内科和外科共同协商,以提高手术安全性。

麻醉前用药的注意事项:(1)阿托品不可缺少,麻醉中可重复使用;(2)东莨菪碱易引起谵妄;(3)阿片类抑制呼吸,不宜随便使用;(4)镇静剂用量应酌情减少,阿米妥、安定和苯海拉明镇静安全,效果好。

(二)麻醉选择与术中注意事项

局部麻醉具有操作简单,易于掌握,术中病人能与医生配合,费用低廉等优点,且可免去全麻术前准备和术后护理。在口腔外科中多用于拔牙和其他中小手术,甚至在不具全麻的条件下也可在局麻下完成较大的手术,如外伤的清创处理、良性肿瘤的摘除术。

1. 老年患者局麻注意事项

(1)局麻药中常含有血管收缩剂,以减少出血,延长麻药作用时间,但会对患者的血压产生影响,术中应注意观察患者的血压变化。

(2)老年人由于体质较弱,对于手术常存在精神紧张、恐惧感,要注意麻醉完全,必要时采用镇静剂,可以使病人增强对医生的信赖,缓和紧张情绪,保证手术顺利完成。

2. 全麻注意事项

(1)老年患者常有不同程度的冠状动脉狭窄,术前常规贴硝酸甘油薄膜,有益而无害。

(2)诱导前血压明显升高者,可用硝酸甘油(0.2~0.3 mg)或心痛定(1~2 mg)滴鼻,既可降压又可防治心肌缺血。

(3)较大手术,肾功能不良者,诱导后常规放置导尿管,防止术后发生尿潴留和诱发心绞痛。术中注意维持尿量大于 0.5 mL/(kg·h)。

(4)保持呼吸道通畅,维持气道峰压于 1.47~1.96 kPa。严防缺氧和 CO_2 潴留,麻醉中维持吸入氧浓度不低于 50%,SPO_2 大于 98%,$PEtCO_2$ 5.33~4.00。

(5)在心血管能耐受的范围内维持一定的麻醉深度,避免手术操作引起的应激反应。若术中血压高或心电图有缺血改变,估计麻醉深度已够,可用 0.01% 硝酸甘油静脉点滴,维持收缩压不低于术前值的 20%。

(6)麻醉用具必须严格消毒,吸痰时用无菌镊操作,采用一次性吸痰管。

(7)注意术中保暖。体温过低会影响药物代谢、心血管功能和术后复苏,且增加术后肺部并发症。

五、老年人输血补液问题

老年人主要脏器功能减退,功能性肾小球数目减少,肾小球滤过率下降,肾脏排水功能差,水平衡容易受到影响,水分过量供给,可发生稀释性低钠血症。老年人心脏功能减退,输液过多过快则可引起心力衰竭、肺水肿。酸碱平衡的主要调节器官是肺和肾脏,老年人肺、肾的功能减退,一旦发生创伤、感染或人工喂养不当,则可发生酸碱平衡失调。

(一)老年人水电解质紊乱的特点

1. 低钠血症

慢性心力衰竭、高血压的治疗,长期服用利尿剂,恶性肿瘤及营养不良,均可引起体钠总量降低,血钠浓度下降。低钠血症在老年人中很常见,血清钠测定低于 130 mmol/L,严重者可低于 120 mmol/L。一般健康成年人钠丢失 500 mmol 并不影响血钠浓度,可通过机体内在调节维持血钠在正常水平。老年人有低钠倾向,而这种调节机能低下,丢失 300 mmol 即可引起低钠血症。外科手术、创伤或感染情况下,老年人应激能力低下,容易导致不正常的创伤反应过程。一般情况下,手术中容易补充含钠盐液体过多,如生理盐水、平衡盐溶液,而忽略葡萄糖的补充,术后则限制钠量,致使水潴留。老年人心脏负荷承受能力下降,肾小球滤过率下降,有可能加重水潴留。当血钠降低至 120 mmol/L 或更低时,可能产生神经精神症状,昏迷,甚至抽搐,引起严重后果。

2. 水缺乏

老年人口渴感差,自动进水量不足,或行动不便,自我限制饮水,故平时就存在潜在性水缺乏。老年人肾小管对于抗利尿激素的反应不灵敏,浓缩尿的功能较差,根据体内水分调节尿量的功能减退,由于创伤、手术或感染引起应激反应时,尿排出量可达 3 000~5 000 mL,若不加注意,则可导致明显的水缺乏。

3. 钾、钙、镁、磷血浓度过高或过低

老年人肾功能减退,因心衰、高血压、肝硬变腹水等疾病时服用利尿剂(噻嗪类最为常用),常引起低钾血症和低镁血症。若同时补充钾和镁,则可维持血钾在正常水平。在补钾的同时,改用保钾利尿剂有发生高钾血症的危险,必须十分注意调整。

(二)老年外科病人输血补液问题

创伤、大手术和感染时,老年人的液体补充,液体总量、单位时间内输入量、几种液体种类的调配等均属重要问题,处理不当则可导致治疗不成功,发生各种并发症。

1. 发生失血性休克时,根据丢失量和估算量在中心静脉压监测下大胆、等量输入全血、成分血、血浆代用品和平衡盐溶液。

2. 大手术后或严重感染时,根据液体出入量测算其需要量,然后分组匀速输注。避免液体在单位时间内大量输入,以免引起心衰、肺水肿。

3. 大手术后最好留置导尿管,以准确记录尿量、尿比重,并据此决定输入量。必要时可测定尿渗透压。当有水缺乏时,尿比重升高,尿量减少,渗透压上升。

六、术后观察要点

(一)术后观察

1. 患者手术后回病房时应了解患者的手术过程中情况,与麻醉师及手术室护士交接班,了解病人的全身及手术局部情况。

2. 全麻患者未清醒前,应有专人护理。保持患者平卧,头偏健侧,防止呕吐物误吸入气管。严密观察体温、脉搏、呼吸及血压、神志、瞳孔、意识等的变化。经常吸出口腔内及器官插管内分泌物,保持呼吸道通畅。

3. 注意观察各种引流导管是否通畅,注意各种引流液的量、色、质的变化。负压引流出的液体颜色变化依次为鲜红、紫红、淡红,引流量逐日减少。如引流液的色、量、质发生变化,提示有出血或感染,应及时处理。

4. 术后伤口多为纱布包扎,难以直接观察到伤口的渗血情况。若发现覆盖纱布很快被鲜红色液体浸湿,可能为伤口大量渗血,应及时处理。

5. 由于麻醉药物的作用,或因尿道括约肌痉挛,术后常发生排尿困难,老年男性往往前列腺肥大,术后发生尿潴留的可能性更大。术后注意观察,发现患者不能自行排尿时,应及时对患者下腹部轻轻按摩、热敷,可帮助患者排尿。如上述方法无效,及时导尿。

6. 全麻清醒 6 小时后无呕吐,可给予少量温开水。以后,根据患者术区情况采用鼻饲流质或进半流质。

(二)术后护理

1. 术后注意保证病室环境整洁、舒适,保证室内空气新鲜,定时通风,定时消毒,保持室温在患者舒适的温度,湿度在 50%～60% 之间。

2. 术后卧床病人注意预防便秘。病人每天要摄入足够的液体,至少 2 000 mL;平衡饮食,多吃粗纤维食物及粗粮;养成定时排便的习惯;床上排便使用便盆时,要协助病人保证合适的体位。教病人做提肛收腹运动或做腹部按摩,以帮助胃肠的蠕动。

3. 对极度虚弱、昏迷的病人,要注意预防褥疮。床铺要保持平整、干燥、柔软。勤翻身,每 2 小时一次,并及时按摩受压部位。翻身时注意观察受压部位的皮肤颜色,及早发现并处理皮肤异常情况。大小便失禁,及时更换受污染的衣物，清洁病人的身体，保持皮肤干燥。

4. 口腔颌面部手术后，进食常受影响。可以经口腔进食的患者，给予高热量、高维生素、易消化的食物，注意色、香、味的调配。若需禁食，可采用鼻胃管给予流质，保证病人机体的需要。静脉高营养虽是胃肠道外补充营养的好方法，但对口腔颌面外科病人只能作为辅助性措施。

第三节　老年人口腔颌面部外伤的治疗特点

老年患者在口腔颌面外科住院病人中占有一定的比例，其住院原因可能为颌面部损伤、感染或肿瘤。由于行动不便，日常生活中老年人常发生意外，引起颜面部损伤，且伴有严重的全身并发症，住院治疗有利于康复。随着年龄的增长，老年人的机体抵抗力降低，颌面部外伤常并发感染，且炎症症状表现较严重，因此对老年人口腔颌面部外伤治疗要掌握其特点。

一、外伤的临床与治疗一般特点

1. 口腔颌面部是人体外露的部分，较易受伤。在老年患者中，受伤的原因主要为日常生活中的意外，如不慎跌倒、交通事故、爆炸等。其他如动物的咬伤、火灾等灾害性事件在老年人发病的原因中占有一定的比例。

2. 口腔颌面部外伤诱因明显，局部症状主要表现为出血、血肿、肿胀，严重者出现器官撕裂、移位、组织缺损，诊断明确。有时由于上述症状的存在，造成外观与实际情况不一致，在抢救时要仔细检查，准确判断外伤的范围和程度，以期获得良好的治疗效果。

3. 口腔颌面部血供丰富，老年人由于组织疏松，伤后出血、肿胀都较明显。如损伤发生在口底、咽旁、舌根等部位，可因组织肿胀、移位或血凝块的误吸，造成呼吸道的梗阻，甚至窒息。

4. 口腔颌面部邻近颅脑，颌面部外伤时除了可能伴有全身其他部位外伤外，常伴发颅脑的损伤。老年人由于常伴有不同程度的全身疾患，出现意外时体内应急反应差，有时会引起心脑血管意外。早期应注意观察生命体征的变化，一旦发现异常，及时治疗。

5. 口腔颌面部外伤后，可能因疼痛、组织肿胀或移位引起进食困难。治疗过程中注意采用合适的方法补充营养，以保证机体的需要，促进全身及局部的愈合。

6. 受伤后 6～12 小时内，细菌处于静止或适应环境时期，易于通过机械冲洗和清创而被清除，此时可用大量的生理盐水冲洗创面。清洗后消毒，修整不整齐的创缘，尽可能保留组织，将组织准确复位，对位缝合。对于有组织缺损、移位或由于水肿及并发感染不能严密缝合者，先行伤口定位缝合，使组织恢复到正常位置，待消肿或控制感染后再行缝合。

7. 老年病人应注意抗炎治疗和营养支持治疗。

二、软组织外伤的临床与治疗特点

根据软组织致伤的原因和表现，软组织损伤可分为多种类型，处理方法也各有特点。

(一)擦伤(abrasion wounds)

为皮肤层及浅层真皮层与粗糙物体表面摩擦而引起，常有挫伤合并发生，多发生在额部、颧部、鼻尖等较突出的部位。创面边缘不整齐，创面有泥沙等污染物附着，有少量出血或渗出，伴烧灼样疼痛。

治疗时注意清洁创面，彻底去除表面的污染物后任其自行干燥结痂。表面损伤面积较大者以凡士林油纱布覆盖保护创面，数日即可愈合。若创面继发感染，以高渗盐水湿敷，一周后也可愈合。

(二)挫伤(contusion wounds)

是皮下及深层组织遭受损伤，无开放性创口。由于伤处的小血管和淋巴管破裂，组织内溢血形成淤斑，甚至形成血肿，表现为局部皮肤青紫、肿胀、疼痛。

挫伤的治疗措施为止血、止痛、预防感染、促进血肿吸收、恢复功能。早期可用冷敷和加压包扎以止血，血肿形成 1～2 天后改用热敷、理疗或用中药活血化淤，促进血肿吸收消散。

(三)刺割伤(incised and puncture wounds)

由锐利物品刺伤或割伤，皮肤和软组织上有裂口。刺伤创口小而深，多为盲管伤，常将异物和细菌带入创口深处。切割伤的边缘整齐，污染较轻。伤及大血管时出血较多，伤及腺体、导管或面神经时会引起涎漏或面瘫。刺割伤发生后宜早期止血,彻底清洁创面后对位缝合。

(四)撕脱伤(lacerated wounds)

由较大的机械力量将组织撕脱或撕裂,为较严重的损伤。患者大量出血,疼痛剧烈,易发生休克。后期可能发生感染。

在纠正休克后及时清创,复位缝合撕脱的组织。如撕脱伤且挫伤不重,在6小时内应将主要血管找出,经处理后行血管吻合,游离再植。挫伤严重,无法找到吻合血管时,可保留皮肤层作全厚皮片再植。若伤情严重,皮肤无法利用,需清创后游离植皮,以消除创面。

三、骨外伤的临床与治疗特点

颜面部由于皮下软组织较少,遭受外伤后缓冲力量小,容易引起骨组织的损伤。老年人因为骨质吸收,骨质变得疏松,遭受外伤后更易发生骨折。有人报告,颌面骨骨折占所有骨折的3.2%～3.8%;颌面部骨折中,下颌骨骨折占70.3%,上颌骨骨折占3.3%,颧骨骨折占9.8%,鼻骨骨折占8%,颜面部多发性骨折占4.7%。

【临床表现】

1. 上颌骨骨折(fracture of maxilla)

多发生于腔窦、裂隙及与邻近骨相连接的骨缝处。根据上颌骨骨折的好发部位,Le Fort将上颌骨骨折分为三型:

(1) Le Fort Ⅰ型

骨折线从梨状孔下部开始,在牙槽突底部和上颌结节的上方水平向后延伸到翼突。可包括鼻中隔及上颌窦,同时有牙及牙槽突的损伤。

(2) Le Fort Ⅱ型

骨折线横过鼻梁,沿眶内侧壁向下到眶底,然后通过颧骨下方或颧上颌缝达到蝶骨翼突。有时可波及筛窦而达颅前窝,有鼻及眶下缘的变形、鼻腔侧壁及上颌窦的损伤。

(3) Le Fort Ⅲ型

骨折线横过鼻梁、眶部,再经过颧骨和颧弓上方,向后到达翼突,形成完整的颅面分离。多伴有颅底骨折和颅脑损伤。

2. 下颌骨骨折(fracture of mandible)

多发于髁状突颈部、下颌体、下颌角、颏部、下颌支、牙槽突及正中联合。

3. 出血及淤斑

颌骨骨折时,口腔、鼻腔、上颌窦内、结膜下常有出血,并在颌周组织内可有溢血现象。由于皮下淤血,颌面部可见眶周皮下、眼睑和结膜下有明显出血淤斑。

4. 骨折片移位

颌骨骨折后,骨折片常发生移位。上颌骨的骨折片移位方向随外力的方向发生移位或因重力而下垂,一般向后下方移位。影响下颌骨骨折段的移位因素较多,主要受骨折发生的部位、外力的大小和方向、骨折线的方向和斜度、骨折线上是否有牙以及骨折段上附着肌肉的牵拉作用等影响。

5. 咬合错乱

为颌骨骨折最常见的症状。根据骨折发生部位、骨折段移位的情况不同,可表现为早接触、反𬌗、开𬌗等。老年人由于常常缺牙,不易及时发现咬合关系的改变,须仔细检查,及时作出诊断。

6. 活动异常

正常情况下,上颌骨不会产生活动,下颌骨呈整体运动。发生骨折后,可以出现异常动度,摇动牙齿可见骨折段一起活动。

7. 功能障碍

骨折发生后,由于疼痛、咀嚼肌运动失调、肌肉痉挛、骨折片移位或颞下颌关节损伤等原因,引起张口、闭口受限,影响正常语言和进食,并可因唇、舌功能受到影响而出现流涎。外伤伤及面神经、下牙槽神经时,可出现下唇麻木、面肌瘫痪等症状。上颌骨骨折时,眶内及眶周伴有组织出血,形成眶周眼睑淤斑,眼球移位,可出现复视。

8. 颅脑损伤

暴力作用于上颌骨时,常可因上颌骨与颅底相连而发生脑震荡;损伤严重时,还可以损伤颅底而引起骨折。预后往往比较严重。

9. 颧骨骨折的表现

常在骨缝处裂开,使颧骨与相邻的骨缝分离,发生向下、向内及向后移位。常见的类型有:颧骨及其邻近面骨接缝处骨折、颧骨粉碎性骨折、颧骨和颧弓联合骨折。

Knight 和 North 提出 6 型分类:

(1)无移位骨折。

(2)颧弓骨折。

(3)颧骨体骨折。向后下移位,不伴转位。

(4)内转位颧骨体骨折。左侧逆时针向、右侧顺时针向旋转,X线片表现眶下缘向下,颧额突向内侧移位。

(5)外转位颧骨体骨折。左侧顺时针向、右侧逆时针向旋转,X线片表现眶下缘向上,颧额突向外侧移位。

(6)复杂性骨折。颧骨骨折可伴有下列症状:①颧面部塌陷。伤后早期,可见颜面部塌陷,随后由于肿胀,局部塌陷畸形并不明显,待数日后肿胀消退,又出现局部塌陷。②张口受限。由于骨折发生内陷移位,压迫咬肌和颞肌,阻碍喙突运动,导致张口疼痛和张口受限。③复视。颧骨骨折后,可因眼球移位、局部水肿、渗血及撕裂的眼下斜肌嵌入骨折线中,限制眼球运动而发生复视。④淤斑。颧骨眶壁骨折有闭合性骨折时,眶周皮下、眼睑和结膜下可有出血性淤斑。⑤神经症状。颧骨上颌突骨折可能损伤眶下神经,致眶下区麻木。骨折同时损伤面神经颧支,则发生眼睑闭合不全。

【诊断】

1. 详细了解受伤经过,如受伤的原因、部位、伤后症状和处理过程,注意观察病人全身和局部情况,及时排除全身损伤和颅脑外伤的存在。

2. 颜面部可发现创口、肿胀、出血淤斑的存在,有时有凹陷畸形。触诊可发现压痛点,骨台阶感、摩擦感,骨连续性中断、运动异常等表现。口腔内可见牙齿移位、咬合关系错乱。

3. X线检查有助于明确骨折类型、位置、范围,骨折线方向及骨折段移位情况。CT检查及三维重建图像能准确地显示颌骨尤其是合并颅底骨折时的细小骨折片及移位情况。

【治疗要点】

1. 损伤的急救:发生颌面部外伤时,可能出现大量出血、误吸、血肿、移位的组织可引起窒息。老年人由于应急反应能力差,可能并发颅脑损伤或伴心脑血管等重要脏器损伤,严重时危及生命安全。此时以抢救病人的生命为首要任务,待全身情况好转后再处理颌面部外伤。

2. 颌骨骨折患者应及早治疗,如合并严重的全身并发症危及生命安全时,应以抢救伤员生命为首要任务。一旦生命体征稳定,应尽早进行骨折的治疗。

3. 清创时以恢复患者原有咬合关系为标准,尽早进行骨折段的复位固定。老年人由于常有缺牙存在,判断是否正确复位比较困难,若有义齿,可以作为恢复咬合的依据。老年人由于缺牙,牙槽骨吸收后变得纤细,常常全身情况较差,尽可能采用简单的手段。对于骨折片移位不明显的闭合性损伤,可采用手法复位后,利用已镶嵌的义齿加颅颌绷带固定;如移位明显,全身情况许可,切开复位后行坚固内固定。

4. 合并软组织损伤,清创时先缝合口腔内创口,再行骨折复位固定,最后缝合外部伤口。骨折线上的牙应尽量保留,但如骨折线上的牙已发生松动、折断,牙根裸露过多或有炎症者,则应拔除,以防骨创感染或并发颌骨骨髓炎。

5. 全身应用抗生素,以预防感染。

6. 加强营养摄入,促进伤口愈合。适当选用中医中药也可促进骨折早期愈合。

【颌面部外伤的治疗方法】

1. 清创缝合术(debridement)

清创缝合术是口腔颌面部外伤早期的主要处理手段。口腔颌面部损伤后,腔道内存在的异物、细菌可引起伤口感染,不利于伤口愈合。因此,在全身情况好转后,应及早对局部创口进行早期处理,预防伤口感染,促进愈合。基本处理原则是:清创要彻底,但尽量保留组织,争取早期缝合。对于穿通性的口腔软组织损伤,缝合时先缝口腔黏膜,减少唾液对伤口的污染。再缝合肌层和皮肤,以恢复功能和外形。

(1)冲洗伤口

一般认为伤后 6～12 小时内,进入伤口的细菌处于静止状态,尚未大量繁殖,而且多停留在损伤组织表浅部位,易于通过机械冲洗和清创而被清除。因此,伤后应争取尽快对伤口进行彻底机械性冲洗。冲洗前,先用肥皂水和生理盐水洗净伤口周围皮肤,然后在局麻下用 3% 双氧水和生理盐水冲洗伤口,尽可能将创口内的细菌和各种异物清除干净,同时检查组织破坏程度和范围。

(2)清理伤口

为了减少组织缺损畸形,原则上尽量保存组织。除已经坏死的组织外,一般仅将破碎的创缘略加修整后整齐地对位缝合。对于新鲜的完全离断的软组织,应用无菌生理盐水冲洗后,用抗生素溶液浸泡处理。小面积的游离组织及时缝回原处,多数能完全成活;大面积的游离组织,如能找到主要血管,可进行血管吻合处理,将游离组织植回原处,否者应将其皮肤削成全厚或中厚皮片,进行再植。

(3)伤口缝合

颌面部软组织的缝合可不必受时间限制,只要伤口无明显化脓,伤口周围无明显的炎症反应,均可在彻底清除伤口内异物和坏死组织后早期缝合。对面部大面积软组织损伤或有组织缺损、移位,或由于水肿、并发感染,清创后不能严密缝合者,可先行伤口定位缝合,使组织恢复到正常位置,待水肿消退或炎症控制后,再行拉拢缝合。

2. 颌骨骨折的治疗

(1)复位

颌骨骨折的治疗目的,是将发生骨折移位的颌骨恢复到正常的解剖位置,达到功能愈合。根据骨折发生后部位、时间、骨折片移位情况,可采用手法复位、牵引复位和手术切开复位。

手法复位:常用于单纯线形骨折的早期。骨折处尚未发生纤维性愈合,骨折片活动,在局麻下用手将移位的骨折段恢复到正常位置。

牵引复位:用于早期移位明显、手法复位不能达到满意效果的骨折,或复位时间较晚,不能手法复位者。可在上下颌牙弓上分别安置带挂钩的牙弓夹板,用橡皮圈行弹性牵引复位。

切开复位:骨折移位时间久,骨折处已发生纤维性或骨性愈合,采用手法或牵引均不能复位者,应行切开复位。术中将错位愈合的骨折处纤维组织或骨组织切开或切除,重新造成骨折后,将其恢复到正常组织。

(2)固定

为了保证骨折片在正常位置愈合,骨折复位后应具有可靠的固定,以防骨折片再错位。常用的固定方法有单颌固定、颌间固定、颅颌固定。

单颌固定:在发生骨折的颌骨上作固定,而不需将上下颌骨固定在一起。固定后病人可进行张口活动,对语言和饮食影响较小,便于保持口腔清洁和早期行功能恢复。常用的方法有邻牙结扎固定、牙弓夹板固定、克氏针固定、骨间结扎固定、钢板内固定等。

颌间固定:可用于任何部位的颌骨骨折,尤其是下颌骨骨折时,可利用稳固的上颌骨作为固定体固定折断的下颌骨,以恢复正常的牙颌关系,保证骨折顺利愈合。其缺点是对进食、语言及口腔卫生的保持均有一定影响。可采用的方法有小环结扎法、简单颌间结扎法、牙弓夹板固定法。

颅颌固定:主要用于上颌骨骨折,此法在坚强内固定技术引入之后已经很少使用。

3. 颧骨骨折的治疗

颧骨颧弓骨折后如仅有轻度移位，畸形不明显，无张口受限及复视等功能障碍者，可不行手术治疗。凡有张口受限者，均应作复位手术。无功能障碍，但有显著畸形者，也可考虑手术复位。可根据骨折移位情况，采用巾钳牵拉复位法、颧弓部单齿钩切开复位法、口内切开复位法、颞部切开复位法、上颌窦填塞法等。

（朱友家、邓末宏）

第四节　老年人常见的口腔颌面部肿瘤的治疗特点

肿瘤（tumor）是人体组织细胞由于内在和外界致病因素长时间的作用，使细胞的遗传物质——脱氧核糖核酸（DNA）产生突变，对细胞的生长和分裂失去控制，而发生异常增殖和功能失调所造成的一种疾病。口腔颌面部的肿瘤除了常见的中胚层、外胚层来源的各种肿瘤外，还有口腔颌面部特有的牙源性肿瘤。

口腔颌面部肿瘤的发病率在不同的国家有很大的差别。口腔颌面部肿瘤中良性比恶性多见，约占70%左右。

良性肿瘤以牙源性及上皮性肿瘤多见，如造釉细胞瘤、混合瘤；间叶组织来源的肿瘤，如管型瘤、纤维瘤也比较常见。良性肿瘤多发于牙龈、口腔黏膜、颌骨、颜面部皮肤。

口腔颌面部恶性肿瘤在老年人中以上皮组织来源最常见，80%以上为鳞状细胞癌。恶性肿瘤按发病率的高低依次为舌癌、颊黏膜癌、牙龈癌、腭癌、唇癌、上颌窦癌。

一、良性肿瘤

良性肿瘤一般表现为生长缓慢的肿块或囊性包块，可呈间断性生长与停滞。多呈膨胀性生长，体积不断增大，挤压并压迫临近组织时可引起局部组织和器官的移位和变形。良性肿瘤多有包膜，与周围组织分界清楚，一般可活动。常无自觉症状，压迫邻近神经、继发感染或恶变时，可发生疼痛。良性肿瘤一般质地中等，骨来源的肿瘤触诊较硬，压迫引起骨质吸收时，按压有乒乓球样感。囊肿内含囊液，穿刺可抽出，有时有波动感出现。

老年人可发生的良性肿瘤较多,现将常见的介绍如下。

(一)皮脂腺囊肿

皮脂腺囊肿(sebaceous cyst)系由于皮脂腺排泄管受阻,皮脂分泌聚集而成。临床表现为:真皮或皮下组织内豆粒至鸽蛋大小的圆形肿物,生长缓慢,质地软,无压痛。囊肿与皮肤紧密粘连,中央可有色素点,周界清楚,深层可活动。继发感染可有疼痛、化脓,可恶变为皮脂腺癌。

皮脂腺囊肿主要采用手术切除。宜将囊肿与粘连皮肤一同完整切除,以防囊壁残留复发。

(二)色素痣

色素痣(nevi)来源于表皮基底层能产生黑色素的色素细胞。根据病理学特征,可分为交界痣、皮内痣、混合痣。交界痣为淡棕色或深棕色斑疹、丘疹、结节,一般体积较小,表面光滑,无毛,平坦或高于表皮,无自觉症状。经常刺激可发生恶变,表现为破溃、出血、痒或疼痛,色泽加深,痣的体积迅速增大,痣周围皮肤出现卫星小点、放射黑线、黑色素环。

色素痣一般不需处理。若出现如下情况,应行手术治疗:(1)突然出现增大、破溃、刺痒、触痛等症状;(2)位于易受摩擦的部位;(3)有碍美观。

(三)乳头状瘤

乳头状瘤(papilloma)发生于皮肤或黏膜,可有蒂或无蒂,界限清楚。口腔内牙龈、腭部为好发部位。发生于口腔白斑基础上的乳头状瘤,有较高的恶变倾向。

采用手术切除。基底部宜行较深、广泛的切除,术后送病理检查,以确诊并排除恶变。比较小的乳头状瘤可行激光治疗、微波治疗或冷冻治疗(见彩图9)。

(四)牙龈瘤

牙龈瘤(epulis)来源于牙周膜及颌骨牙槽突的结缔组织,与机械刺激、慢性炎症、内分泌改变等有关。多发生于牙龈乳头部,肿块局限,呈球形或椭圆形,可有蒂或无蒂。肿块生长后,可以破坏牙槽骨嵴。

在局麻下手术切除,切除范围需彻底。一般将病变波及的牙同时拔除,刮除病变波及的牙周膜、骨膜及邻近的骨组织后,将创面缝合。

(五)脂肪瘤

脂肪瘤(lipoma)系起源于脂肪组织的良性肿瘤,好发于脂肪丰富的区域,如面颊、颈部,发生于口内者多发于口底。病程长,呈膨胀性生长,边界不甚清楚,质地较软,有时有分叶或假波动感,穿刺抽吸常无吸出物。

治疗采用手术切除。由于脂肪瘤包膜薄,边界不够清楚,手术时应仔细,彻底完整地摘除肿瘤。

(六)颌骨囊肿

颌骨囊肿(cyst of jaws)发生于颌骨内,由成牙组织或发育过程中残留于面突连接处的上皮组织发展而来,可分为牙源性囊肿和发育性囊肿。

牙源性囊肿可发生于颌骨的任何部位,发育性囊肿则位于发育时期面突融合部位。颌骨囊肿生长缓慢,初期无明显症状,若继续生长,骨质逐渐向周围膨胀,引起面部畸形。由于颌骨的颊侧骨板相对舌侧为薄,所以囊肿多向颊侧膨胀,挤压邻近器官可产生相应症状。当表面骨质被压迫吸收变薄时,扪诊可有乒乓球样感觉,完全吸收后可出现波动感。牙源性囊肿可在口腔内发现病灶牙或先天性缺牙,穿刺时可抽出囊液。X线片上表现为清晰的圆形或卵圆形的透光阴影,边缘整齐,周围呈现一明显白色骨质反应线。

颌骨囊肿的治疗采用手术摘除。如伴有感染,应先抗感染控制炎症,后再做手术治疗。术中注意彻底完整刮除囊壁,必要时局部辅以烧灼、冷冻,防止复发。

(七)造釉细胞瘤

造釉细胞瘤(ameloblastoma)以下颌体及下颌骨角部常见。肿瘤生长缓慢,初期无明显自觉症状,发展后使颌骨膨大,颜面畸形,继续生长可使颌骨外板吸收变薄。肿瘤侵犯牙槽突可使牙松动、移位或脱落;压迫下牙槽神经时下唇及颊部麻木不适;肿瘤发展很大时可影响下颌骨的运动,甚至造成下颌骨病理性骨折。囊性造釉细胞瘤穿刺检查,可抽出褐色囊液。X线检查呈蜂房状,也可呈单房性囊状阴影,单房可见,边缘不整齐,呈半月形切迹。

采用外科手术治疗。传统观点认为宜自肿瘤周围0.5 cm处切除,切除后植骨修复。巨大造釉细胞瘤患者应立即接受颌骨切除术,并修复有困难的囊性病变。也可采用病变开窗术,待病灶范围缩小后进行手术切除。

二、恶性肿瘤

(一)概述

老年人口腔颌面部的恶性肿瘤以癌最常见,其中又以鳞状细胞癌多见,占80%以上,男性多发。老年人口腔癌的发生以颊、舌部黏膜多见,其次为牙龈癌、腭癌、唇癌、口底癌、上颌窦癌。口腔颌面部磷癌常向区域淋巴结转移,晚期可发生远处转移。早期表现为黏膜息肉或白斑,表面粗糙;以后发展为乳头状或溃疡型,有时呈菜花状,边缘外翻。

【发病因素】

恶性肿瘤的发病因素较复杂,大致可分为外来因素和内在因素。

1. 外来因素

(1)物理因素:热、损伤、紫外线、X线和其他放射性物质,以及长期慢性刺激等,都可成为致癌因素。老年人口内遗留的残根、锐利牙尖、不良修复体等长期刺激,可引发舌癌及颊癌,长期吸雪茄及烟斗的老年人易引发唇癌。

(2)化学刺激:吸烟者口腔癌发生率比不吸烟者高。烟油中含有许多致癌物质,其含量与烟草种类有关。咀嚼烟叶比吸烟导致口腔癌的危险性更大。

(3)生物性因素:实验证明,病毒可以引起某些恶性肿瘤。一般认为是接触传染。

(4)营养因素:营养不良与营养过度均与癌瘤的发生有一定关系。维生素的缺乏及体内微量元素的含量与比值,也与肿瘤的发生、发展有一定关系。

2. 内在因素

(1)神经精神因素:神经紧张,造成人体功能失调,可能是肿瘤发生的有利因素。临床上可以观察到一些肿瘤病人在病前有严重的精神创伤史,或发病后处在不正常的精神状态。

(2)内分泌因素:老年人由于内分泌紊乱,可引起某些肿瘤;患乳腺癌及宫颈癌后,发生口腔癌的机会大大增加。

(3)机体免疫状态:老年人由于机体抵抗力降低,免疫功能减弱,使得机体的免疫监视作用下降,恶性肿瘤易于发生。

(4)遗传因素:癌症患者可有家族史。研究发现,癌症的遗传规律是以"易感性"的方式表达出来的。亲代遗传的是容易患癌的体质,还需要一定的外在因素才能引起发病。

(5)基因突变:人体存在癌基因与抗癌基因,正常情况下二者相互制约,人体不会发生肿瘤。在外来因素的作用下,癌基因被激活或抑癌基因被抑制,人体才会发生肿瘤。

【防治】

口腔癌是一种死亡率较高的老年疾病,倘若在癌形成之前及时发现并积极治疗,把癌变过程阻断在癌前阶段,常可取得良好的疗效。如癌肿能较早地发现,其治愈的概率较大。为此,有必要在老年人中采取预防为主和早发现、早治疗的措施。

(1)开展防癌普查。定期体检,在老年人中开展防癌普查,从而做到早发现、早诊断、早治疗。

(2)加强防癌宣传。使老年人正确认识并了解一些防癌知识,注意口腔卫生,不吃过烫和刺激性食物,保证适宜的营养,戒除烟、酒等不良嗜好。

(3)及时处理癌前病变。及时治疗有可能转变为口腔癌的病变,如口腔白斑、红斑、扁平苔藓等。

(4)消除或减少致病因素。老年人应注意及时处理口腔内残根、残冠、错位牙,去除不良修复体,避免口腔黏膜受损伤。养成良好的生活习惯,避免精神紧张或抑郁。

(二)皮肤癌

【临床表现】

皮肤癌(carcinoma of skin)包括原位癌、基底细胞癌、鳞状细胞癌。在我国以鳞状细胞癌多见,多发生于颞部、颧部、颊部、鼻旁等暴露部位。临床表现为溃疡或乳头状新生物。治疗方法适当时,治愈率可高达90%以上。

【治疗】

对于未侵及骨骼,直径在0.5 cm以下的鳞状细胞癌和基底细胞癌,常以放射治疗作为首选,以尽可能保留面部功能。具备如下情况时可采用手术治疗:(1)病变局限,切除后修复无困难者;(2)病变累及骨、软骨,放疗效果不佳或可能并发放射性颌骨骨髓炎者;(3)放疗不敏感者;(4)放疗后复发者。手术应严格遵守肿瘤外科原则。区域淋巴结发生转移时,应进行治疗性颈淋巴清扫术。位于面部、眼睑、鼻尖的病变,手术治疗可导致术后畸形,可选用冷冻治疗。

(三)颊黏膜癌

颊黏膜癌(carcinoma of buccal mucosa)多为中分化的鳞状细胞癌,少数为腺癌。颊黏膜癌多发于磨牙区附近,呈溃疡型或外生型,生长较快,向深层浸润可穿过肌层和皮肤,向后发展可波及软腭及翼下颌韧带,引起张口受限。颊黏膜癌常向颌下及颈深上淋巴结转移,有时也可转移至腮腺淋巴结(见彩图10)。

【治疗】

小的颊黏膜癌可采用放射治疗。如对放射治疗不敏感或较大的肿瘤,应行外科手术。晚期的颊癌已侵及颌骨,并有颈淋巴结转移,应作颊、颌、颈联合根治术。早期颊黏膜癌亦可用低温冷冻或激光治疗。

(四)舌癌

【临床表现】

舌癌(carcinoma of tongue)多为鳞状细胞癌,特别是舌前2/3部位,腺癌较少见,多位于舌根。舌癌多发于舌缘,其次为舌尖、舌背及舌根等处,为溃疡型或浸润型。恶性程度高,生长快,浸润性强,常波及舌肌,致舌运动受限。晚期舌癌可蔓延至口底及颌骨,向后发展可以侵犯舌腭弓及扁桃体。舌癌常发生早期颈部淋巴结转移,且转移率较高。此外,舌癌可发生远处转移,一般多转移至肺部(见彩图11)。

【治疗】

应以综合治疗为主。为了保存舌的功能,对 T_1 病灶可选用手术治疗,对 $T_{2\sim4}$ 病灶可选用术前或术后放射治疗,待原发灶控制后再行原发灶切除和颈淋巴清扫术。如放射治疗不敏感,可行原发灶及颈淋巴联合清扫术。对波及口底及下颌骨的舌癌,应行一侧舌、下颌骨及颈淋巴联合清扫术。舌尖、舌背及舌前2/3边缘部分的小而分化良好的肿瘤,可采取包括部分正常组织在内的局部手术切除或低温冷冻。化疗可作为手术前后的辅助治疗,也适用于有远处转移者。

(五)牙龈癌

【临床表现】

牙龈癌(carcinoma of gingiva)一般以下牙龈较为多见,男多于女。牙龈癌多为分化度较高的鳞状细胞癌,生长缓慢,以溃疡型多见,早期向牙槽突及颌骨浸润,使骨质破坏,引起牙松动和疼痛。上颌牙龈癌可侵入上颌窦及腭部,下颌牙龈癌可侵及口底及颊部,向后发展到磨牙后区及咽部可引起张口困难。下颌牙龈癌多转移到患侧颌下及颏下淋巴结,以后到颈深淋巴结;上颌牙龈癌则转移到患侧颌下及颈深淋巴结(见彩图12)。

【治疗】

以外科手术为主。早期下颌牙龈癌仅波及牙槽突时,应将原发灶及颌骨作方块切除,以保持颌骨的连续性。如肿瘤范围较广侵入颌骨时,则应将原发灶及下颌骨部分或一侧切除,同时行颌颈联合根治术。上颌牙龈癌应作上颌骨次全切,如已波及上颌窦,可考虑将一侧上颌骨全切除。早期牙龈癌也可用低温治疗。放疗一般用于未分化的牙龈癌。

(六)口底癌

【临床表现】

口底癌(carcinoma of floor of mouth)系指原发于口底黏膜的癌。多为中度分化的鳞状细胞癌,生长于口底前部者,其恶性程度较后部者为低。口底癌早期常表现为溃疡型,以后向深层组织浸润,发生疼痛,口涎增多,舌运动受限,并有吞咽困难及语言障碍。口底癌可向周围邻近组织蔓延,侵犯到舌体、咽前柱、牙龈、下颌骨、舌下腺、颌下腺导管及颌下腺,或穿过肌层进入颌下区。口底癌转移率较高,常早期发生淋巴结转移,先发生颌下区转移,以后转移到颈深淋巴结,并常发生双侧淋巴结转移。

【治疗】

早期浅表的口底癌可以采用放射治疗;较晚期的病例,如侵及下颌骨,或有颈淋巴结转移时,应施行口底部、下颌骨、颈淋巴结联合根治术;晚期可采用放射治疗或化学治疗进行姑息性治疗。

(七)腭癌

【临床表现】

腭癌(carcinoma of palate)应包括硬、软腭的原发性癌,以腺源性上皮癌多见,鳞癌呈溃疡型。发生于硬腭的鳞癌多呈高度分化,一般发展缓慢,常侵犯腭部骨质,引起腭穿孔。向上蔓延可侵及鼻腔及上颌窦。发生于软腭的鳞癌恶性度较高,常侵犯邻近组织的咽部及翼腭凹,引起吞咽疼痛及张口受限。

软腭癌的淋巴结转移较早并多,主要是向颈深上淋巴结转移。

【治疗】

硬腭的鳞癌分化程度较高,适宜手术切除;软腭的鳞癌可先用放射治疗加化学治疗,再行手术切除。颈淋巴结有转移时,应同时行清扫术。

(八)唇癌

【临床表现】

发生于唇红缘的唇癌(carcinoma of lip)虽然占口腔癌的比例较小,但主要发生在老年男性,下唇多于上唇。病变多发于唇中外 1/3 交界处唇红缘。唇癌的转移率较低,主要为上唇癌。下唇癌的转移率较低,时间较晚(见彩图13)。

【治疗】

唇癌的位置表浅,特别是早期病例,无论采用外科手术、微波热疗、放射治疗、激光治疗或低温治疗,均有良好的疗效。对于发生淋巴结转移的患者,则需要手术治疗。

(九)上颌窦癌

【临床表现】

上颌窦癌(carcinoma of maxillary sinus)以鳞状细胞癌最为常见。因位于上颌窦内,早期无症状,不易发觉,当出现一定的症状时,肿瘤已发展到一定程度。根据肿瘤发生的部位,临床可出现不同的症状。发生于上颌窦内壁时,常先出现鼻阻塞、鼻出血,一侧鼻腔分泌物增多,鼻泪管阻塞引起流泪。肿瘤发生于上颌窦上壁时,眼球突出、移位,可能引起复视。上颌窦外壁的肿瘤表现为面颊部肿胀,眶下神经受累时可发生面颊部感觉迟钝或麻木。肿瘤发生在后壁时,可侵犯翼腭凹而出现张口受限。肿瘤发生于上颌窦下壁时,则先引起牙松动、疼痛、颊沟肿胀,如因牙痛而拔牙,肿瘤可突出牙槽突,创口不愈合,形成溃疡。晚期的上颌窦癌可发展到上述的任何部位以及筛窦、蝶窦、颧骨、翼板及颅底,而引起相应的症状。上颌窦癌常发生颌下及颈部淋巴结转移,有时可转移至耳前及咽后淋巴结。

【治疗】

上颌窦癌最好采用综合治疗,以外科治疗为主。早期肿瘤位于上颌窦内无骨质破坏者,可施行上颌骨全切除术,如肿瘤波及邻近组织,应施行扩大切除术。晚期的上颌窦癌最好先用放射治疗或化学治疗,待肿瘤初步控制后,再作上颌骨根治性切除术。

第五节 老年人口腔急性感染的临床与治疗特点

一、颜面部疖、痈

颜面部疖、痈为毛囊及其皮脂腺、汗腺发生的急性炎症。颜面部疖、痈的致病菌主要为金黄色葡萄球菌,常由局部的皮肤不洁、局部损伤等诱因引起。炎症发生于一个毛囊、皮脂腺及汗腺的称为疖(furuncle),皮肤红肿,中心只有一个脓头,病变局限于皮肤浅层组织。炎症波及多个毛囊及其皮脂腺、汗腺时,称为痈(carbuncle),红肿部位有多个脓头。老年人常由于患有消耗性疾病、糖尿病或全身衰竭,更易发生。

【临床表现】

颜面部疖、痈初期表现为局部米粒样或绿豆样大小微红的炎性硬结,呈锥形隆起于皮肤,有轻微触痛,一般无全身症状及体征。

炎症继续发展,患部红肿明显并呈弥散状,红肿范围可达2~4 cm,中心有一个或几个突起的黄红色脓头,触痛明显。脓头脱落后,呈典型的"火山口"样或"蜂窝"样表现,病变区上层组织呈紫红色,深层组织呈浸润性水肿。患者全身症状明显,常有高热、头痛、厌食等症状。化验检查发现白细胞升高、核左移。

颜面部疖、痈,尤其是发生于"危险三角区"内者,若被抓破或受到挑刺、挤压等不适当的刺激,感染可向颅内扩散,引起化脓性血栓性海绵窦静脉炎,出现患侧眼球外突,睑结膜、球结膜水肿,眼球外展运动受限,全身寒战、高热。

【治疗】

1. 炎症初起时,注意保持局部清洁,避免挤压、挑刺等刺激,限制唇部活动。局部可以用75%酒精轻柔地清洗患部,再以1%碘酊轻涂。如疖肿较大,周围发红,中心出现脓点、压痛等早期蜂窝组织炎时,应外敷中药。严禁挤压排脓,忌用苛性药物烧灼。全身可酌情给予适量抗生素口服。

2. 脓肿形成后,脓头顶部用10%高渗盐水持续湿敷,以促进脓头分离脱落。若脓头已分离但未脱落,可用棉镊轻轻取出,切勿用力强行拔除。尽可能减少语言，进流质或软食，以减少唇部活动。全身应经静脉给予足量、有效的抗生素，或联合使用抗革兰氏阳性菌及抗革兰氏阴性菌药物。

3. 局部红肿区域周围可以用二味拔毒散或玉露散敷成一圈，促使炎症消退。

4. 合并严重的并发症时，除了积极处理原发病灶外，还应注意采取有效的全身治疗措施，加强护理，严密观察病情变化。一般联合使用大剂量有效抗生素。

5. 注意预防中毒性休克。病人保证供给足够的营养，可经鼻饲提供足够的能量以保持机体抵抗力，也可经静脉输液，保证蛋白质、维生素的供给，必要时输入少量新鲜血液。若患有全身性疾病，应积极治疗。

二、颜面部间隙感染

感染是指由各种生物性因子在宿主体内繁殖与侵袭，导致机体产生以防御为主的一系列全身及局部组织反应的疾患。口腔颌面部位于消化、呼吸道的起端，有口腔、鼻腔、鼻旁窦等腔隙存在，口腔内牙齿、牙龈、扁桃体等器官的特殊解剖，温度、湿度适宜，有利于细菌的生长。在机体抵抗力降低时，细菌可侵入机体并繁殖，引起感染。

感染侵袭入筋膜间隙，间隙内的脂肪结缔组织遭到破坏分解，形成大量的炎性渗出物积聚于间隙中，称为筋膜间隙感染；进一步发展，形成局限性化脓，则称为筋膜间隙脓肿。正常口腔颌面部解剖结构中存在着诸多"潜在"的筋膜间隙，其中充满脂肪疏松结缔组织，易于形成蔓延的通道。颜面部血液循环丰富，鼻唇部静脉无瓣膜，"危险三角区"内发生的感染易向颅内扩散。老年人机体抵抗力较弱，弹性纤维减少，感染发生时，炎性渗出物可沿着薄弱的解剖结构从一个间隙扩展到另一个间隙，形成"多间隙感染"。

【临床表现】

1. 病原菌与感染途径

目前认为，口腔颌面部感染是由需氧菌与厌氧菌混合感染引起的。常见的病原菌有金黄色葡萄球菌、溶血性链球菌、大肠杆菌。老年人最常见的感染方式为牙源性感染，即病原菌通过病灶牙或牙周组织进入体内发生感染。其他的感染途径有损伤性、血源性、医源性。

2. 局部表现

颌面部间隙感染的局部表现为炎症区域红、肿、热、痛和功能障碍，相应区域的淋巴结可肿大并有压痛。检查可发现有病源灶存在。当炎症侵及咀嚼肌时,可导致张口受限,如病变位于口底、咽旁,患者可有进食、吞咽、语言障碍,重者可出现呼吸困难。由厌氧菌引起的腐败坏死性蜂窝组织炎表现为局部弥漫性水肿,皮肤呈紫红或灰白色,弹性消失,按压出现明显的凹陷性水肿,当组织中有气体产生时,可触及捻发音。

3. 全身表现

患者的全身表现因致病细菌的毒力及机体抵抗力不同而表现出明显的差异。局部反应轻微的炎症可无全身症状,反之,局部症状严重时全身症状明显,包括畏寒、发热、头痛、全身不适、乏力、尿量减少、食欲不振、舌质红、苔黄、脉速等。

4. 辅助检查

化验检查可发现白细胞总数升高,中性白细胞比例上升,核左移。老年患者机体抵抗力低下,可导致水、电解质平衡失调,酸中毒,肝肾功能障碍。严重感染者可发生中毒性休克,进一步发展可出现多器官功能障碍,如脉搏细速、血压下降、体温降低、白细胞计数减少等。

【治疗】

口腔颌面部感染的治疗要从全身和局部两个方面考虑。轻度感染,仅用局部治疗即可达到治愈的目的;重度感染,尤其是体质较差的老年人,有时合并有严重的系统性疾患,应高度重视全身治疗。

1. 局部治疗

保持局部清洁,避免刺激,严禁挤压,以防感染扩散。早期可外敷中草药而达到散瘀、消肿、止痛、促进炎症消退的目的;当炎症有局限倾向时,则可促使炎症消退,或促使脓肿形成及排脓。

2. 手术治疗

手术治疗应达到脓肿切开引流与清除病灶的目的。当临床确定脓肿形成或脓肿自溃引流不畅时,都应行切开引流或扩大引流。局部炎症明显,病情发展迅速,全身中毒症状明显者,也可早期切开引流减压,阻止炎症继续扩散。牙源性感染引起的炎症治疗好转后,应及时治疗病灶牙,否则炎症不易彻底控制,常反复发作。

3. 全身治疗

老年患者口腔颌面部严重的感染可并发全身中毒症状,如发热、寒战,白细胞计数降低或出现中毒颗粒,应注意全身支持治疗,静脉输液,保持水、电解质平衡以减轻中毒症状。根据病情给予足量、有效的抗生素控制感染。并发败血症、海绵窦血栓性静脉炎、中毒性休克或经血行感染引起全身其他系统脓肿形成者,更应注意全身治疗。

4. 老年人若同时伴有其他系统的疾病,如糖尿病,对颌面部间隙感染的治疗有很大的影响,一方面可延缓局部症状的好转,另一方面局部炎症又可诱发全身疾病的加重。在治疗颌面部感染的同时,积极治疗全身存在的疾患。

三、急性化脓性颌骨骨髓炎

由细菌感染、物理或化学因素使颌骨产生的炎性病变,称为颌骨骨髓炎(pyogenic osteomyelitis of jaws)。包括骨膜、骨密质和骨髓以及骨髓腔内的血管、神经等整个骨组织成分发生的炎症过程。

急性化脓性颌骨骨髓炎多发生于下颌骨,主要病原菌为金黄色葡萄球菌,其次是溶血性链球菌、肺炎双球菌、大肠杆菌、变形杆菌等,临床上常见的多为混合性细菌感染。

临床上急性化脓性颌骨骨髓炎最常见的感染途径为牙源性感染,其次为损伤性感染和血源性感染。

【临床表现】

急性化脓性颌骨骨髓炎局部常有剧烈疼痛,口腔黏膜及面颊部软组织肿胀、充血,可继发颌周急性蜂窝组织炎,病源牙可有明显叩痛及伸长感。患者全身发热、寒战、疲倦无力、食欲不振等。化验检查可见白细胞总数升高,中性多核粒细胞增多。

根据感染的原因,急性化脓性颌骨骨髓炎可分为两种类型——中央性颌骨骨髓炎和边缘性颌骨骨髓炎。

急性中央性颌骨骨髓炎起病初期自觉患牙疼痛并向同侧颞部放射。检查发现,不仅患牙根尖周红肿,龈袋溢脓,牙松动,叩痛明显,而且同时有邻牙根尖周红肿、龈袋溢脓、牙松动、叩痛等炎症表现。患者颜面部红肿。炎症继续发展,可形成骨膜下或黏膜下脓肿,此时口腔、颌面部红肿更明显。病人感觉全身不适,发热,食欲减退。下颌磨牙急性根尖周炎沿下牙槽神经管在下颌骨内迅速扩散,可引起急性弥散性颌骨骨髓炎,是口腔颌面部最严重的感染性疾病之一,局部症状更为明显。

边缘性急性颌骨骨髓炎的临床特点与颌周间隙感染的表现相似,表现为局部红肿、疼痛、张口受限等。

【治疗】

1. 当脓液还局限于牙槽骨内,病源牙十分松动并有脓液从牙周溢出,患牙无保留价值时,应将其拔除,以促进引流,预防病变扩散。

2. 脓液溃破骨皮质而形成骨膜下脓肿或黏膜下脓肿、筋膜间隙脓肿时,需及时作切开引流。

3. 全身使用大剂量有效的抗生素,常需两种或两种以上联合应用。最好能做感染细菌的药敏试验,针对性用药,效果较好。由于老年人自身抵抗力低下,应注意补充足够的能量及维生素,维持水电解质平衡。必要时,在应用足量有效的抗生素的前提下,加用适量短疗程的肾上腺皮质激素,能达到抗炎、抗中毒、抗休克的目的。

4. 急性炎症缓解后,注意及时治疗病灶牙。

第六节　老年人涎腺疾病的临床与治疗特点

一、概述

(一)涎腺的解剖结构及生理功能

1. 涎腺的解剖结构

涎腺又称唾液腺,包括腮腺、颌下腺、舌下腺三对大涎腺,以及位于口腔黏膜下层的小涎腺。小涎腺按其所在的解剖部位,分别称为腭腺、唇腺、颊腺及磨牙后腺。

腮腺是体积最大的涎腺,左右各一,重约20~30克,位于面侧部,表面略似倒立的锥体形,底在上,尖在下。腺体上缘为颧弓,前缘覆盖于嚼肌表面,下界为下颌角的下缘、二腹肌后腹的上缘,后上界为外耳道的前下部,并延伸到乳突尖部。内外侧观,腮腺呈外大内小的哑铃状,其柄在下颌升支后缘和乳突前缘之间。颈深筋膜浅层在腮腺后缘,分为浅层和深层,包绕腮腺,形成腮腺鞘,在腮腺前缘复合为一,形成嚼肌筋膜。腮腺鞘浅层特别致密,深层薄且不完整,上部与外耳道紧密相连,并发出索状纤维束,伸入外耳道前下壁软骨部的 Santorini 裂隙中。腮腺导管长约5厘米,由腺体前缘穿出,在颧弓下1.5厘米处与颧弓平行越过嚼肌表面,在嚼肌前缘成直角转向内侧,穿过颊脂体及颊肌纤维,开口于上颌第二磨牙牙冠相对的颊黏膜。腮腺为纯浆液腺,分泌的唾液清亮,且富含唾液淀粉酶。

颌下腺呈椭圆形,重 10～20 克,似核桃大小,大部分位于颌下三角、颈深筋膜浅层所形成的颌下腺鞘内,延长部于下颌舌骨肌浅面,经下颌舌骨肌深面进入舌下区,与舌下腺后段相连。颌下腺为混合性腺体,以浆液性腺泡为主,分泌的唾液黏稠。颌下腺导管长 5 厘米,由腺体内侧发出,顺腺体延长部进入舌下区,开口于舌系带旁的舌下肉阜处。导管自后下向前上方走行,长且弯曲,因而唾液流动缓慢,容易淤滞。加之导管口粗大,异物易于进入,容易诱发导管结石。

舌下腺重约 3 克,呈扁平状,位于口底黏膜深面下颌舌骨肌上方的舌下间隙内,外侧为下颌体内侧的舌下腺窝,内侧为颏舌肌,前方在中线与对侧舌下腺相连,后方与颌下腺延长部相连。舌下腺为以黏液为主的混合腺,分泌的唾液黏稠。舌下腺有 8～20 个导管,直接开口于舌下肉阜,也有多个小管集合成一根导管,开口于颌下腺导管。导管多而细小,常因创伤等因素导致导管破裂或阻塞扩张,形成舌下腺囊肿。

2. 涎腺的功能

涎腺是外分泌腺,由无数分泌单位组成,包括腺泡和导管。唾液由腺泡产生,先经过细小的终末分支——闰管汇集到较粗的导管部分——纹管,纹管在小叶间的结缔组织内逐渐汇合成较粗的排泄管。导管在排泄唾液的过程中,可调节水、电解质的浓度。

正常情况下,每天唾液的分泌量约为 1～1.5 L,不同腺体在唾液分泌总量中所占的比例不同,最高值见于颌下腺,占 60%～65%,腮腺占 22%～30%,舌下腺占 2%～4%,其余由小涎腺分泌。

唾液的流量可有生理性改变,最重要的是进食的影响,其余的因素包括气候、光线、年龄、性别等。

唾液的成分以水为主,占 99% 以上,固体成分不足 0.7%,其中有机物占 0.5%,无机物占 0.2%。唾液中的有机物主要是各种蛋白质,此外尚有一些低分子量有机物,如含氮的混合物、葡萄糖、脂肪等;无机物实际上是一些电解质,主要为钾、钠、氯、磷酸钙及重碳酸盐,此外尚有微量电解质和微量元素。

(1) 消化功能

唾液的消化功能首先是将食物进行加工,为胃肠道的进一步消化作准备。食物在唾液中乳化并溶解,随后唾液中的酶对食物进行消化。唾液中的主要消化酶是淀粉酶,这是一种主要由腮腺产生、经酶原颗粒分泌到唾液中的分解淀粉的酶。淀粉酶不仅在口腔,而且在胃肠道也起作用。

(2)分泌功能

涎腺具有分泌功能,如同胰腺和胃腺。唾液在代谢中一般不丢失,在胃肠道被重吸收,只有少量通过蒸发而丢失。

在唾液中可以检测到所有低分子的血清成分,其浓度常很低,有时也可高于或等于血清中的浓度。血液循环中的感染物质也可在腺体无病变时进入唾液,特别是病毒,常见的如乙型肝炎病毒。

(3)防御和保护功能

唾液中含有某些抗感染物质,其中包括免疫球蛋白。唾液中 IgG 和 IgM 的含量较低,但 IgA 的含量要比血清高出 100 倍,主要是分泌型 IgA(sIgA)。sIgA 在黏膜的局部免疫中起重要作用,病毒可能通过 sIgA 及巨噬细胞系统联合作用而被杀灭。

溶菌酶在唾液中大量存在,也具有保护作用。溶菌酶是一种碱性蛋白,可水解革兰氏阳性菌细胞壁上粘多糖或粘多肽的某些成分,使细菌对溶解作用敏感,因而具有抗菌特性。

过氧化物酶是在过氧化氢帮助下氧化底物的酶,在涎腺中大量合成并分泌。在人体,过氧化物酶同硫氰酸盐离子一起形成唾液的防御机制。

乳铁质是一种铁蛋白,能抑制那些需要铁的细菌生长,具有杀灭链球菌的作用。

唾液成分在口腔损伤或手术后起凝血功能,人体唾液中含脂蛋白凝血激酶(Ⅲ因子)。血液与唾液混合后,凝血时间缩短,其缩短的程度与混合的比例有关,实验结果证明,血液与唾液之比为 1∶1 时,凝血时间缩短最明显。

(4)对牙齿的保健和对黏膜的保护

唾液粘糖蛋白选择性地吸附在口腔黏膜表面,形成一层良好的保护屏障,保持组织对抗脱水和刺激物。因其具有润滑性和高黏性,使唇颊能自由移动,不受牙齿损伤及粗糙食物的摩擦。

生理状态下,唾液的 pH 值在中性左右,蛋白带负电荷,被羟基磷灰石中带正电荷的钙离子所吸引,在牙釉质周围形成一层保护膜,保护牙齿免受伤害。

(5)对口腔功能的影响

唾液分泌减少时,食物在口腔内的溶解、消化功能降低,可以影响对味蕾的刺激,味觉功能减低。

全口义齿基托组织面与牙槽嵴之间存在的唾液可增加全口义齿的附着力,增强固位作用。当唾液减少时,全口义齿的固位受影响,咀嚼功能降低。

(6)其他功能

涎腺本身具有内分泌功能。动物实验已经证实,在牛和猪的腮腺中分离出的称为"腮腺素"蛋白激素,具有以下功能:①帮助骨、软骨、牙齿等硬组织发育;②调节钙的代谢和血液中枸橼酸盐及蛋白质代谢;③促进皮肤、血管的结缔组织及弹力纤维发育;④促进肉芽组织生长;⑤与其他内分泌器官有相互制约的作用。鼠的颌下腺能产生肾素。在血压下降时,肾素将血管紧张素元转变为血管紧张素,从而升高血压。从小鼠或大鼠的颌下腺分离出的肾素与肾脏的肾素起交叉反应,同样具有升高血压的潜能。血管舒缓素是人类涎腺中形成的激素或激素样物质,人类唾液中的血管舒缓素分解激肽原,形成激肽,后者可松弛平滑肌,降低血压。

(二)涎腺疾患对口腔健康的影响

1. 牙齿

唾液的流量、流速、黏稠度、pH值和成分的变化,都和龋病的发生、发展有密切关系。唾液中的溶菌酶、铵盐和硫氰酸盐等对龋病的发生有抑制作用。因为铵盐能抑制乳酸杆菌的活动,防止将葡萄糖变成酸,硫氰酸盐也有抑菌作用。唾液中的钙、磷、氟等元素和釉质之间还存在离子交换,促进釉质的不断再钙化,有助于增强抗龋力。唾液中存在多种酶类,也和龋病的发生有关系。如唾液中的淀粉酶、麦芽糖酶有助于淀粉和糖类的分解;蛋白酶能提供细菌必需的氨基酸;磷蛋白磷酸酶能促进菌斑下的牙釉质脱钙,有利于龋病的发生。唾液的缓冲作用也与患龋率有关,唾液的流速快,重碳酸盐的含量则较高,缓冲作用强,患龋率较低;反之,则患龋率升高。例如,在唾液流量显著减少的口干症或唾液少而黏稠时,牙齿往往发生猛性龋。若唾液流量大,流速快而且稀薄,则自洁作用强,龋齿少。

2. 牙龈及牙周疾病

唾液流量大,流速快,对牙面的机械冲洗作用强;反之,食物残渣、细菌易滞留在牙面上,形成菌斑、结石。有的人的唾液容易析出大量的无机盐,沉积于牙颈部形成结石,其表面附着的细菌可释放有害因子,损伤牙龈的健康。结石的机械刺激作用也可引起牙龈炎。炎症进一步发展,导致牙周组织疾病的发生。

3. 口腔黏膜

唾液粘糖蛋白选择性地吸附到口腔黏膜表面,形成一层良好的保护屏障,具有润滑性和高黏性,使唇颊能自由移动,不受牙齿损伤及粗糙食物的摩擦。密集于唾液腺上皮下组织中能产生抗体的细胞和局部入侵的抗原发生反应而分泌 sIgA,起到防卫病原微生物对口腔黏膜侵袭的作用。口干症患者常存在口腔黏膜的炎症。

二、老年人的涎腺疾病

涎腺疾患的发生可以是局部遭受致病因素而发生的病变,也可以是系统性病变在局部的表现。老年人常见的涎腺疾患有感染、肿瘤、自身免疫性疾病等,在损伤、感染、手术或其他疾病时,腺体或导管损伤后还可引起涎瘘。

(一)涎腺炎症及相关病变

涎腺炎是涎腺发生的由于细菌或病毒感染引起的炎性病变。

【病因】

涎腺炎可由局部及全身因素引起。全身因素包括免疫防御机制及抵抗力的减弱,在老年人中常见的有恶性肿瘤、恶液质、尿毒症、糖尿病、慢性酒精中毒、严重营养不良、慢性感染性疾病以及大手术后。局部因素包括涎腺分泌异常和导管系统异常。当唾液流量减少时,唾液电解质浓度发生改变,导管内分泌物潴留,细菌或病毒可沿导管逆行感染。导管系统的异常,在老年人当中包括导管扩张、导管狭窄以及导管阻塞。

除上述的全身及局部因素外,尚有其他因素促使涎腺炎的发生。急性涎腺炎常由病毒或细菌感染所致,分离唾液中的链球菌或葡萄球菌、病毒,或通过血清补体结合试验,可证实细菌或病毒的存在。

慢性涎腺炎症主要是由分泌紊乱而非致病微生物所致。分泌紊乱使唾液的化学成分(包括蛋白质、黏液及电解质)发生改变,唾液黏稠性增加,形成唾液栓子、球状结石或微小结石。唾液性质的改变又可引起腺体组织的异常,如上皮增生,导管阻塞、扩张及增生。

【感染途径】

涎腺炎的感染途径有以下几种:

(1)逆行性感染。细菌沿导管逆行感染腺体。这是涎腺炎的主要感染途径。

(2)血源性感染。在全身感染性疾病存在时起重要作用。血流将细菌及病毒通过导管或腺泡周围的毛细血管扩散到腺实质。

(3)淋巴源性感染。感染源沿淋巴管侵入涎腺内或涎腺周围淋巴结,再扩散到腺实质。

(4)损伤或其他。损伤或邻近组织感染均可累及涎腺。这种情况少见,且炎症较局限。

1. 急性化脓性腮腺炎

【临床表现】

急性化脓性腮腺炎(acute suppurative parotitis)患者常有全身系统性感染或传染病引起的高热,及大手术后禁食或者全身慢性消耗性疾病史。病变可发生于单侧或双侧,发病急促。表现为以耳垂为中心的腮腺区肿大、胀痛或持续性跳痛、张口受限、全身发热不适等症状。局部皮肤发红、发硬,皮肤温度较高,压痛明显,由于腺体包膜致密,扪之较硬。患侧腮腺导管口红肿,唾液分泌减少。病变后期挤压腺体可有淡黄色黏稠脓性分泌物。老年患者全身情况较差时,急性感染可扩散至邻近组织间隙,出现相应间隙感染症状。脓肿穿破腮腺筋膜和邻近组织后,可由外耳道溢脓,也可在颌后或下颌角形成脓肿。

辅助检查可见周围血中白细胞总数增加,中性多核白细胞比例明显上升,核左移,可出现中毒颗粒。

【治疗】

全身选用足量、有效的抗生素,头孢菌素同时辅以甲硝唑、庆大霉素的效果可靠。对于全身存在疾病的,应针对疾病的性质、阶段,采取相应的积极有效的治疗措施,同时加强病人的营养,调节水、电解质的平衡。

注意保持口腔卫生,可选用0.02%洗必泰溶液、生理盐水等漱口。可进酸性食物、饮料或服用增加唾液分泌的药物,以促进唾液分泌。腮腺区肿胀、皮肤红肿明显者,可以红外线理疗、热敷或局部应用0.25%普鲁卡因加入抗生素作腮腺周围的环形封闭,以助炎症局限和消退。部分急性化脓性腮腺炎虽经保守治疗,但终致脓肿形成,此时应及时切开引流。

2. 慢性化脓性腮腺炎

慢性化脓性腮腺炎(chronic suppurative parotitis)又称慢性复发性腮腺炎、阻塞腮腺炎,多因导管区受压、瘢痕、异物或结石引起涎液排出不畅以及全身性疾病,使涎液分泌减少,细菌经导管口逆行感染所致。

【临床表现】

单侧或双侧腮腺肿胀反复发作,有时与进食有关。可伴有轻微疼痛不适、口干症状。发病时表现为腮腺轻微肿胀,腺体变硬,轻微压痛。患侧腮腺导管口略发红,挤压涎体可从导管口流出浑浊的"雪花样"唾液,也可为黏稠蛋清样唾液,甚至为黏液栓子而非唾液。病程久者腺体硬韧感,导管呈粗条索状。腮腺造影表现为导管系统部分狭窄,部分扩张似腊肠样改变,腺体部分呈斑点状,末梢导管扩张。后期病例腺体发生纤维化,则细小导管不显影。

【治疗】

对于由于导管受压引起的慢性化脓性腮腺炎,应针对病因去除局部诱因。可以手术取出导管异物或结石,导管行程有疤痕者需手术切除。

慢性化脓性腮腺炎一般无明显全身症状,全身用药无明显效果,一般采用经导管口灌注药物的途径。常用的药物有3%碘化钾、40%碘化油或其他含碘造影剂、龙胆紫等。食用酸性水果或饮料,口服毛果芸香碱等促进涎液分泌,是治疗腺体炎另一个重要措施。对脓液分泌黏稠者,可用糜蛋白酶冲洗导管,促进分泌引流通畅。超短波、红外线等局部治疗可缓解症状,提高综合疗效。经以上保守治疗无效,症状明显、病程长的患者可采用手术方法结扎腮腺导管或摘除腺体。

3. 颌下腺炎及颌下腺导管结石

颌下腺炎(sialadenitis of submandibular gland)是由于各种原因导致的导管阻塞或狭窄,引起涎液排泄不畅,口腔细菌逆行感染所致。导管狭窄多见于手术或外伤损伤导管,也可能由导管周围的疤痕或肿块压迫引起。颌下腺导管较长,走行由后下行向前上,涎液容易淤滞。颌下腺涎液中黏液含量、钙与磷的浓度较高,易于形成导管结石。由于导管口暴露于口底,逆行感染机会较多,故颌下腺炎常伴有颌下腺导管结石。

【临床表现】

慢性颌下腺炎的典型症状为进食时颌下区肿大及程度不等的胀痛,进食后疼痛逐渐消失,肿胀减退,反复发作。长期慢性颌下腺炎可致腺体萎缩。以上症状可不明显。

临床检查可发现颌下腺导管口红、肿,挤压颌下腺有黏稠黄色唾液或块状脓性分泌物溢出。病变早期可扪及腺体肿大,压痛;晚期腺体萎缩,纤维化而较硬,导管变粗、变硬,呈条索状。导管行程中可扪及大小不等的结石。口底咬合片可发现颌下腺导管结石,造影可见总导管节段性扩张或狭窄,部分分支导管不充盈,腺体内造影剂呈点状或葡萄状沉积。急性发作时颌下区肿胀,舌下区黏膜红肿,颌下腺导管开口处红肿明显,轻压腺体可见脓液自导管口溢出。

【治疗】

急性颌下腺炎全身症状明显,应予全身抗炎治疗,症状可缓解。对混合性感染,一般采用大剂量青霉素或头孢菌素联合庆大霉素、甲硝唑治疗,效果显著。颌下腺导管结石可试用排石汤,部分病例可排除结石。对于颌下腺导管近腺体段结石或反复发作的颌下腺炎致腺体纤维化者,需手术摘除导管结石或腺体。

4. 涎腺良性肥大

涎腺良性肥大(benign salivary gland hypertrophy)也称为腮腺肥大或退行性肥大,是一种非肿瘤、非炎症性、慢性、再发性、无痛性肿大的唾液腺疾病。涎腺肥大常与营养不良、植物神经功能紊乱、内分泌功能紊乱等全身性疾病有关。

【临床表现】

常为双侧腮腺腺体肥大,有时伴有双侧颌下腺肿大。表现为腮腺逐渐肿大,可持续多年,肿胀反复发作而无痛,可有时大时小的历史。腮腺质地柔软,边缘不清,扪诊有轻度酸胀感。导管及涎液分泌正常。造影仅见腺体肥大,导管及腺泡正常。

【治疗】

有系统性疾病者,应治疗系统性疾病;有酸胀不适感者,可用中药治疗,如夏枯草膏、小金片;有肿胀症状者可自行按摩腺体,促进腺体唾液排空。

5. 腺体萎缩

腺体萎缩(gland atrophy),特别是分泌性浆液腺泡的萎缩,可随年龄的增长而出现,属于增龄性变化之一,也可由于各种导致组织破坏或器官功能障碍的疾病引起,如饥饿、肿瘤恶液质、慢性感染等。腺体萎缩后的间隙由脂肪组织充填。放射治疗后,也可出现明显的腺实质萎缩。

本病多属于增龄性变化,目前尚无特殊有效治疗方法。

6. 腮腺导管囊肿

唾液腺囊肿(salivary gland cyst)包括黏液囊肿(mucocele)和涎腺导管囊肿(salivary duct cyst)。黏液囊肿在肿瘤中已述及,这里仅指涎腺导管囊肿。涎腺导管囊肿主要发生于腮腺,约占所有囊肿的10%。

涎腺导管囊肿的发病原因是,由于导管弯曲或其他原因造成部分阻塞,分泌物在局部潴留,导管呈囊性扩张,随着病情的延长,囊肿体积不断扩大。

【临床表现】

以男性患者多见,约占77%;多见于老年人,高峰年龄为60~70岁。表现为腮腺区无痛性肿块,生长缓慢,无功能障碍,生长到相当体积后才被发现,检查肿块柔软,可扪及波动感。边界不清楚,与浅表组织无粘连,但基底部活动度较差。穿刺可抽出无色透明液体。

【治疗】

一般采用外科手术切除囊肿。常由于伴阻塞性腮腺炎,囊肿与周围腺体可有粘连,应切除部分腮腺组织。

7. 淋巴上皮病

淋巴上皮病(lymphoepithelial lesion)是一种慢性炎症性自身免疫性疾病。其发病是由于外分泌腺的进行性破坏,导致口腔、眼、鼻、咽等的干燥症状,在临床上常合并有类风湿性关节炎等结缔组织病,包括以往所称的米枯力兹病、舍格伦综合征。

【临床表现】

本病多发于中年以上妇女。主要症状有眼干、口干、涎腺,泪腺肿大,以及类风湿性关节炎等结缔组织病。

(1)由于泪液分泌减少或停止,眼部常出现异物感、摩擦感、烧灼感,可出现干燥性角膜、结膜炎。此外,尚有畏光、眼痛、视物疲劳症状,情绪波动时少泪或无泪。下穹隆部结膜常存在黏稠的黏液状胶样分泌物。泪腺肿大可致睁眼困难,睑裂缩小。

(2)唾液分泌减少,口腔干燥。临床检查可见口腔黏膜干燥发红,舌背出现裂纹,丝状乳头萎缩,舌表面光滑呈镜面状。重者味觉异常,语言、咀嚼、吞咽均感困难,进食时需饮水。部分患者口腔黏膜溃疡,龋齿的发生率明显增加。

(3)30%~60%的患者可合并涎腺肿大,主要为腮腺。可发生于单侧或双侧,呈弥漫性的整个腺体肿大,表面光滑,与周围组织无粘连。触诊韧实,无压痛,导管口分泌很少或无,有时可触及一个或多个结节状肿块。

(4)其他外分泌腺受累。除涎腺和泪腺外,尚可有上下呼吸道分泌腺及皮肤外分泌腺受累。鼻腔黏膜干燥,结痂。喉及气管干燥,出现声音嘶哑及慢性干咳。汗腺及皮脂腺受累,则出现皮肤干燥或萎缩。

(5)全身常伴有类风湿性关节炎等结缔组织病。此外,尚可有硬皮病、多发性肌炎等。

【治疗】

目前尚无根治疗法，所有治疗都是对症的。

0.5％甲基纤维素滴眼可缓解眼干症状。为避免角膜溃疡或穿孔，一般不使用可的松药水或眼膏。

用含甘油的漱口水、1％甲基纤维素或冷开水漱口可缓解口干症状。积极治疗龋病，注意保持口腔卫生，定期洁牙。腮腺有急性炎症表现时用抗生素治疗。

对于腮腺、颌下腺肿大症状明显者，采用局部放射治疗有一定效果，但应注意从严掌握。单发性结节型舍格伦综合征若保守治疗无效，可手术切除腺体和肿块，对疑有恶变或局部病变诊断不确切病例，尤为适用。

全身治疗有激素治疗、免疫调节剂治疗和中药治疗。

对仅有分泌功能障碍的病例，应用激素可见到腺体缩小，涎液分泌增加，但效果不稳定，故一般不主张使用激素。但在合并其他系统性结缔组织病时，则是应用激素的指征。

由于淋巴上皮病患者免疫系统极其紊乱，故采用免疫治疗时，可采用免疫抑制剂和免疫激活剂两方面进行。

本病属中医燥症范围，治疗以生津增液、滋阴润燥为基本治则，可试用二仙汤（仙茅 9 g，仙灵脾 9 g，黄柏 9 g，知母 9 g，巴戟天 9 g，当归 9 g，夏枯草 15～30 g，甘草 3 g）。

(二)唾液腺损伤和涎瘘

涎瘘(salivary fistula)是指唾液不经导管系统排入口腔，而流向面颊部皮肤。

【病因】

涎瘘最常发生于腮腺，损伤是最主要的原因，包括外伤和手术损伤。化脓性感染或其他疾病也可能破坏腺体或导管，引起涎瘘。损伤发生后，唾液由创口外流影响其愈合，上皮细胞沿瘘道生长，覆盖整个创面，形成永久性瘘管。颌下腺、舌下腺有下颌骨的保护，受到创伤的机会较小。腮腺及其导管位于面颊部皮下，位置表浅，容易受到损伤而引起涎瘘。

【临床表现】

根据涎瘘瘘口所在的位置不同，可分为腺体瘘和导管瘘。

1. 腮腺腺体瘘

发生在腮腺腺体部位的涎瘘。在腺体区皮肤上有小的点状瘘孔,其周围有疤痕形成。瘘管的腺体端通向一个或多个腺体小叶的分泌管,经常有少量的清亮液体从瘘口流出,进食、咀嚼、嗅到或想到美味的食物时,唾液的流出量显著增加。口腔内由导管口流出的唾液量基本正常。

2. 腮腺导管瘘

发生在腮腺导管段的涎瘘。根据导管断裂的情况,可以分为完全瘘或不完全瘘。前者是指唾液经瘘口全部流向面部,口腔内导管口无唾液分泌;后者指导管虽然破裂,但未完全离断,仍有部分唾液流入口腔内。由瘘口流出的唾液一般比较清亮,并发感染时呈浑浊状。由完全瘘流出的唾液量可达2 000 mL以上,瘘口周围的皮肤被唾液激惹而潮红、糜烂或伴发湿疹。

腮腺造影也有助于涎瘘的诊断。腺体瘘者可见腺体某处有造影剂外瘘,导管系统显示良好。导管瘘则可见主导管上瘘口处有造影剂外溢,在其后方可见导管扩张,系瘘口处狭窄或继发感染所致。

【治疗】

腺体瘘唾液分泌少者,新鲜伤口直接加压包扎;陈旧者用电凝固器烧灼瘘道及瘘口,破坏上皮后加压包扎,同时使用阿托品抑制唾液分泌。注意避免进食酸性或刺激性食物,大多可以愈合。如果失败,需行瘘道封闭术。

新鲜的导管断裂伤可行导管端端吻合术。如断裂处接近口腔,则可行导管改道术,即将断裂的导管游离后将其外口移植于口腔内,变外瘘为内瘘。陈旧性导管损伤已形成导管瘘者,由于疤痕粘连,很难作导管吻合,如瘘口接近口腔,可行导管改道术;如瘘口靠近腺体,且为不完全瘘,可作瘘道封闭术。腮腺导管完全瘘且缺损较多,既不能作导管吻合,又不能作导管改道,可利用口腔黏膜行导管再造术。上述方法失败,可考虑作腮腺切除术。

(三)涎腺肿瘤

【发病概况】

肿瘤是涎腺组织中最常见的疾病,其中绝大多数系上皮性肿瘤,间叶组织来源的肿瘤较少见。涎腺上皮性肿瘤的病理类型复杂,不同类型的肿瘤在临床表现、治疗和预后方面均不相同。

在不同的国家,涎腺肿瘤的发病率有明显的差别,文献报告为0.15~1.6/10万人。在我国,目前尚无确切的涎腺肿瘤发病率的统计资料。

在不同解剖部位的涎腺中,腮腺肿瘤的发生率最高,约占80%,颌下腺占10%,舌下腺占1%,小涎腺占9%。在小涎腺中,最常见于腭部(50%),其他依次为唇腺(15%)、颊腺(12%)、舌腺(5%)、口底小涎腺(5%)及其他小涎腺。

恶性肿瘤与良性肿瘤的比例,在不同部位的腺体中,发生率也不一样。腮腺肿瘤中,良性肿瘤占大多数(约80%),恶性肿瘤只占少数(约20%);颌下腺中,良、恶性肿瘤的比例比较接近,分别为55%和45%;舌下腺肿瘤中,恶性肿瘤的比例高达90%,良性肿瘤只占极少数(10%);小涎腺肿瘤中,恶性肿瘤略多于良性肿瘤,分别占60%和40%。

不同组织类型的肿瘤,在各个部位的涎腺中发生的相对比例也不一样。Warthin瘤、嗜酸性细胞瘤几乎只发生于腮腺;腺泡细胞癌、涎腺导管癌、上皮—肌上皮癌多见于腮腺;多形性低度恶性腺癌多见于腭部小涎腺;管状腺瘤多见于唇腺。多形性腺瘤在大涎腺肿瘤中约占60%~70%;黏液表皮样癌在小涎腺肿瘤中所占的比例约为大涎腺肿瘤中的2倍;腺样囊性癌在大涎腺肿瘤中占5%,但在小涎腺肿瘤中高达15%~20%;舌下腺肿瘤较少发生,一旦发生,很可能是腺样囊性癌。

【致病因素】

涎腺肿瘤的致病因素与口腔肿瘤的致病因素相同,不再赘述。

【临床表现】

涎腺良性肿瘤在临床上多表现为生长缓慢的无痛性肿块,活动度好,与周围组织无粘连,但位于硬腭部或颌后区者,由于所在部位组织致密或处于骨性间隙中,肿块可较固定。一般不引起功能障碍,肿瘤表面光滑或呈结节状。

涎腺恶性肿瘤在临床上常有疼痛症状,生长比较快,呈浸润性生长,与周围组织有粘连,甚至浸润神经组织,导致神经功能障碍。有的肿瘤侵犯咀嚼肌,可引起张口受限;侵犯周围组织,可引起骨质破坏。少数病例晚期可出现颈部淋巴结转移,甚至发生远处转移。

【临床分期】

根据国际抗癌联盟(UICC)1992年标准,唾液腺癌的临床分期如下:

T 分类:

Tx   原发肿瘤不能评估

T0   原发肿瘤隐匿

T1   肿瘤最大直径2 cm

T2   肿瘤最大直径2~4 cm

T3　　肿瘤最大直径 4～6 cm

T4　　肿瘤最大直径 6 cm 以上

以上所有 T 可以再分为：

a. 没有局部扩展

b. 有局部扩展

N 分类：

Nx　　不能评估有无区域性淋巴结转移

N0　　无区域性淋巴结转移

N1　　同侧单个淋巴结转移，直径 ≤3 cm

N2　　同侧单个淋巴结转移，直径 >3 cm，但≤6 cm；或同侧多个淋巴结转移，其中最大直径≤6 cm；或双侧或对侧淋巴结转移，其中最大直径≤6 cm

N2a　　同侧单个淋巴结转移，直径 >3 cm，但≤6 cm

N2b　　同侧多个淋巴结转移，其中最大直径 ≤6cm

N3　　转移最大淋巴结>6 cm

Mx　　不能评估有无远处转移

M0　　无远处转移

M1　　有远处转移

可进一步标明部位：

肺 PUL　淋巴结 LYM　皮肤 SKI　骨髓 MAR　肝 HEP　胸膜 PIE　脑 BRA　腹膜 PER　其他部位 OTH

【治疗】

唾液腺肿瘤的治疗以手术为主。多数肿瘤，即使是良性肿瘤，包膜常不完整，手术不彻底容易复发。手术时应从包膜外正常组织进行，同时切除部分或整个腺体。如位于腮腺浅叶的良性肿瘤，应行肿瘤及腮腺浅叶切除、面神经解剖术。如位于腮腺深叶的肿瘤，需同时摘除腮腺深叶。

腮腺肿瘤除高度恶性外，如果肿瘤与面神经无粘连，应尽可能保留面神经，并尽量减少机械性损伤；如果与面神经有轻度粘连，但可分离，也应尽量保留，术中冷冻或术后加用放射治疗；如果术前已有面瘫，或术中发现面神经穿过肿瘤，或为高度恶性肿瘤，应切除面神经。

唾液腺恶性肿瘤的颈淋巴结转移率不高，原则上不作选择性颈淋巴结清扫术。当临床上出现淋巴结肿大并怀疑有淋巴结转移时，应行治疗性颈淋巴结清扫术。

唾液腺恶性肿瘤对放射线不敏感,单纯放疗很难达到根治效果。但对某些病例,放射治疗可以降低术后复发,如腺样囊性癌。其他高度恶性肿瘤,手术难以彻底切除,有肿瘤残存。

唾液腺恶性肿瘤有可能发生远处转移,特别是腺样囊性癌及唾液腺导管癌等,术后需配合化疗加以预防,减少复发。

1. 多形性腺瘤

多形性腺瘤(pleomorphic adenoma)又称混合瘤,来源于上皮组织。其组织相中包括上皮组织、黏液样组织和软骨样组织。多形性腺瘤是口腔颌面部最常见的肿瘤之一,以腮腺最易发生,约占85%左右。多形性腺瘤约占腮腺肿瘤的2/3,在颌下腺中良性肿瘤几乎全为多形性腺瘤。

【临床表现】

发生部位以腮腺最多。表现为以耳垂为中心的包块,生长缓慢,病程长短不一,肿块可大可小,多为无痛性肿块,常无自觉症状。任何年龄均可发生,但以30~50岁多见,女性多于男性。

肿瘤多位于面神经浅层及腮腺后下极,也可位于腺体内或腺体深面。肿瘤大小不一,大者可长大到20~30 cm。肿块呈球状、分叶状或不规则形,硬度中等,均匀一致或某些结节区较软,甚至有波动感。表面光滑或呈结节状,包膜完整,界限清楚,与周围组织无粘连,可活动。多年生长体积巨大的混合瘤可影响邻近器官的功能,位于下颌后区的肿瘤可影响下颌骨的开口活动,但不影响神经的功能。

B超检查表现为边界清楚、形态不规则、内部回声波均匀或不均匀的肿块。造影表现为主导管和分支导管移位,但无导管中断及造影剂外漏,呈良性占位性病变。在注入造影剂后做CT检查,有利于明确肿瘤的位置及与周围血管、神经的关系,对手术设计有重要作用。

【治疗】

采用手术切除。位于腮腺浅叶的良性肿瘤可仅连同浅叶一起切除。发生于腮腺深叶或怀疑有恶性变者,应行全腮腺切除术。发生于颌下腺的混合瘤应连同颌下腺一起摘除。

原则上,在手术中应作面神经的解剖,并妥善保留面神经。若术中发现肿瘤侵犯面神经时,可保留面神经,术后行放疗,也可切断面神经后立即行断端吻合。

多次手术后复发主要是由于腺体切除范围不够,因此在手术时应进一步清理原浅叶组织可疑结构,术后放疗可作为有价值的辅助治疗。

2. 腺淋巴瘤

【临床表现】

腺淋巴瘤(adenolymphoma)又称 Warthin 瘤,系淋巴结或淋巴组织内异位的涎腺组织增殖形成的良性肿瘤。多见于老年男性,好发于腮腺的后表面及其下极部分。肿瘤生长缓慢,多数病人无法说出明确发病时间,多为偶然发现。肿块直径多在 3~5 cm 左右,可有消长史。临床表现为圆形或卵圆形,质地较软,有弹性的包块,表面光滑,周界清楚,包膜薄而完整,活动无粘连。肿块一般无痛和无功能障碍,有囊腔形成时能扪得波动感并穿刺出黏稠液体。腺淋巴瘤有时可呈多发性,也可双侧腮腺同时发生。

涎腺造影示肿瘤所在区分支导管排列紊乱,扭曲,不规则扩张或狭窄,末梢导管可见点球状造影剂沉积。^{99}Tc 显像呈核素浓集。

【治疗】

手术切除为主要方法。腺淋巴瘤包膜完整,可于包膜外剥离肿物。鉴于腺淋巴瘤可呈多发性,术中应仔细检查,将可疑的结节或淋巴结一并摘除,也可连同瘤体周围的部分腺体一并切除。

3. 腺样囊性癌

腺样囊性癌(adenoid cystic carcinoma)是最常见的涎腺恶性肿瘤。据国内统计,涎腺上皮性肿瘤中,腺样囊性癌占 10% 左右,在涎腺恶性肿瘤中约占 24%。腺样囊性癌好发于小涎腺和大涎腺中较小的腺体,多见于腭部及舌下腺。

【临床表现】

腺样囊性癌在临床上表现为缓慢生长的肿块,病期较长。肿块疼痛是腺样囊性癌突出的症状,可为自发性或触发性。除疼痛外,患者常有患侧的神经功能障碍,腮腺肿瘤可致面瘫。颌下腺肿瘤可出现舌麻木或舌下神经麻痹症状。临床检查肿块大小不一,质地极硬,有明显压痛;肿块边界不清,不活动,与周围组织粘连,但不浸润皮肤。多见于中老年患者,高发年龄为 40~60 岁,无明显的性别差别。

肿瘤易沿神经血管束扩展,常伴有疼痛或神经麻痹症状。发生于小涎腺的腺样囊性癌易于侵犯临近的骨组织,表面黏膜或皮肤出现溃疡。腺样囊性癌还可向区域淋巴结转移。易发生远处转移是腺样囊性癌的重要特性之一,转移部位以肺部最为常见,也可发生于肝和骨。

【治疗】

腺样囊性癌的治疗有一定特殊性,由于肿瘤的浸润性,应作广泛的手术切除。如腮腺肿瘤对面神经的处理不宜过于保守,软硬腭交界处肿瘤常需连同翼腭管一同切除。手术时切除腺体周围的淋巴结是必要的。

腺样囊性癌对放射线有一定的敏感性,单纯放疗难以治愈。由于肿瘤的浸润性,肿块常不易彻底切除,术后可加用放疗,以提高治愈率。

腺样囊性癌易侵入血管,造成血行转移。发生骨、肝转移者多在6个月内死亡,但发生肺部转移者,由于肿瘤生长缓慢,仍可带瘤生存多年,此时仍可行原发灶切除。如果原发灶被控制,而无其他远处转移时,单个肺部转移灶也可考虑手术切除。

鉴于腺样囊性癌有较高的远处转移率,术后宜常规加用预防性化疗。可选用顺铂、5-Fu、喃氟啶及复方氟尿嘧啶。对于肺部转移灶的化学治疗,目前尚无足够的经验。

4. 黏液表皮样癌

黏液表皮样癌(mucoepidermoid carcinoma)是涎腺恶性肿瘤中常见的一种。女性发病多于男性。最常见的发生部位为腮腺,其次为腭部、磨牙后区的小涎腺及颌下腺。

【临床表现】

此瘤发生于任何年龄,但30~50岁多见;无明显的性别差别。低度恶性的黏液表皮样癌在临床上与混合瘤相似,表现为无痛性肿块,肿块生长缓慢,大小不一。肿块质地中等,边界清楚,可活动,表面光滑或呈结节状。原发于腮腺的肿瘤即使已侵犯面神经,也极少出现面瘫及神经症状。发生于腭部及磨牙后区的低度恶性的黏液表皮样癌因位置表浅,表现为某些区域黏膜下淡蓝色或暗紫色,黏膜光滑,质地软,有时穿刺抽出少量血性液体。

高度恶性的黏液表皮样癌生长较快,平均病期1.5年。约半数以上病例出现疼痛、溃疡及神经受累症状。肿瘤体积相对较大,肿块呈实质性,边界不清,与周围组织有粘连。肿瘤可累及面神经而出现面瘫,可破坏涎腺出现涎漏,皮肤或黏膜可能出现溃疡。肿瘤切除不彻底,术后易复发,并可能发生区域淋巴结转移。涎腺造影呈恶性表现,导管中断缺损,远端导管出现不全充盈,管壁不光滑,也可呈现分支导管破坏,碘油外漏。

【治疗】

外科手术切除是黏液表皮样癌的主要治疗方法,彻底切除是治愈的关键。

手术应在肿块周围 1 cm 外正常组织内进行。腮腺高分化黏液表皮样癌可采用保留面神经的腮腺全切除术,可术中加用冷冻或术后加用放疗,以减少复发。低分化黏液表皮样癌,如面神经受累则应同时一并切除,然后做面神经移植或吻合。低度恶性的颌下腺黏液表皮样癌应行颌下三角清扫,硬腭黏液表皮样癌应作部分颌骨切除术。

黏液表皮样癌对放射线不敏感,单纯放疗难以根治,但可在手术后加用放疗以减少复发。

5. 腺泡细胞癌

腺泡细胞癌(acinic cell carcinoma)约占涎腺上皮性肿瘤的 2.5%,多见于女性。腺泡细胞癌多发生于 50～60 岁,发病部位以腮腺多见,占 90% 以上,偶见于颌下腺与小涎腺。部分肿瘤可发生于双侧腮腺,发生率占 3%,仅次于 Warthin 瘤。

【临床表现】

患者多表现为局部肿块,大多无自觉症状。病期长短不一,半数以上患者病期在一年以内,部分病例有近期生长加速史。临床检查肿瘤多呈圆形、椭圆形或结节状,质地较硬,与周围组织界限较清或不甚清楚。肿块大多活动,部分活动度较差,多数无压痛。约 10% 的患者可出现面神经功能异常。少数患者在初期即出现颈部淋巴结转移,亦可经血道发生远处转移。

【治疗】

局部广泛切除是根治腺泡细胞癌的关键。在多数情况下面神经可保留,但如面神经与肿瘤粘连,则需切除之。复发性肿瘤者为了减少局部再次复发,不宜过分强调保留面神经。

腺泡细胞癌对放射线不敏感,多数病例不必采用术后放射治疗,但对手术切除不彻底,有肿瘤残存,复发性肿瘤,以及术后病理检查发现颈部淋巴结转移并突破被膜者,可考虑放射治疗,以减少复发。

6. 恶性多形性腺瘤

恶性多形性腺瘤是继黏液表皮样癌和腺泡细胞癌之后最常见的涎腺恶性肿瘤,占所有涎腺肿瘤的 1.5%～6%,占涎腺恶性肿瘤的 15%～20%。

癌在多形性腺瘤中的发病部位以腮腺最常见,约占 80%,颌下腺及小涎腺各占 10%。小涎腺中以腭腺最常见。

【临床表现】

恶性多形性腺瘤中患者大多发现肿块的病史较长,短者 2 年,长者可达

50年,平均20年,但多见于60岁以上的患者。肿块生长缓慢,或在相当长的时间内无明显变化。肿块常呈无痛性生长,但在生长一段时间后,突然出现肿块生长加速,并可伴有疼痛、面神经麻痹等症状。有的肿瘤在多次复发后出现恶变的表现。少数患者病史较短。这些病例多为腮腺深叶肿瘤,因部位深在,不易早期发现,等出现症状并发现肿块时,肿瘤体积已较大并已发生恶变。临床检查时,癌在多形性腺瘤中肿块多呈结节状,固定,与周围组织粘连,可出现溃疡。腮腺肿瘤有不同程度的面神经麻痹,颌下腺肿瘤可出现舌下神经功能障碍,部分病例出现颈部淋巴结转移。

【治疗】

以手术治疗为主。如有足够的正常组织边界,手术可得到根治。腮腺肿瘤应力求保留面神经。过度的扩大根治、选择性颈淋巴结清扫及术后放疗,均无必要。适当治疗,可获得类似于良性多形性腺瘤的疗效。

(邓末宏、朱友家)

第十章　老年人口腔修复

第一节　老年人失牙后的生物学变化

进入老年后,机体一些重要的感觉器官,如听觉、触觉、味觉的功能不同程度地减弱,与修复有关的一些组织也出现不同程度的老化改变。临床医生应充分认识并重视这些改变,以便提供更好的修复治疗。

一、老年人局部组织的增龄性变化

(一)牙槽骨的变化

牙槽骨增龄过程中,松质骨密度下降,孔隙增多,而密质骨则变化不明显。骨质的改变,使其对损伤及致病因子的抵抗力下降。研究指出,骨质疏松后,牙周病患病率升高,同时,在修复后承力区牙槽骨容易吸收。基于此,在修复时,应注意到患者骨质的增龄性变化,在义齿设计时尽量改善下方骨质的受力情况,延缓骨质吸收。

(二)颌骨的变化

相关的周围骨性结构及软组织均发生改变。颏隆突,颏结节和下颌舌骨嵴等相对地显得特别突出,颏孔接近或位于牙槽嵴顶上,内外斜嵴可形成双嵴,唇、颊、舌系带与牙槽嵴顶的距离变短或与之平齐。

(三)牙齿

牙齿的颜色、牙位、倾斜度以及牙本质和牙骨质都会随着年龄的变化而相应改变。

老年人牙列的邻面由于长年累月磨耗,缓慢地近中向漂移,因而老年人前牙(尤其是下前牙)常显得拥挤不齐。在可摘局部义齿设计时,这种状况会妨碍大连接体的就位,并使技师制作变得相对困难,戴入与牙面的密合性也会受影响。因而,在制取印模前,应根据就位道的方向,用高速车针对其进行调改。此外,老年人牙位改变,在排前牙时,不应排得过于整齐,以免形成义齿面容。

老年人牙齿,由于继发性牙本质的沉积以及表层釉质的磨耗变薄,颜色逐渐变深。因而,在选牙时不应选用颜色过于明亮的人工牙,否则与邻牙不协调。

此外,老年人牙齿切端及牙尖常已磨耗/损变平。有研究指出,进入30岁后,尖牙的牙尖常已变平,故而在试排牙时,可根据患者的口形将牙尖适当磨平。

(四)牙周组织的变化

牙周膜纤维变粗、硬化和断裂;血管扩张或狭窄,分布减少;牙周承载能力降低。

(五)口腔黏膜的变化

可摘局部义齿修复后,在承托区上皮角化层及上皮厚度变薄。同时,义齿戴入后,容易出现水肿及上皮钉突变平。在非角化区,则上皮易出现萎缩变薄。

(六)唾液腺的变化

目前已知道,随着年龄增加,唾液分泌量相应减少。但研究表明,在没有服用抑制分泌药物的老年个体,其腮腺的分泌量是正常的,但唾液的化学组成及黏稠度随着年龄的增加而改变。

在一些特定的情况下,唾液的分泌量降低,如进入更年期的妇女,以及服用某些药物后。此外,在放疗后,伴发口干症以及舍格伦综合征的患者,口腔唾液量严重不足。

唾液分泌量下降,基牙得不到足够的冲刷以及唾液缓冲体系的破坏或弱化,基牙易患龋病和牙周病。同时,义齿戴入口内,由于组织面润湿性不足,义齿固位力下降,并且干燥的口腔黏膜在义齿行使功能时易被损伤。对于这样的患者,一般建议其在修复后配合使用人工唾液,同时,应加强口腔卫生。

(七)颞下颌关节的改变

关节盘、髁状突关节区的成纤维细胞减少,胶原纤维呈致密排列,皮质吸收而致髁状突变小,关节面变平。关节的变性使下颌关节易于脱位或发生颞颌关节疾病。

(八)咬合关系变化

余留牙大多数发生移位或伸长,松动牙增多,残冠、残根多。往往失牙时间长,且未及时修复,或残根容易造成邻牙移位及对颌牙伸长,易形成创伤性颌。牙齿缺失数目多,并造成多间隙、大间隙,余留牙条件差。

二、老年人全身生理的增龄性变化

(一)生理改变

进入老年后,机体一些重要的感觉器官,如听觉、触觉、味觉的功能不同程度减弱。临床医生应充分认识并重视这些改变,以便提供更好的治疗。

老年人视力下降,使其无法有效地清除基牙及义齿上的菌斑、结石,进而导致基牙的牙周状况恶化,影响修复的远期效果。听力下降,使得老年患者常无法准确清晰地听清医嘱,故而常表现为医从性较差。另外,老年人本体感受能力减弱,常无法顺利摘戴义齿。

另外,在修复时,有些老年患者希望修复后口周皱纹能够变浅,以显得年轻。但Franks和Hedegard在1973年的研究表明,皱纹是由于皮下脂肪减少及皮肤弹性降低而形成的。此外,一些习惯性的表情最终也会使脸部相应区域形成皱纹。这些脸部结构无法通过义齿修复消除。故而,在修复前,应向患者解释清楚,防止其对修复期望过高。

可摘局部义齿大部分支持作用来自承托区的骨组织。然而,随着年龄的增长,骨质密度相应降低,尤其是步入更年期后的妇女,往往存在骨质疏松,故而,在可摘局部义齿设计时,应尽量扩大基托的覆盖范围,以利于分散殆力,减轻下方支持组织及基牙的负担。除骨质的改变外,老年人由于肌细胞数目的减少,致使肌强度出现不同程度的降低,咀嚼的力量亦相应减弱,故而在可摘局部义齿修复后,患者常抱怨进食乏力。鉴于此,修复前应向患者指出这一生理改变。

老年人的中枢神经系统的功能发生退化,往往造成老年人手脚不灵、动作不便,影响其对口腔修复治疗的配合及疗效的充分发挥。同时,很多老年人对新的修复体的适应非常缓慢。这就要求临床上设计义齿时,应充分参考老年人旧义齿,以便于患者较容易地适应新义齿。

(二)全身系统性疾病多发

高血压、冠心病、糖尿病、脑中风、帕金森氏病、老年痴呆等老年疾患常可造成老年人较重的全身衰弱症状,从而使患者忽视口腔与修复体的护理,增加了老年人对龋病和牙周病的易感性,使口腔修复的难度增加。

(三)营养吸收障碍

老年人的营养状况直接影响老年人的健康,也影响老年人对口腔修复治疗的耐受力。文献报道,老年患者难以适应义齿的一个原因是由于营养吸收不足而降低了组织的耐受力。如老年人血浆中维生素 B_1、B_2 或叶酸浓度的降低,可使其对可摘义齿的耐受力降低。

(四)心理因素与经济因素

由于脑功能衰退,老年人对义齿修复可能产生较为复杂的心理改变。某些老年人对年轻医生轻视,或对修复治疗有排斥心理,认为修复治疗的结果是不会符合自己要求的,在修复治疗中及戴牙后往往拒绝合作。经济问题也是老年人选取修复治疗方法的一个重要因素。经济和身体条件较好的患者,能够多次来院就诊,较好地维护牙根和牙周的健康,采用较好的修复材料和先进的修复手段,修复的义齿能满足老年患者的咀嚼、舒适、美观等需要。对于大多数老年患者,更多的是根据患者的全身情况和经济状况选择合适的治疗方案。

第二节 老年人失牙后的修复类型选择

一、老年口腔修复前的口腔准备

在常规的修复预备之前,应该充分了解老年患者的全身情况,控制系统性疾病，在制定全面而多种的修复计划后，耐心地给老年人讲解，共同配合完成高质量、满意的修复治疗。

(一) 调𬌗

调𬌗是老年人口腔修复的重要方面。老年人由于牙齿缺失较多，对𬌗牙的伸长，或由于长期使用磨耗不均匀，形成较多过高的牙尖及斜面牙，形成咬合创伤，导致牙折和牙周损害。此类的修复应重视调𬌗，调整咬合创伤，改善咬合关系十分重要。在调𬌗过程中应考虑到𬌗重建及修复。牙体的固定修复中，既要注意避免老年人各种牙体修复后的牙折，又要不断提高老年人各种牙折后的修复水平，注意预防老年人各种牙体治疗后根折的发生。

(二) 残根、残冠保留

老年人往往有多种全身疾病，高龄老年人往往还有许多残根，如无牙周及根尖周炎病史，在不影响修复的前提下，应尽量予以保留。对于大多数老年患者，如注意口腔卫生，未治疗的牙根也可存留很长时间。国际上确定老年人口腔保健目标为"8020计划"，即80岁时保留20个自身的牙齿。所以，老年人残根残冠的保存修复非常重要。

二、修复体种类的选择

老年人一般乐于采用固定修复，既稳固又不需自行取戴。对于少数牙缺失，基牙情况良好，身体状况许可的患者，可选择固定桥修复；反之，基牙条件差或多数牙齿缺失的患者，以采用可摘局部义齿修复为最佳选择。

(一) 老年人固定义齿的选择

传统观点认为老年人支持组织萎缩，临床牙冠增长，牙齿常有松动，牙周组织的代偿能力降低，承担𬌗力能力减退，采用固定义齿修复容易造成基牙的牙周组织损伤，因而不宜选择固定修复。随着经济发展及医疗保健条件的不断提高，老年人的失牙率显著降低，老年人牙体、牙根的保存修复，使固定义齿修复越来越多。设计合理的固定义齿较可摘局部义齿咀嚼效率高，舒适、方便、美观，目前老年人更愿意接受。

老年人固定修复应该重点考虑的是咬合力的分布与修复后的保健。老年人在经济和维持良好的口腔卫生等条件允许的情况下，尽量选用固定义齿修复,有利于去除创伤,调整咬合,防止食物嵌塞,保护基牙,恢复咀嚼功能。由于固定修复往往磨切牙体组织多,操作复杂、费时,对于患有严重系统性疾病,身体衰弱,不能支持较长时间牙体预备手术者,则应放弃固定修复。

(二)老年人可摘局部义齿选择

在老年人可摘局部义齿修复前,应进行认真仔细检查及耐心解释,让病人对医生增强信任感,以期其密切合作。并应及时采取如下措施:①在身体条件许可的情况下,对不能保留的残冠、残根和Ⅲ°松动牙要及时拔除,以免影响义齿功能或戴牙后反复就诊。②不要轻易拔除剩余牙。因剩余牙可以增加义齿的固位力,保存根周膜内的本体感受器,以维持正常的咀嚼功能。③除个别极度松动的牙齿需要拔除外,可以保留的患牙需尽量保存下来,但保留的患牙必须按常规完善牙髓、牙周治疗;龋齿、楔状缺损的牙齿进行充填,牙面、颈部的过敏牙齿进行脱敏治疗。

1. 可摘义齿修复时的注意事项

作为一个特殊病人群体,在可摘局部义齿修复时,老年人具有许多特异性,故而在临床操作时应注意以下几个方面:

(1)印模

①修复前软组织的休整与恢复

对于长期戴用可摘局部义齿的患者,在取印模前,应让软组织得到充分恢复。由于原来义齿在行使功能时,导致承力区软组织变形,旧义齿摘除后立刻制取印模,软组织形变没有得充分的恢复,而处于被压缩状态,因而,当新义齿制作完成,戴入后组织反弹,使得义齿出现松动脱落倾向,尤其是余留牙数目不多的游离端缺失的患者更为明显。因而,在取印模前应给予组织足够的休整恢复时间,老年人恢复所需的时间较年轻患者长,要求至少24小时不佩戴义齿,然后再取印模。

②保护唇颊软组织

由于黏液腺的增龄性变化,腺体逐渐被脂肪组织代替,使得腺体分泌量下降,故而老年患者唇部及颊部软组织较年轻人干燥,易被撕裂。在制取印模时,托盘应进行适当的调改,使其尽量少牵拉口唇,防止损伤。

③维持气道的通畅

在取印模时,应注意调整椅位(如将椅背竖起),让患者能够保持呼吸道通畅,并且印模材料的用量应尽量地少。此外,在取印模前,应用空托盘反复在患者口内练习,让患者清楚整个操作过程,以便于更好地配合医生操作。

④稳定松动的余留牙

老年人余留牙的牙周状况一般较差,常伴有不同程度的松动,为了避免取模时松动牙被拔出或使患者不适,可采用氧化锌丁香油粘固剂暂时将松动牙固定到邻牙上。首先将松动牙的牙面吹干,将调拌好的氧化锌丁香油粘固剂置于两牙的邻接区,待其硬固后再制取印模。这样可暂时固定松动牙,并且在印模完成粘固剂可轻易去除。

(2)人工牙𬌗面形态的选择及颌位记录

若缺失牙较少,牙列相对完整,此时颌位记录可根据余留的咬合关系来确定;而对于缺牙数目较多,如上下颌后牙缺失,则需要准确地确定出下颌后退位。对于老年患者,尤其是长期缺牙者,应用较柔的力量作用于患者颏部,反复诱导至下颌后退位。操作时不能过于用力后推,这样易使患者产生不适甚至疼痛,反而不利于颌位记录。

老年人活动义齿修复时,要求人工牙𬌗面的形态尽量简单,不宜让上下颌人工牙咬合面接触面积过大,并且应合理控制人工牙的牙尖斜度。临床上,下颌人工后牙可用非解剖式人工牙,而上颌用牙尖斜度为 20°的人工牙,以有效地限制上下人工牙接触的面积,并且降低侧向力。若下颌为牙列缺损,而上颌为无牙颌,修复时要求在正中𬌗时两侧第二前磨牙和第一磨牙区同时接触,而第二磨牙及前牙不接触,这样有利于上颌全口义齿的稳定。

(3)固位体

可摘局部义齿的卡环应少,一般 2～3 个固位,钢丝要细(常用 0.8 mm),卡环应稍松,不能太紧。

(4)戴牙

义齿基托过度扩展时,在戴牙后常出现轻微的疼痛,在复诊调改后可消除。老年人患者尚可能出现一些特殊的情况,临床检查时,在义齿边缘相应软组织区域存在延迟愈合的创伤,这往往提示义齿基托扩展不足,使软组织得不到合理的支撑。同时,由于老年人软组织弹性下降,故而出现上述表现。因而,此时应适度扩大基托的范围。

义齿在戴入前,应在充分照明的情况下,仔细检查基托组织面,去除一些锐利的结构,以减少或避免戴牙后出现压痛。

此外,老年患者在戴牙 24 小时后应复诊,以便及时发现并解决问题。伴有系统性疾病、行动不便的患者,应定期复检,以便及时发现并消除创伤。

2. 老年人修复牙位数的选择

以前的观念认为,老年人缺失的牙要尽量恢复。根据 WHO"8020"的保健要求,对老年人牙位数的修复,并不需要全部修复,如全口义齿排牙上颌修复12颗牙,下牙修复14颗牙,75岁以上的老年人可适当减少修复牙数。作固定修复,左右均能恢复两个功能区(左右后牙)更好,若不能全部恢复,能恢复左右各一个功能区也可代偿老年人的咀嚼功能。应尽量保持左右均有咀嚼功能,这样老年人不会因牙数减少而失去基本的咀嚼功能。对于活动义齿,只要能左右恢复各一个以上的功能区即可。

3. 牙𬌗重建的必要性

老年人的修复不仅是将失牙镶复,而且要发挥功能。由于老年人口腔缺损的情况较为复杂,牙𬌗关系的修复应综合考虑。对老年人比较常见的如对𬌗牙伸长、倾倒,基牙牙周情况差及牙槽嵴萎缩严重等均应综合分析和恰当处理。另外,老年人牙𬌗重度磨耗的修复是老年口腔修复的重点之一,在选择固定修复或𬌗板修复时要考虑老年人牙冠短、咬合垂直距离小等因素。

4. 老年人咬合垂直距离的恢复

老年人由于牙列的重度磨耗或缺牙时间较长,可导致咬合垂直距离减小。咬合垂直距离的恢复与功能恢复密切相关,垂直距离恢复不准确,既可影响到面部形态的恢复,又可影响口腔本体空间,进而影响舌、颊肌的运动,影响咀嚼功能的发挥。人工种植体、磁附着体等辅助固位技术的应用,改变了需采取降低咬合高度辅助总义齿固位的传统观念,可以使其保持正常的咬合垂直距离。反之,则应适当降低咬合高度。

5. 老年人口腔修复的功能与美观

对老年人的口腔修复即要注意咀嚼、发音等口腔功能的恢复,也要考虑美观、舒适的因素。老年人面部形态的恢复有助于社交信心的恢复,对老年人心理改善很有帮助,在做口腔修复时应尽量兼顾。

6. 老年人颞下颌关节病与修复治疗的关系

颞下颌关节紊乱病在老年人中有较高的发病率。牙列缺损、牙列磨损以及颞下颌关节及周围组织的退行性改变等,导致老年人有较多的关节症状。选用符合老年人生理情况的良好口腔修复体,也是治疗老年人颞下颌关节紊乱病的主要手段。

7. 老年人的种植牙问题

人工牙种植并非老年人的绝对禁忌证,但应根据老年人的全身情况综合考虑,由于老年人全身疾病和局部骨质疏松等的发病率较高,一般宜进行较少的种植,范围较大不宜提倡,避免造成过大创伤。如针对老年人齿槽严重萎缩者,可种植 2~3 个种植体,以磁附着体、杆卡式固位体、球帽式固位体辅助其义齿的固位,同样能获得好的效果。

8. 口腔修复类型与修复后的保健

老年人口腔修复后的保健十分重要,关系到修复的成功与否及使用寿命。口腔修复后应定期复查,以半年复查一次为宜,全口义齿宜在 4~5 年内作全面修理,如垫底或重做。由于老年人口腔内环境的改变,应特别注意对继发龋及根面龋的防治,对残留的牙根应注意清洁,对残留牙根的牙周状况应定期检查,防止因进一步龋坏和牙周破坏损伤余留的牙齿及牙根。老年人的固定义齿和种植义齿修复术后,都特别强调保持局部清洁。

9. 修复材料对老年人全身系统的影响

口腔修复与消化系统的关系十分密切,与中枢神经系统、呼吸系统、循环系统也密切相关。口腔内多种金属修复体对老年疾病检查需要的核磁共振图像的干扰,逐渐引起学者们的注意。初步结果是:①汞合金、金合金均不产生伪影。②牙用不锈钢材料即使未测出磁化,但仍会产生伪影,但伪影范围较小。戴用镍铬合金修复体可安全接受头颅核磁共振检查,但镍铬合金修复体可使其比邻组织的核磁共振成像发生畸变,累及范围因扫描序列而异,对解剖影像影响较小,对功能影像影响较大。③磁性固位体产生伪影,衔铁引起伪影的范围明显小于磁体＋衔铁磁体＋衔铁所产生的伪影,向上可波及上颌窦中部,向后延伸至软腭后部及舌根部。衔铁产生的伪影仅波及至上颌窦下缘,向后延伸至软腭及舌体部。口腔修复科医师在选择磁性固位体作为可摘局部义齿的固位方法时,应告知患者进行核磁共振检查时摘除戴有磁体的义齿。

第三节 老年人口腔修复的设计原则

一、义齿设计应与牙周组织的支持能力相适应

老年人牙周支持组织变化包括牙周膜纤维出现退化,临床检查有不同程度的牙龈退缩,冠根比例失调。慢性牙周炎、创伤可造成牙槽骨吸收、牙周袋形成。如果伴有不同程度的牙列缺损,可进一步加重口内残存牙的负荷。所

以,修复体的支持形式、基牙的位置与数量、固位体设计类型、咀嚼力恢复大小、基托的覆盖面积等,均应与牙周组织的支持能力相适应。

(一)邻接点的恢复

牙龈退缩、牙缺失后邻牙倾斜移位、对𬌗牙伸长等因素,都可改变牙与牙邻面间的解剖生理状况,使牙弓的完整性遭到破坏,力的均匀分布受到影响。食物嵌塞、龋病发生、局部口腔卫生不易清洁,进一步加重了对口腔组织健康造成的危害。消除食物嵌塞,恢复正常的邻接关系是很重要的。

(二)𬌗面位置、形态与平衡

牙列的𬌗面位置和牙𬌗曲线具有明显的个体特征,是发挥正常功能的生理基础。它与牙冠的高度及牙排列的形式密切相关。老年人经长期的咀嚼,加之缺牙等口内环境的改变,常呈现𬌗面不均匀磨耗、𬌗平面高低不平、𬌗曲线改变等临床表现,进而产生创伤、咬合干扰、咀嚼功能减退等临床问题。在𬌗架上进行各种颌位咬合接触状态的分析,重建余牙的𬌗面形态及整个牙列的𬌗平面和曲线,对于有效地恢复修复体的功能和平衡具有重要意义。

(三)颌间支持与颌面部组织健康

牙列的正常咬合及颌间支持维持了颌面部、颞下颌关节、咀嚼肌等组织的正常解剖形态和生理机能。老年人存在严重的牙列磨耗、较多数目的牙缺失、上下颌双侧后牙缺失及上下颌交叉缺牙等情况,常迫使上下颌骨间垂直位置关系和水平位置关系发生改变,直接影响到面下 1/3 高度和颌面外形,使与咀嚼系统相关的组织发生病理变化。在修复前,应注意保持上下颌骨间的正确位置关系。在修复中,还应特别注意垂直高度的恢复要与组织相适应。

二、义齿设计要适合口腔解剖生理特点

义齿设计应遵循有关机械力学和生物力学原则,对老年人还应根据全身的生理特点、口腔内组织复杂情况,有针对性地进行义齿的设计和制作。

(一)尽量保留牙根

对 II°松动牙及齿槽骨吸收 2/3 以内的牙根应把握修复要求;对根尖有暗影的牙根要行根管治疗予以保留,并尽量对残根采取螺纹针、根管钉固位,充

填后冠修复或直接冠桥修复;对仅有少数余牙的牙弓内残根,应根据牙根的状况及修复设计的需要,从支持、固位、稳定的角度出发,根据要求设计长冠、短冠、核冠,以作为覆盖义齿的基牙。这对延缓牙槽骨吸收,提高义齿修复效果起积极作用。

(二)保护牙周支持能力不足的牙

重视口内余牙的临床牙冠高度(冠根比),特别是有牙周疾患或需用作基牙的牙齿。牙列内支持不足的松动牙应行各类牙周夹板固定。对于𬌗面磨耗形成的锐边陡尖以及伸长牙,要重视术前调磨,调磨过多者需作处理。对于牙弓内仅余的少数孤立牙,即使牙周支持组织正常,也最好降低牙冠高度作套筒冠式覆盖义齿。

(三)保持和恢复下颌的正确位置和适度的垂直高度

对于修复前需要拔牙,且拔牙后可能会造成咬合错乱或丧失颌间支持的患者,应考虑在拔牙前制作暂时义齿或即刻义齿,以保持正确的颌位关系。对于长期牙缺失、错位咬合或牙列重度磨耗的患者,应制作治疗性重建义齿。经试戴、调𬌗观察,临床症状消失,确定为最适颌位后再制作永久性𬌗重建修复体。垂直高度的确定应考虑颌位逐步演变,组织随之相适应的代偿问题,不可一次性恢复过高。一般应控制在 2~4 mm 范围内,否则会由于组织难以适应而引起新的关节症状。

(四)改善牙𬌗面形态、平面位置和曲线

牙列内个别低位牙、重度磨耗牙应用冠、嵌体进行修复。过度伸长牙应进行调磨或在牙髓治疗后调磨,再用冠修复保护。部分或全牙列重度磨耗或牙列𬌗面解剖形态广泛严重破坏,或牙列内有明显高低不协调者,可采用联合嵌体、冠桥、各类垫修复体进行𬌗面重建,并应注意邻接点的恢复,采取措施防止食物嵌塞。

三、重视老年患者修复的特殊要求

(一)积极沟通

针对老年人生理、心理特点,修复科医生在接诊时,热情接待,言行礼貌,安排比较充裕的时间与病人交谈。对于他们心理上的孤独、失落、恐惧,给予

理解、同情和尊重,鼓励他们积极面对人生,恢复自信。采用通俗易懂的语言介绍各种义齿的优缺点及修复效果,与老年患者一起讨论其全身状况及口腔实际情况,深入浅出地介绍放弃治疗的弊端以及口腔修复治疗的目的、方法和预后,使其认识到修复治疗的必要性。对修复过程、可能出现的问题及注意事项应充分解释。通过交流建立良好的医患关系,使其相信医生,充满信心,愉快地配合医生,接受口腔修复治疗。

(二)义齿设计要利于口腔卫生

保持口腔卫生,对于预防戴义齿患者的余留牙发生龋和牙周病以及义齿性口炎等疾病有益。可摘局部义齿的存在通常会增加义齿表面和义齿基托、卡环、支架交界处菌斑的堆积,临床上应予重视。

总之,老年人由于本身的生理特点以及缺牙的时间较长、缺牙的数目较多等因素,通常表现为更复杂的牙齿排列及咬合状况。这就决定了修复不仅仅是单纯的缺牙"镶补",而且应该十分重视修复前的口腔检查、资料分析及术前处理,合理地设计和适度地恢复咀嚼功能。这样,可促进和维持口腔组织健康,至少不造成口腔组织的继发性损伤。

第四节　可摘局部义齿修复

一、老年人可摘局部义齿的适应证

以下情况通常选用可摘局部义齿修复:
1. 各种牙列缺损,尤其是游离端缺失者;
2. 拔牙不久,创口未愈合期间可作为过渡性修复;
3. 不能耐受固定义齿修复时磨除牙体组织的患者;
4. 缺牙伴牙槽骨、颌骨和软组织缺损。

二、老年人可摘局部义齿的设计原则

(一)基托选择

结合老年人的特点,尽可能选择金属铸造基托。因其轻、薄,异物感小,不易折断,临床上常采用。尽可能将铸造基托制成网状连接体,这样既可以增加义齿的牢固度,又便于失牙后在原义齿上加牙。

(二)基牙预备

动作要尽可能轻,预备要快,注意消除基牙的薄壁、弱尖和过大的倒凹。

(三)人工牙设计

因大部分老年人缺牙数目较多,余留牙条件差,采取增加基牙数,增加间接固位体,避开孤立牙作基牙等方法,解决义齿固位和稳定的问题。在义齿排列时,应尽量减少基牙所承受的𬌗力。在采用黏膜支持式设计时,应减少人工牙的颊舌径,减少𬌗力,减轻支持组织的负担。若口腔支持组织条件极差时,可以考虑减少人工牙的近远中径或减少人工牙数目的设计方式。

(四)特殊设计

老年人常咬合垂直距离过低,义齿设计时常需用𬌗垫恢复咬合关系和垂直距离,考虑到老年人神经肌肉适应性较差的特点,应适当地掌握𬌗垫的高度,使其符合生理要求。对于垂直距离明显偏低者,设计制作的𬌗垫厚度约为2 mm,不过分追求恢复正常咬合垂直距离。由于老年患者后磨牙缺失多,部分患者缺牙长期未修复,颊部软组织向内凹陷,故在排列磨牙时,应尽可能加大后牙覆盖或加厚基托,避免咀嚼时咬伤颊侧黏膜。

三、老年人可摘局部义齿的修复特点

1. 印模前要注意口腔内软组织的修整与恢复,注意印模时保护唇颊软组织,防止托盘及取模时损伤。整个印模过程要保持气道通畅,要将椅背竖起接近90°~100°。要注意保护松动的余留牙,可将松动牙进行一些暂时固定后再取模。

2. 人工牙𬌗面形态尽量简化,接触面积不宜过大。

3. 颌位记录尽量采用下颌后退位记录。

4. 戴牙后要仔细检查基托边缘与相连软组织的接触情况,并嘱患者反复做咬合运动,尽量发现可能引起黏膜损伤部位并加以调整。戴牙后嘱患者24小时后复诊,以便尽早发现黏膜创伤,减轻患者痛苦。

第五节　固定义齿修复

近年来,随着循证医学理念的提出并被广泛接受,基于现代生物科学研究及严格控制的临床及体外实验,已往人们视为经典机械原理主宰的修复设计原则被推翻或重新定义,而侧重满足生物原则的理论在临床上被认可。正是由于这种观念的更新,进展性口腔疾病和危及正常咀嚼功能的多牙缺失现在可以得到成功治疗。固定义齿修复概念和应用范围在不断更新。

一、设计原则

(一)老年人固定义齿修复特点

1. 其特殊性体现在:①固定义齿需要消除义齿龈缘与牙齿根部的不连续性;②桥体与固位体需要减小牙冠外形突度及减少颊舌径;③与邻牙需要重建邻接点的形态;④恢复的缺损区𬌗面能稳定牙位及咬合关系;⑤义齿与周围牙龈组织美观协调。

2. 老年人牙齿及支持组织的老龄化及受老年口腔流行病的影响,给固定义齿修复带来一定困难。如:①基牙不健康,如基牙根管狭窄,基牙大面积充填体,基牙牙龈萎缩致牙根暴露、颈部龋,基牙切端或𬌗面的重度磨耗;②常见游离端义齿固定修复问题;③多数发生唾液少、口腔卫生不良等状况。

(二)老年固定义齿修复设计要点

1. 基牙的选择

基牙支持组织的健康是固定义齿成功的影响因素,但不是决定因素。而有牙周病的牙能否作为固定修复的基牙,现结论趋于一致,即在牙周病得到控制的情况下,可作为基牙使用。选择一颗支持组织不佳的基牙与两颗支持组织健康的牙作为基牙,也能较好地降低应力,而增加基牙数量并不能相应地进一步降低应力。Laurell 等的研究指出,基于个体需要,对支持组织进行充分的治疗与周密的维护以维持牙周健康,即使是牙周支持组织严重丧失且动度增加的牙齿也可作为可靠的基牙。

在基牙条件相同的情况下,相对来说,老年人基牙的预后比年轻人还好,因而即使是有严重牙周疾病的牙齿,由于老年人使用时间有限,也可成为基牙。Freilich等提出,选择有牙周疾病且有一定动度的牙作为固定义齿的基牙,必须考虑以下条件:①无位置更佳且牙周支持水平更好的牙齿;②对于有进行性牙周疾病而执意保存剩余牙的患者必须慎重选择;③必须采用可靠的菌斑控制手段;④要清醒认识到有牙周疾患的基牙更可能发生牙折及牙髓病;⑤认识到牙周状况不良,有一定动度的基牙给修复技术带来的困难及由此引起的修复失败;⑥慎重选择能保持良好口腔卫生的患者,选择有牙周疾病及一定动度的基牙支持固定义齿比戴用活动义齿效果更好。

2. 基牙预备

对于基牙数目的选择,老年人相对青年人而言,具有更宽的范围,而不过分考虑牙周膜的面积,这是因为老年人殆力下降。

(1)对牙龈严重萎缩的患者,因为牙齿向根方逐渐变细,若按常规在龈缘处磨除1.5 mm并做6°的聚合角,常造成牙髓暴露。备牙时如果牙冠龈缘处对美观影响较大,可先行根管治疗,反之可不制备到龈缘且减小冠方的聚合度。

(2)为了保护牙髓活力,对因龋病和冠内修复体而丧失内部结构的牙齿,可少磨牙釉质,以防止牙折,并以单纯的金属全冠修复为宜。

(3)对于残冠、残根以及牙冠破坏1/2以上者,需要用核桩作为固位体,因老年人牙齿脆性高,所以以采用玻璃纤维桩为宜。

3. 义齿外形的设计

由于老年人牙槽骨吸收,临床牙冠较长,制作的牙冠外形应既有利于口腔清洁及牙菌斑的清除,也要减少外形的突度,并减少颊舌颈,修复体颊、舌面的颈1/3尽量平坦。固位体的龈边缘平齐或位于龈沟内,光滑无悬突。

4. 美观问题

在修复时应使修复体的外形、结构、色泽与患者外貌协调。老年人牙齿色泽偏暗、偏黄,切端及邻殆面出现磨耗。因此,应根据个性特征进行修复。

二、老年人固定修复特点

(一)修复前的牙周准备

对于固定义齿修复而言,牙周组织的健康状况影响到设计、牙体预备、排龈、印模的制取及修复体的粘固等各个治疗环节。因此,老年人固定修复前要对于其进行牙周保健知识的宣教。

1. 首先对基牙进行彻底的牙结石即龈下菌斑的清除。

2. 正确的刷牙方式和牙线的使用及控制菌斑的形成。对于四肢不灵便的患者,可建议采用转角式电动牙刷。研究表明,这种方法较传统刷牙方式更能有效地清除菌斑。

3. 在修复前到修复体完成的这段时间可用 1/5 000 的洗必泰含漱,每天早晚各一次,每次 15 mL,时间 1 分钟,可有效改善牙龈健康状况,利于修复治疗。

此外,由于牙龈退缩,邻间隙暴露,在印模制取时,材料易进入,使得印模难以从口内取出或因使用暴力而损伤余留牙或导致脱模。因而,在取印模前,可用蜡或氧化锌丁香油水门汀填塞这些间隙,待印模完成后再去除。

(二)修复中应注意的问题

1. 恢复剩余牙体结构的物理完整性

老年人的牙弓历经数十年,余留牙的牙体结构受到不同程度破坏。根据其破坏程度可分为轻、中、重度缺损,轻度缺损一般通过直接充填即可,对于牙体破坏较大的中、重度以上缺损,则需采用冠、桩核冠修复。

2. 老年人进行冠、桩核冠修复应注意的问题

(1)肩台的设置:由于老年人牙龈退缩、附着丧失,其临床牙冠较年轻人长,故常采用龈上肩台,以避免过多磨除组织。对于有牙周病史者,应采用龈上肩台,龈下肩台往往会加重牙周损害。

(2)中、重度牙体缺损的重建:对于后牙牙体中度缺损者,多采用自攻自断钉固位辅助固位,也可采用桩核固位。老年人以尽量选择玻璃纤维桩为宜。对于后牙牙体重度缺损者,一般需采用桩核增加固位。

对中、重度缺损,可采用自攻自断牙本质钉固位树脂成核,但老年人牙体组织脆性较大,尤其是根管治疗后的患牙更是如此。这使剩余牙体组织无法有效吸收自攻钉在功能状态下产生的应力,进而影响修复的远期效果。因此,对于老年人后牙推荐采用铸造桩核或银汞桩核修复。金属桩核可有效对抗侧向作用力,并且对牙体有一定的增强作用。但近来多数研究指出,金属桩核对于牙根并没有增强作用,其主要作用是使人造冠获得足够固位力。1991 年,Keney 提出利用粘接银汞桩核来修复磨牙残冠。一些学者认为,只要髓室底至牙体断面的距离大于 4 mm,牙本质厚度大于 1 mm,即可采用银汞桩核修复。由于老年人牙体破坏常较严重,此外银汞桩核操作简便,可减少就诊时

间,并不受就位道方向的限制,在预备时不用消除髓腔倒凹,可最大限度保留牙体组织。因而,对老年患者而言,是一种不错的选择。

(3)牙本质领圈效应:老年人牙体组织增龄性变化,使其恢复㘰力的能力有所下降。而近年来多数研究表明,牙本质领圈可以有效地改善桩核冠的应力分布,有效保护剩余牙体组织,故设计应保证肩台上牙本质高度超过2 mm,牙本质厚度在预备后不小于1 mm,这样即可获得领圈效应。

3. 牙冠外形

Iacopino 和 Wathen 认为,老年人固定修复时应特别注意邻面和根分叉区域,要求修复体与牙体衔接处平滑无台阶。Crispi 等认为,老年人固定修复时,冠边缘应更多地向根方延伸。但近来,临床上经常发现因固位修复封闭了龈沟而引起牙周损害,并形成牙槽瘘道的病例,因此,这一观点值得商榷。Youdeli 等认为,老年人牙冠应形成直的面状结构,以便于口腔清洁。

第六节 覆盖义齿

覆盖义齿由于保留了真牙作为义齿支持的一部分,因此必然优于普通黏膜支持式义齿。对老年患者来说,保留的牙根不仅对可摘局部义齿的支持和固位力有改进,而且保留的牙根对维持牙槽骨高度和保留牙周本体感受器有独特的作用。这些特点提高了义齿的咀嚼效率,同时对基牙有保健作用,延长了基牙的寿命(见彩图14～16)。

一、老年人覆盖义齿的修复原理

(一)保留牙根对基牙的保健作用

1. 改变了基牙支持组织的应力

覆盖义齿可以使基牙支持组织受力均匀。Thayer 用光弹法对覆盖义齿的各类附着体进行了受力分析,结果显示:使㘰力在剩余组织上均匀分布的最佳设计是将牙根进行根充和银汞充填,或根帽后直接做覆盖义齿。在按扣式附着体中,Ancrofix 型较其他类型能够更好地传递㘰力。

2. 减少基牙动度

动度减少是调整冠根比例的结果。覆盖义齿制作过程需要大量降低临床牙冠高度。Doler 于 1978 年报道,在戴杆式附着体覆盖义齿前降低基牙高度,戴用一个月后,基牙动度减少到原来的 60%。

(二)保留牙根促进义齿的固位和稳定

覆盖义齿所保留的牙根较黏膜支持式义齿可以提供更直接支持,使修复体稳定,防止咬合时对牙槽嵴黏膜负荷过度。这对于老年患者下颌牙槽嵴尤其重要,当第二或第一磨牙根作为覆盖义齿基牙,还可使 Kennedy 1 类缺失类似 Kennedy 3 类缺失,可以大大提高固位和稳定性。

(三)保留牙根提高义齿咀嚼效能

有研究表明,拥有天然牙的老年患者有 90% 的咀嚼行为,全口义齿患者仅有 59%,而覆盖义齿达到了 79% 的咀嚼效能。由于保留了牙齿本体感受器,在咀嚼时可以更有效地控制咀嚼吞咽反射中的咀嚼循环的范围和类型。有研究表明,戴用覆盖义齿老年患者较全口义齿能更多支持大于 2 000 g 的压力,刺激咀嚼肌的活动;在覆盖义齿下的牙根分散感受能力,可作为防治骨吸收的措施。

(四)保留牙根对患者心理作用影响

老年患者由于情绪因素不能接受拔除所有余留牙而使用全口义齿。失去所有牙会给个人带来情感压抑,尤其是那些将深部情感与口腔情况紧密联系的人。随着年龄的增长而需要在床边放置装着假牙的器皿,这对很多人来说是不可接受的,将固定义齿换成活动义齿对患者已是一种情感上的创伤,因此不能忽视保留一个牙根对老年患者心理的改善。

二、老年人覆盖义齿的设计原则

(一)基牙选择

1. 基牙的位置

4 个分散的基牙可以提供最理想的支持,2 个尖牙和 2 个第二前磨牙是常用类型。如果 3 个基牙,可以选择 2 个尖牙和 1 个前磨牙或 2 个尖牙和 1 个中切牙。这种分布提供了稳定的三角支持。但对于老年患者而言,能选用的基牙即使不在此区亦可使用。

2. 基牙选择标准

①牙周骨支持 5 mm；②至少有 3~4 mm 的附着龈；③选择完善根管治疗的基牙；④外形呈圆平顶形，有利于印模制取及保证义齿在运动时不会损伤基牙而导致其移动；⑤理想基牙高出龈缘，上牙为 2 mm，下牙为 3 mm，过高会增加折断风险，过低则容易损伤牙龈。而对于老年患者，这些标准均可改变，一切以有利于修复固位为前提。

(二)设计选择

1. 非固位支持

①银汞、树脂或玻璃离子封闭根管口的牙根；②无附着体的金属或陶瓷根帽。

2. 固位支持

①单一附着体：直接粘固在根管表面而无根帽的附着体，或附着体与根帽结合的附着体。常见为磁性附着体，具有防止义齿脱位、为修复体提供牙周支持、分散侧向力的作用。②杆式附着体：适合于老年患者基牙牙周状况差，需要用连接杆加以固定，或基牙根吸收较多，根较短的病例。杆式附着体具有更大的机械稳定性和抗磨损性。③套筒冠式附着体：对咀嚼效能提高明显，但对基牙要求较高，较少采用(见彩图 17~18)。

大多数情况下，必须在老年患者口内试戴后才决定最终的附着体。

(三)基牙预备

根据支持形式决定基牙的预备。老年患者的余留牙经常由于附着丧失和根面龋而受到损害，对这类牙齿的预备需要小心，因为剩余的基牙往往抗力不足，容易劈裂。

1. 无根帽预备

首先需要截短基牙。如果牙根仅用于支持，可以截短至龈上 1 mm；如果需抵抗侧向力，至少保留 3 mm。禁忌截短至龈下，防止间隙被增生龈组织所占据。

2. 桩根帽联合预备

对老年患者来说，由于龈沟液中溶菌酶等抗体的减少，将桩根帽预备至龈下不利于自洁，故通常将边缘预备在龈上。应注意以下条件：①在上前牙区，可见到的根帽边缘不能影响美观；②根帽边缘采用开放式设计，防止产生继发龋；③龈上至少保留 1.5 mm 的预留牙体组织。

3. 特殊情况下的桩根帽预备

原则上,在龈上的桩根帽边缘预备。当出现下列情况时可在龈下预备:①美观要求较高或有社交需要的老年患者,预备体终止线和根帽边缘可以置于龈下 0.5 mm,应该使根帽逐渐移行达到完好的封闭;②高龋患率、口腔卫生措施不到位、生活自理困难的老年患者,可适当将边缘置于龈下;③隐蔽型附着体应用于龈上边缘间隙不够者。

三、老年人覆盖义齿的修复特点

(一)印模制取

不放置桩根帽的牙齿和放置直接安装固位装置的牙齿,不需要使用特殊印模。而桩根帽联合的基牙在根管内放置预成桩,取模后留存在印模中。

1. 注射弹性印模材料取单个牙印模

采用个别托盘在基牙稍作修改后取全牙弓印模,最好先用排龈线预先处理预备基牙的龈沟,以便使少量的印模材料能注入牙根周围。

2. 一步印模法

基牙上不需放置根帽时,基牙预备好后就可取全牙弓印模。注意,除了不能被义齿基托利用的基牙附近的倒凹区外,托盘要盖住整个牙槽嵴。

3. 已有固位装置的印模法

在要取模的固位装置上放置转移用的阴型,取印模时将阴型带下,这可在工作模型上准确放置相应的固位装置。采用这种方法也要像全口印模一样制作个别托盘,托盘不能接触根帽和转移用的阴型,印模不能包括与固位装置就位道呈倒凹关系的牙槽嵴区。

(二)排牙要点

人工牙应提供良好的咀嚼效率,修复体应具有功能稳定性和舒适性。应遵循:

1. 将人工牙置于唇、颊、舌的活动所形成的中性区。
2. 牙尖斜度与下颌运动相协调。
3. 咀嚼有多点稳定接触。
4. 对老年患者,在余留牙丧失后,覆盖义齿有可能改为总义齿,已有的修复体修改越少,患者越容易适应无牙状态。如果殆型已经达到总义齿的要求,则相应的反馈通路和义齿稳定性就建立了。

(三) 基托制作

基托的设计主要由牙周和功能标准来决定,尤其在有固位性附着体的基牙附近,根帽和义齿基托要作为整体来考虑。(1)暴露牙周的覆盖义齿设计以去除基牙周围的基托为特征,基托不覆盖龈缘。对人工牙进行预备,使其可直接安装在牙根或桩根帽上,应尽量做到尽可能少覆盖龈缘。(2)在无牙区,覆盖义齿基托应避免过度伸展。某些老年患者牙槽嵴吸收不均,出现如狭窄刃状牙槽嵴,边缘伸展由固位附着体的就位道决定。基托要终止于牙槽嵴的观测线,因为过分伸展会造成倒凹区食物嵌塞。

(四) 桩根帽制备

1. 𬌗面形态呈凹面,与轴面几乎呈直角;边缘在龈下,与轴面相交位于龈上 0.25 mm。

2. 轴面向𬌗方聚合,恢复原有牙根外形,避免因外形过凸而造成菌斑聚集。

3. 根帽边缘尽可能在龈上,有良好的边缘伸展性,较薄,可移行。

4. 组织面应与桩长轴接近平行,并有一个𬌗面箱形。

(五) 老年患者戴入覆盖义齿后的注意事项

1. 保持良好的口腔卫生对于覆盖义齿的使用十分重要。

2. 由于覆盖义齿的附着体体积较小,常给视力减退的老年人清洁带来不便。应教会第三者提醒老年人保持口腔卫生。清洁基牙和修复体的宣教要不断重复,为患者制定个人卫生计划,定期复查。

第七节 老年全口义齿修复

一、全口义齿的设计原则

(一) 义齿组织面与口腔黏膜的适合性

在咬合状态下,义齿承受负荷,此时不需考虑固位问题,只有当上下人工牙不咬合接触或侧方运动时的平衡侧，才需考虑固位效果。而全口义齿要获得理想的固位效果，义齿组织面与黏膜之间越贴合越好。要做到这一点，常需采用解剖式印模，此时，黏膜不受或受到很小的压力，黏膜不被或被轻微压缩，义齿的组织面与黏膜达到最佳的适合性，固位效果最好。但是在设计义齿时，还应注意到固位与支持之间的矛盾。一般而言，固位力越大，则支持效果越差。因为前者要求尽量少压缩支持组织，所以一旦义齿戴入行使功能，软组织被压缩下陷，就削弱了组织对义齿的支持作用。因而，临床设计时应合理平衡两者的关系。当需要提高义齿的支持作用时，则需采用选择性压力印模；而当固位力不足时（如上颌严重吸收），则应采用解剖式印模，以达到良好的固位效果。

(二) 义齿基托的扩展范围

临床上，无牙颌上颌重度吸收的患者，修复后常发现固位力不足。这主要是由于基托扩展范围不够所致。由于无牙颌上颌拔牙后，牙槽嵴颊/唇侧及顶部吸收明显，使得颌骨弓明显缩小，在取印模时，若选择与骨弓大小相似的托盘，则无法准确地恢复唇/颊前庭沟的宽度，使得义齿基托范围不够，固位力削弱。因而，对于无牙颌患者，在不影响功能运动的前提下，应尽量扩展基托的范围。

(三) 边缘封闭性

义齿戴入后，大气压如何发挥作用？其与边缘封闭性的关系又如何呢？我们可将义齿看作是外缘围绕着软组织的"活塞"，若"活塞"太小，以致没有与周围组织充分接触，此时易于抽出（脱位）；反之，如果"活塞"边缘与周围组织紧密接触（也就是具有良好的封闭性），则"活塞"不易被抽出。

从纯物理的角度来看，义齿边缘软组织与义齿接触越紧密，则封闭性越好。但由于力作用的相互性，若让前庭沟底与义齿边缘接触，以增强封闭性，则义齿同时会受到一个反向脱位力的作用。故而在考虑边缘封闭性时，应合理设置封闭区的位置：①上颌义齿的唇/颊侧；②下颌义齿的舌侧与唇/颊侧；③避开前庭沟底。同时，保障在唇、颊、舌运动时，封闭区的连续性不能中断。

二、修复前硬组织的准备与治疗

在修复前，可通过上、下颌曲面断层片对硬组织进行全面的评估。

(一)残根或埋伏牙

对于无保留价值的残根,应建议拔除;对于有保留价值的残根,可建议患者根管治疗后再行覆盖义齿修复,这样有利于延缓牙槽骨的吸收。对埋伏牙的处理原则与残根相似。对于伴有较大囊肿者,应建议外科治疗。

(二)牙槽嵴顶形态不规则

无牙颌患者戴牙后,最常出现的问题是下颌前部不适或疼痛。这可能是由于前牙区牙槽嵴表面不规则且黏膜较薄,义齿戴入后压迫导致疼痛。

牙周病患者牙拔除创口愈合后,下方骨组织常存在不规则结构,此时 X 线片检查可见牙槽嵴上残余的骨尖骨嵴与垂直向走行的 Volkman 营养血管构成明暗相间的影像。这些骨尖骨嵴上覆薄层黏膜,其承托能力十分有限,义齿戴入后常出现压痛。这些骨尖骨嵴常需在修复前进行外科修整。

(三)下颌神经管裂开和颏孔区受压

无牙颌下颌牙槽嵴重度吸收的患者,颏孔上移位于邻近嵴顶的区域,义齿戴入后,该区域神经血管受压出现疼痛。当骨质进一步吸收,下颌神经管裂开,若未加处理,戴牙后亦会疼痛。因而,对于重度吸收的患者,一般应在修复前通过 X 线检查,予以确认。

对于这样的患者,临床上可采用下述方法解决:在工作模的颏孔区和下颌管相应区域铺上厚约 0.3 mm 的金属薄片,注意铺设范围应包括颏孔至义齿边缘,以覆盖走行的神经血管丛。工作模处理后再按常规程序操作。

(四)压迫上牙槽后神经血管丛

上颌牙槽嵴重度吸收且不伴有口腔黏膜增厚的患者,由于牙槽嵴高度变低,使上牙槽后神经血管丛下移,严重时甚至位于嵴顶。义齿戴入后,压迫相应区域神经血管,出现如下临床表现:上颌第一和第二磨牙区出现钝痛,进食咀嚼后加剧,摘除义齿半小时后疼痛慢慢消失。X 线检查,可见上颌窦底已十分接近牙槽嵴顶。对于这样的患者,需在相应区域加以缓冲。

(五)软组织的准备和治疗

1. 重度萎缩的下颌牙槽嵴的处理

患者在戴用义齿后,牙槽嵴在功能状态下进行性萎缩,义齿的组织面与主承托区之间形成空隙,无法完成有效的支持作用。此时,副承托区及与义齿边缘邻接的组织起实际的支持作用。进而,牙槽嵴出现废用性萎缩,在摘除义齿后,可见下颌牙槽嵴顶有一致密的条索状的软组织嵴。由于长期不承担负荷,故在新义齿戴入后,义齿组织面与该结构重新贴合,因而在功能状态下,受压变形、移位甚至折叠,故十分疼痛。

因而,对于下颌严重吸收的患者,在义齿设计时,应将承托区转移到副承托区(如颊棚区)。临床上,在新义齿制作完成后,对牙槽嵴顶相应区域应缓冲。

2. 上颌前牙区可移动软组织的处理

戴用全口义齿多年的患者,上颌前牙区往往会形成一些软的、有一定动度的软组织团块,尤其是下颌前牙尚存、后牙缺失多年的患者。由于咬合时负荷集中在前牙区,牙槽嵴严重吸收,故而形成这样的软组织结构。这些软组织结构松软,易下陷,故而支持能力有限,在义齿戴入后,容易因受压而疼痛。

对于这样的患者,在重新修复时应十分注意让该区域组织得到充分的休整。并且,制印模时应采用选择性的压力印模,尽量避免在印模时对该区域加压,或是在戴牙时对义齿组织面相应区域进行缓冲。

3. 萎缩变薄黏膜的处理

黏膜变薄,则其对义齿的支持能力下降,在临床上通过指压检查时,病人常诉及疼痛不适。对于这种情况,可采用以下方法处理:①在义齿组织面使用软衬材料;②通过选择性压力印模减小组织面的不规则性;③减小人工牙的颊舌径,使义齿更易咬穿食团,进而减小下方组织的负荷。

(六)上颌结节的处理

上颌结节一般有以下两种:

1. 纤维性增生的上颌结节:常需外科手术切除增生的纤维组织,以改善其支持能力。

2. 骨性增生的上颌结节:上下后牙缺失多年未修复的患者,由于上颌窦向下扩张没有得到有效的对抗而膨胀变大,进而将上颌结节推移向下。这种情况下,通常需调改后牙盖嵴部来协调上下牙槽间隙变小这一不足。

三、老年人全口义齿制作要点

老年人一般反应较慢,感觉迟钝,在为他们作义齿修复的过程中,要特别耐心、细心，并要反复解释每一步操作过程，消除其恐惧和不安，达到使其配合治疗的目的。

(一) 取模

1. 老年人的口腔软组织弹性恢复较慢，如果原来戴有旧义齿，则要取下后休息 2～3 天才能取模。

2. 要选择大小合适的托盘。

3. 注意保持呼吸道的通畅。老年人的呼吸道稍有阻塞，便会引起咳嗽等现象。所以，在取模之前应先用空托盘在口腔内反复练习几次，并调好体位和头位。在不影响印模质量的前提下，印模材料的量要尽量少些，并及时去掉过多的印模材料，以免从托盘后面流出。在采取印模时，应特别注意肌功能修整，以获得功能性印模，否则，当患者的唇颊或舌运动时会引起义齿脱位。

(二) 确定𬌗关系

为长期缺牙的老年人制作全口义齿时，确定正中𬌗关系往往很困难，医师要耐心解释，消除患者的紧张情绪，并用自己的下颌运动作示范，然后，轻轻地引导患者使下颌自动后退到正中颌位。引导下颌后退用卷舌吞咽法，嘱患者卷舌尖向上，舐硬腭前蜡基托上的蜡球，同时嘱患者做吞咽动作，这样下颌自然退到正中位置。

(三) 保持义齿稳定

天然牙借牙根固定在颌骨的牙槽窝内，全口义齿的人工牙则是借基托连成一整体后附着在黏膜上，当人工牙或基托的某一部分受力时，便会波及义齿的其他部分，可使义齿翘动，甚至脱位。因此在排牙时，应尽量利用一切有利于增进义齿固位的条件，避免一切破坏义齿固位的因素，切忌排成深覆𬌗，否则必须加大补偿性的超𬌗，才能免于妨碍下颌的前伸运动，不影响义齿固位。后牙应着重恢复咀嚼功能，一般可获得较理想的效果。

(四) 义齿初戴

老年人的口腔黏膜弹性较差，很容易产生压痛和溃疡，溃疡形成后又不易愈合。所以在义齿初戴时，必须仔细检查义齿的基托边缘和组织面，磨去任何粗糙的尖锐表面，并嘱咐病人在初戴的第二天复诊，发现黏膜损伤或溃疡可及时磨改,待溃疡愈合后再重新戴入义齿。根据具体情况选用上述措施设计和制作全口义齿,老年人义齿修复一般可获得理想的效果。

四、平衡的建立

(一)黏膜及肌群与义齿边缘的关系

由于上下颌支持区域的附着黏膜面积明显减小,在义齿设计时,要利用转折黏膜下的骨组织来辅助支持。但需指出的是,该区域软组织在功能状态下,由于毗邻肌组织的收缩而移动,从而影响义齿的稳定。因此,义齿设计时应注意各个位置肌组织附着位置与转折黏膜的关系,以最大限度地增加义齿的稳定性。例如,在重度吸收的下颌磨牙区牙槽嵴,附着黏膜萎缩成宽约 2~3 mm 的条索状结构,它与下颌骨外斜线(颊肌附着处)之间的转折黏膜宽约 5~10 mm,全口义齿制作时,应将它作为义齿承托区加以利用。

在无牙颌的不同区域,肌组织与转折黏膜的关系明显不同。在下颌切牙区,三角肌附着于牙槽骨,对于骨质重度吸收的患者,该肌的附着点向舌方移动,因而该区域对义齿的支持能力显著下降,唇运动时义齿易脱位。在尖牙和前磨牙区,颊肌没有附着点,距该区域较近的是上唇提肌在上颌骨的附着点,降下唇肌在下颌的附着点距离转折黏膜较远。因而该区域肌群的运动对转折黏膜的影响小,在设计时,义齿边缘可尽量扩展。在磨牙区,颊肌的附着点及走行至关重要。颊肌在上颌骨的附着点随着缺牙后骨质吸收而腭向移动,而下颌骨由于外斜线相对稳定而未出现类似情况。由于颊肌在上颌磨牙区的附着点明显高于转折黏膜的最高点,在义齿设计时,可适当增加义齿基托的厚度,将颊肌略向外推移,这样可以利用颊肌形成有效的挟持作用,有助于提高义齿的边缘封闭性。但应注意不能将转折黏膜向上推移(即增加前庭沟的深度),使得颊肌与转折黏膜更为贴近,否则,功能状态下颊肌收缩,推移转折黏膜,进而使义齿脱位。对于下颌义齿,若在磨牙区过度扩展,妨碍到颊肌运动,义齿也容易脱位。

在上颌磨牙后区,颊肌绕过上颌结节颊侧上方附着于翼突钩。其最上缘跨过翼上颌切迹区域的义齿边缘,在该处义齿边缘与颊肌仅隔薄层黏膜,颊肌收缩时,容易使义齿脱位,尤其对一些翼突钩较长的患者更是如此。因而,该区域基托不能过度扩展。

(二)人工牙的位置

全口义齿人工牙位置应尽量与天然位置相一致,才能重建或恢复肌平衡。

1. 上颌人工前牙的位置

要合理确定上颌前牙的位置,应在印模制取时准确复制出前庭沟的宽度。同时在颌位记录及试排牙时,依据统计学原则加以确定。此外,还有以下几个方面可用来辅助评估:①切牙乳头中点到前牙唇面的距离应在 10 mm 左右,不能少于 8 mm;②在微笑时上颌前牙切嵴连线约与下唇上缘平齐。

2. 下颌前牙的位置

当下颌前牙区剩余牙槽嵴轻度吸收时,下前牙略向唇侧。若吸收严重时,则下颌前牙盖嵴部位于唇前庭沟上,以保证舌足够的活动空间。

3. 上颌后牙的位置

上颌剩余牙槽嵴在拔牙后,颊侧骨板吸收,使得颌骨弓变窄,颊前庭沟变宽。此时,如果将人工牙排在牙槽嵴上,则人工后牙较天然牙靠向舌侧,破坏内外肌平衡,义齿不稳定。一般认为,牙刚拔除,牙槽嵴丰富的患者,人工牙盖嵴部可位于牙槽嵴上;牙槽嵴吸收者,要求人工牙偏颊侧;重度吸收者,甚至位于颊前庭沟上。

4. 下颌后牙的位置

下颌后牙的位置可位于牙槽嵴顶,但由于拔牙后下颌舌侧骨板吸收,下颌颌骨弓较上颌大,若人工后牙颊舌径与天然相近,则其舌侧部分与基托抛光面形成倒凹,在舌运动时,义齿易脱位,故一般要求人工后牙颊舌径相当于天然牙颊尖颊舌径大小既可。此外,最后一个人工后牙的远中面到义齿基托后缘的距离不能小于 10 mm,这样可以使舌腹及颊部软组织覆盖其上,帮助挟持固位。

5. 舌空间

无牙颌患者舌的体积会不同程度地膨大,尤其是拔牙后长期没有修复的患者。因而在全口义齿设计时,应适当地加以平衡。

第八节 老年口腔种植义齿修复

老年人的种植义齿有两种目的:一是作为种植义齿修复;二是种植固位

体,为高质量的全口义齿修复作辅助装置。

一、老年人种植修复特点

(一)牙槽骨条件较差

长期缺牙及增龄性变化使牙槽骨明显萎缩,在种植体植入时发生骨穿孔或骨裂开的可能性增大。

老年人尤其是女性易发生骨质疏松,骨质疏松会影响种植体远期成功率。经 X 线、骨扫描检查,如有骨质疏松征象,应向患者说明,采用其他修复方法。

(二)老年人种植适应证复杂

糖尿病、心脑血管病、结核病、病毒性肝炎、血液病、未控制的高血压、中晚期肿瘤放化疗后不久和严重吸烟及酗酒,都是种植手术的禁忌证。严格掌握适应证是老年人种植义齿成功的关键。

(三)修复体与上部结构关系

种植体与上部结构的固位采用固位螺丝与粘结剂。粘结剂固位更适合于老年人,因为粘结剂调拌简单易行,牢固可靠,临床检测少有牙冠松脱者。螺丝钉固位虽方便修复体更换与检修,但临床操作困难、费时,且有误吞之虞。

老年人种植义齿修复不能忽视𬌗力因素。老年人多并存其他功能牙的丧失,种植义齿往往承担较多咀嚼力。临床在应用有足够机械强度种植体的同时,要注意调整𬌗力方向,并降低牙尖斜度,减少种植体及修复体的载荷。

二、设计要点

拔牙后即刻种植虽然齿槽骨高度丢失少,易获得与邻牙相称的牙龈乳头、龈缘线,使种植义齿更美观自然,但手术时间长,多需植骨,而老年人对美观的要求不强烈,故选择机会少。Replace 种植系统适宜于即刻种植,它呈圆锥状的骨内部分类似于自然牙根。Hahn 和 Barber 主张拔牙后即刻种植应首选圆锥状种植体。刘宪等也支持该观点。适当延长老年人Ⅰ期手术与Ⅱ期手术间隔时间有利于种植体的骨愈合,一般可比非老年人晚1个月。

【总结】

老年人由于本身的生理特点,以及缺牙的时间较长,缺牙的数目较多等因素,通常表现为更复杂的牙齿排列及咬合状况,这就决定了修复不仅仅是单纯的缺牙"镶补",而且应该十分重视修复前的口腔检查、资料分析及术前处理,合理设计,适度地恢复咀嚼功能。这样,可促进和维持口腔组织健康,至少不造成口腔组织的长远性损伤。对于口腔修复后的老年人,要耐心、详细地介绍义齿的配戴方法及注意事项。由于老年人普遍听力差,记忆力差,动作迟缓,理解能力差,除了要求亲属尽量陪护外,还要将注意事项写到纸上,交与病人及其家属。在镜前手把手地教老年人戴义齿,鼓励他们坚持佩戴义齿,才能适应义齿,让义齿发挥其功能作用。老人在返修义齿时,为了让老人减少复诊次数,可在诊室准备一些食物,让老人咀嚼食物反复试用并修整。对于患有全身性疾病的老年人,如出现口干、味觉异常,或因长期服药导致口腔菌丛改变而诱发多种口腔疾病,嘱咐其要特别注意口腔卫生,如感口腔不适,及时就诊。一些老年人修复后因不适和疼痛,怕麻烦,就将义齿摘下不戴,对于这些老年人可耐心劝说,让其坚持佩戴义齿。可通过电话随访,让老年人在家就能告诉医生义齿的使用情况,医生也能再次提醒老年人使用义齿的注意事项,及时预约复诊时间。

总之,作为口腔医务工作者,只有重视老年患者心理、生理特点,提高自身素质,才能为他们提供良好的服务,营造一个舒心、放心的就医环境。

(尹路)

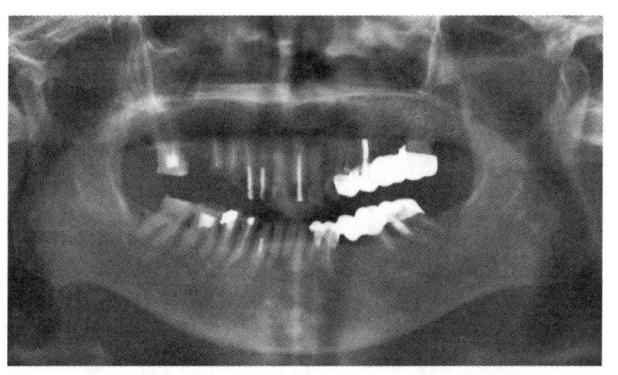

图 10-1　老年患者口腔内有大量的修复体存在,牙槽骨有Ⅰ°吸收

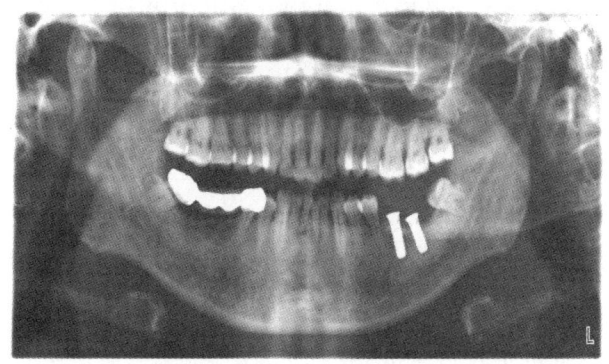

图 10-2　患者的牙槽骨Ⅰ°～Ⅱ°吸收,右下颌有烤瓷冠修复,左下颌 6、7 拟做种植修复

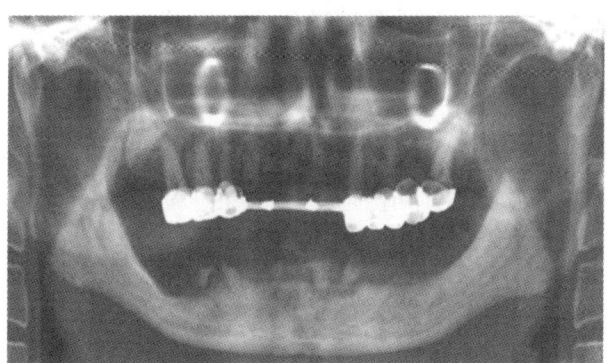

图 10-3　上、下颌牙的多个残根,需行根管治疗保留,后行覆盖义齿修复

第十一章　老年人的正畸治疗问题

随着社会的进步、生活水平的提高及老年人平均寿命的升高,老年人对提高生活质量的愿望日益增长,对口腔健康和美观程度也提出了较高的要求。目前,在发达国家,老年正畸病例时有报道,国内也有一些学者对老年人正畸正在进行一些临床和实验探讨,在报道的病例中,均获得了令人满意的结果。因此,我们有必要就老年人正畸的一些问题予以陈述。

第一节　老年人错𬌗畸形的原因

一、先天发育的一些错𬌗畸形到了老年时会显得更突出

如上颌前突,个别牙的颊舌向轻度错位,这些病例在青少年时期由于牙列完整,轻度的畸形不是很突出,而到了老年后,由于邻牙的缺失,牙槽骨的吸收,颌骨和面部肌肉的老年性改变以及增龄性变化,这些原本不突出的畸形显得明显,既影响老年人的美观心理需求,更影响修复治疗的设计。为了能更好地达到功能和美观的要求,有些病例必须进行适当的正畸治疗。

二、牙周疾病所致的牙齿移位

在青壮年时患有牙周病,经过综合治疗使病情得以稳定,而到老年时部分牙齿发生移位或错位,致使牙间隙增大,食物嵌塞加重,咬合关系错乱,咀嚼效能明显下降。如果错位牙又伴有Ⅰ°～Ⅱ°的松动,使修复治疗困难重重,而且修复效果往往不理想。在这种情况下,若将余留牙恢复到以前的位置,然后进行修复治疗,就需要适当的正畸治疗(见彩图19～21)。

三、个别牙移位

由于牙早失又没及时修复,在长期的咀嚼运动过程中,相邻牙会移位,或发生颊舌向错位,这给修复治疗带来困难。这类病人也需在修复前予以适当矫正(见彩图 22~24)。

第二节 老年人错殆矫治适应范围

一、牙间隙过大

牙间隙过大也有多种原因,如牙周病功能性移位、先天性发育等。

(一)牙周疾病导致的牙间隙过大

对于牙周病所致的牙间隙过大,移动多个牙齿要在牙周炎得以完全控制,牙周袋已消除,牙齿松动在Ⅱ°以内,而且牙间隙过大主要是因错位所致,支抗牙无松动的情况下方可采用。

(二)功能性移位

功能性移位的牙间隙过大往往是个别牙。由于失牙后长期未修复,使相邻牙向缺失牙间隙倾斜,导致牙间隙过大。为了利于修复,可以予以矫治,但支抗牙必须稳固且无牙周病变。

(三)先天性的牙间隙过大

这种畸形自青少年时期就有,没有得到及时矫正。到了老年后,由于临床需要或病人美观心理要求需要矫治。对于这类错殆,只要支抗牙稳固,无牙周疾病,可以进行矫治,而且矫治效果往往较理想。

二、错位牙

(一)牙周病导致的错位牙

牙周疾病有时可导致个别牙明显移位,严重影响美观,而且不利于修复。对于这种错殆,在牙周病得以控制,支抗牙无松动的前提下,可以进行正畸复位。

(二)功能性移位牙

对于功能性移位牙,如果不影响修复,可在修复中加以矫治;如严重错位而影响修复,不进行正畸治疗。

(三)先天性错位牙

个别的先天性错位牙在牙列完整时未予以拔除或矫治,老年后邻牙缺牙或颊舌向夹层牙缺失,在支抗牙稳固前提下可予以正畸治疗。

三、错𬌗畸形

(一)牙周病所致的错𬌗畸形

慢性牙周炎往往会导致较复杂的错𬌗损害,如错位、牙间隙过大、个别后牙𬌗突起等。对牙周病导致错𬌗的矫治是临床的一个难点,而对老年人的牙周病错𬌗畸形矫治更是棘手。目前我们在动物身上进行了一些实验,发现老年鼠牙周炎导致畸形的矫治能取得前期效果,而且移位较快。对临床上老年人牙周炎导致的牙间隙过大、错位牙的正畸治疗均取得较理想的效果,说明老年人牙周病导致的错𬌗畸形是可以治疗的,而且深受老年患者的欢迎(见彩图19~22)。

(二)发育性错𬌗畸形的正畸治疗

由于种种原因,在年轻时未能对发育性的错𬌗畸形进行矫治,人到老年后,由于失牙、牙周病的损害,使原本的错𬌗更加严重,严重地影响了老年患者牙齿的美观和功能。在老年人强烈要求下,可以进行正畸治疗。从有些报道看,其临床效果是理想的。如陈燕等对老年人安氏Ⅱ类错𬌗的5例老年患者进行的正畸治疗,均获得理想效果。

第三节 老年人正畸治疗的适应证及矫治方法

一、老年人正畸的特点

要求正畸治疗的老年人,往往伴有牙周病、牙齿缺失及关节病等,正畸治疗的目的主要是改善前牙美观,维持牙列健康,控制牙周病,配合修复治疗的需要以及改善咀嚼效能等。老年人往往对外界的评价和治疗中的微小变化极度关注、敏感。有的老年人常常对周围人反复强调他不是在矫正牙齿,而是在治疗牙齿松动。

二、适应证

1. 全身健康。无全身系统性疾病,如糖尿病、肝炎、内分泌障碍等。
2. 局部健康。常规洁牙,牙周病患者治疗牙周炎症已达静止期,牙齿松动不超过Ⅱ°。对于颞下颌关节病症状表现者,应有动态检查及资料记录。
3. 心理健康。无心理障碍或精神病史。
4. 修复前的正畸治疗。如开拓间隙、集中间隙,以行修复治疗,以及竖直倾斜基牙,压低伸长对颌牙,打开前牙深覆𬌗,调整牙齿位置等。

三、老年人正畸治疗的特殊考虑

(一)尊重主诉

充分了解患者的主诉,耐心听取患者所提的要求,并评价释疑,列出多种设计方案,说明利弊,并与患者充分讨论达成共识。知情同意是治疗成功的首要保证。

(二)个性化目标

针对老年人的具体情况,设计符合个人的个性化目标,不刻意追求Ⅰ类咬合关系,不随意改变后牙区弓形,不轻易破坏原先稳定的咬合代偿。

(三)矫治的要求

矫治器应选择较小、清洁、形态圆钝、隐蔽的固定装置(如透明陶瓷、舌侧托槽、无托槽矫治器);设计简单的矫治方法,尽量采用隐形掩饰方法(如后牙片段弓、舌弓、活动矫治器等)。老年人由于牙槽骨多有病理性或增龄性附着丧失,临床牙冠增长,牙周膜面积相对小,应选择轻力,并且最好间断加力延长复诊时间,从而给牙周组织提供充足的细胞反应和组织改建时间,防止牙槽骨的进一步吸收。

四、老年人正畸治疗的步骤

(一)治疗前

应详细检查全身状况,符合适应证。对糖尿病、内分泌失调、精神病等患者不宜采用。首先详细检查是否存在不同阶段的牙周病,并评估风险因素,诊断并记录颞下颌关节是否存在功能失调;然后确定治疗方法,确定是否存在牙代偿,是否仅做小范围的牙齿移动等。

(二)治疗中

首先控制并密切追踪牙周病的变化,决不能想当然地认为通过1~2次洁治就能控制牙周病;其次,应注意防止牙移动中、移动后出现颞下颌关节功能失调;再次,记录矫治力改大小及方向对牙移动是否适宜,是否造成牙反复移动、松动,密切观察有无个别牙早接触、咬合创伤,及时调整。

(三)治疗后

应进行牙周再评价及牙周手术辅助治疗,及时修复缺失牙,调𬌗及切牙边缘嵴调整,制作个性化的保持装置,如固定夹板式、活动式等。

五、矫治方法

(一)综合性常规治疗

选择常用的固定矫治器,如方丝弓、直丝弓等。

(二)小范围牙移动(Minor Tooth Movement,MTM)的治疗

对于一些简单、局部的牙性错𬌗畸形,如个别前牙错位、中切牙间隙、个别牙反𬌗等,避免花太多时间,减少患者的负担,MTM一般不应涉及全牙列或移动过多牙齿,用较小的与个体相适应的轻力、间断力延长复诊时间,严密观察。

(三)𬌗板

对于伴有颞下颌关节紊乱病的老年患者,𬌗板是一种可逆性治疗方法。

常用的有松弛𬌗板、稳定𬌗板、再定位𬌗板、软弹性𬌗板等。

第四节 老年人错𬌗畸形正畸治疗应注意的问题

一、患者的口腔卫生

在正畸治疗过程中,由于所使用的正畸部件容易导致食物嵌塞、残渣潴留、软垢堆积,因此,正畸前仔细询问老年人的口腔卫生习惯及检查余留牙的卫生状况是相当重要的。如果老年人余留牙卫生不良,软垢牙石Ⅱ°以上,牙龈健康状况不良,在进行正畸治疗前必须进行口腔卫生指导,并教会病人使用新的口腔卫生保健方法,直到病人口腔卫生显著改善后方可进行,否则不宜采用此方法。

二、患者余留牙的健康状况

在正畸治疗前,必须全面了解患者余留牙的健康状况,如患牙的牙周情况、牙周附着的丧失情况、患牙的松动度、覆颌关系等。有下列情况之一者均不予考虑正畸治疗:①牙根外露1/2以上;②牙齿松动达到Ⅲ°;③X片示牙槽骨呈垂直吸收,达根长1/2以上;④对于松动牙均不考虑作为支抗牙;⑤颊舌向错位牙离开牙槽嵴顶中线的近远中移位超过0.5 cm。

三、患者的全身状况

如果老年人身体健康,无严重的全身性疾病,在70岁以前均可接受局部的正畸治疗;如果患者患有系统性疾病,而且每天必须服用药物才能维持正常的生活,即使患者强烈要求,也不宜采用正畸治疗;对于生活不能自理的老年患者,严禁正畸治疗。

四、患者的经济状况

因老年人正畸治疗存在不确定性,其成功的概率大大低于青壮年,故而有可能花了钱达不到预期效果,有可能半途而废。加之正畸治疗的费用较多且是自费,因此,患者的经济状况要能承受正畸失败结果。对于经济状况不佳,由子女养老或社会养老的老年人,一般不采用此法治疗。

五、患者的心理状况

对老年人的正畸治疗,尤其是老年人牙周病的正畸治疗,是一种探索性的工作,其效果存在很大的不确定性。因此,治疗前应与患者充分沟通,了解患者的心理状况。如果患者有"死马当活马医"的思想准备和积极配合医生的态度,方可进行正畸治疗。对于瞻前顾后、疑问太多、心理素质较差的老年人,最好不要进行此种治疗。

六、患者的家庭状况

通过了解老年人的家庭状况和社会背景,从中可知道家庭的支持度和老年人在家庭中的地位,尤其是支配经济的权力。如果病人在家庭中仍可掌控子女,有独立的经济来源,在正畸条件许可下,可采用正畸治疗;反之,则尽量放弃。

第五节 正畸治疗前的准备

一、心理准备

对于需要正畸治疗的老年人,需要花相当多的时间与老人沟通,将正畸的利弊讲清楚,将成功与失败的可能性客观地告诉患者,方案治疗期间经济花费、失败后怎么办等均要强调地告诉患者。当其接受失败了就拔牙或改其他治疗方案时,说明病人已做好了失败的准备,沟通才算完成。即使这样,也要让老年人回家与家人商量,下次复诊时再进行沟通,并询问老人还有没有不清楚的,耐心回答老人提出的任何问题。当病人无问题提出时,方可开展治疗。对于心理素质差、顾虑重重的老人,最好不要勉强,哪怕治疗成功的把握很大,也只能放弃。

二、口腔卫生准备

1. 对于口腔卫生常识较差的老年人,要进行口腔卫生指导和刷牙、牙线使用的训练,经过1~2周正确的口腔卫生保健后,对余留牙的卫生状况进行评估,直到达到要求方可进行。

2. 对于口腔卫生习惯尚好,余留牙卫生状况较佳的老年人,也要进行适当的口腔卫生宣教,要让患者知道戴上矫治器后如何更好地保持口腔卫生。

3. 对于所有正畸的老年人,均要进行口腔黏膜、唾液腺的检查,并进行常规超声洁治。如患者唾液太少,口干症明显或有口腔癌前损害,均不宜开展正畸治疗。

(官玉芹)

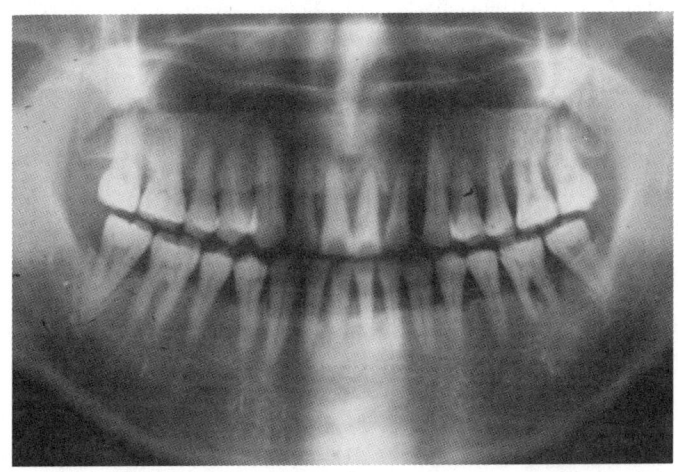

图 11-1　老年患者牙周病,牙槽骨吸收Ⅰ°～Ⅱ°,牙齿移位错𬌗

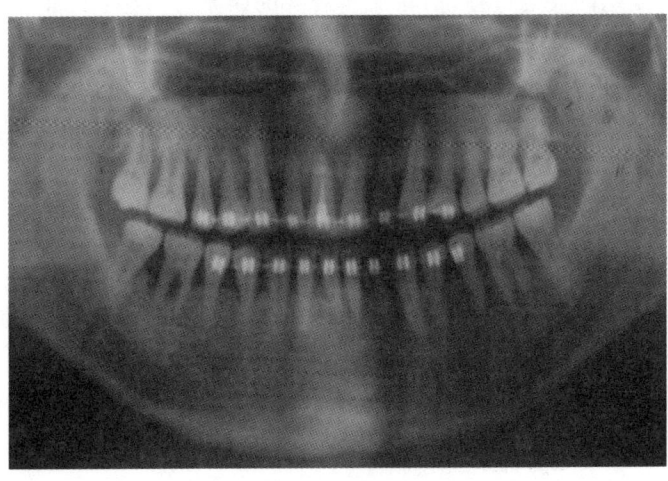

图 11-2　正畸治疗中

第十二章　老年人的口腔预防保健

WHO 提出老年人口腔健康的目标是"8020",即 80 岁的老人至少应有 20 颗功能牙(即能够正常咀嚼食物、不松动的牙)。老年人的健康状况主要以功能状态来衡量,如日常生活活动、精神卫生、身体健康、社会与经济等功能。从口腔健康观点来考虑,缺牙占全口牙的 1/4 以上时,就会影响到口腔正常功能,包括吃饭、打电话,即咀嚼功能与语言功能,以及个人口腔卫生能力(刷牙等)。所以,咀嚼功能丧失程度已成为评价老年人全身与口腔健康状况不可缺少的一个指标。牙根面龋,牙龈萎缩与牙周附着水平丧失明显,牙齿缺失,咬合面严重磨耗,牙根暴露,牙齿松动,无牙颌造成咀嚼功能丧失,严重危害老年人口腔健康。

老年是人类生命过程中细胞、组织、器官不断趋于衰老,生理功能日趋衰退的一个阶段。口腔同身体其他器官一样,也会出现衰老现象。口腔软组织已出现一系列增龄性变化,加之全身慢性疾病加大了口腔多种疾病的患病率,功能障碍率随之增高,对口腔医疗保健需求明显增多。因此,研究与口腔疾病有关器官和组织的衰老过程,消除加速衰老的因素,并针对不同年龄组、不同层次、不同健康和疾病状况,开展老年口腔常见疾病的防治、修复及口腔护理保健等服务十分重要,努力提高老年人自我口腔保健意识,充分发挥口腔保健服务系统功效,使老年人尽量没有口腔疾病或减少口腔疾病发生几率,保持最佳的口腔功能状态,这对提高老年人的生活质量具有重要意义。

第一节　老年人日常的口腔自我保健

现代口腔医学的发展不断更新观念,提高老年人的口腔保健水平,一方面要求医生尽职尽责,另一方面也要求老年人做好自我口腔保健。口腔保健主要取决于生命过程中的日常生活习惯,刷牙就是一种良好的口腔卫生习惯,也是一种最基本、最充分的日常口腔保健方法。通过个人努力,以最大程度保持口腔健康。刷牙的主要目的是有效地清除牙面和牙间隙的菌斑、软垢与食物残屑,减少口腔细菌和其他有害物质,防止牙石的形成。同时,通过刷牙给予牙周组织以适当的按摩刺激,促进牙龈组织的血液循环和新陈代谢,亦可提高上皮的角化程度,增强牙龈组织的抵抗力。一般人对刷牙的作用认识不足,大都忽略刷牙对牙龈的按摩作用。刷牙方法不适当可引起软组织损伤,最常见的是牙龈组织的萎缩,对牙体硬组织的损伤则形成颈部楔状缺损,并由此引起牙颈部敏感症。对于刷牙的观念、行为和方法问题,具有最为广泛的群众基础及普遍的公共卫生意义,已成为老年口腔预防医学研究的重要课题。良好口腔卫生习惯包括:①每天刷牙次数为2～3次;②饭后漱口;③饭后使用牙线;④定期洁牙;⑤有嚼无糖型口香糖的习惯;⑥使用保健牙刷;⑦定期进行口腔检查;⑧求医需求及对增加口腔预防措施与服务的期望等。对口腔卫生习惯和行为是肯定还是否定,是支持还是反对,直接反映了老年人的口腔卫生观念。口腔卫生观念形成和改变不仅要看老年人口腔卫生知识和水平的高低,更要看老年人的理解、接受程度以及能否真正建立良好的口腔卫生习惯。重视和养成良好的口腔卫生习惯是预防口腔疾病的关键之一。

下面介绍老年口腔自我保健的具体内容。

一、养成良好的口腔卫生习惯,掌握正确的牙齿保健方法

(一)科学刷牙

菌斑附着牙面较紧,用漱口的方法不能去除。刷牙是去除牙菌斑,保持口腔清洁,自我口腔保健的最好方法。刷牙方法很多,没有一种方法适合于所有人。任何一种好的刷牙方法都应当简单易学,去除菌斑效果好,不损伤牙体和牙周组织。实际上,人们能否正确地掌握刷牙方法,首先取决于他们的态度和认识水平,其次在很大程度上取决于手的技能。只要认真练习,都能做到正确有效使用牙刷,去除菌斑。

1. 刷牙次数与顺序

尽管刷牙方法很多,但把各种刷牙方法的动作加以分解,不外乎3种基本动作,即旋转、拂刷、颤动。这些基本动作有助于使牙刷刷毛到达每个牙面或牙龈部位,以轻柔的压力振动牙菌斑使其从牙面松脱,然后通过拂刷与擦洗,达到清除牙菌斑和按摩牙龈的目的。牙刷放置的起始部位与刷牙顺序可因人的习惯不同而异,一旦设置则必须循序渐进,才能面面刷到。应提倡"三三

制",即每天刷三次牙,每次刷牙时间不少于三分钟,要刷三个牙面(唇颊面、舌腭面、聆面),每个牙面都要刷干净。每次牙刷放置的牙位一般占 1~3 颗牙面的距离,每次至少刷 5~10 次,然后移至下一个邻牙刷牙位置。两个刷牙位置之间均有重叠,下颌牙唇颊侧一般约 9 个刷牙位,舌侧为 11 个刷牙位,不可草率。正确地刷牙,是一种有效预防口腔疾病和维持牙周健康的自我保健措施。单纯增加刷牙次数或刷牙力量,都将导致牙体硬组织及牙龈的损伤。

2. 正确刷牙的方法

有许多种,每个人可以根据自己的条件选择一种方法。下面介绍几种常用的刷牙方法。

(1) 水平颤动法

也叫 Bass 刷牙法。水平颤动法短颤的横刷动作最能洁净菌斑,故又称为沟内刷牙法。置刷毛毛尖与牙齿-牙龈面成 45°角而轻度加压,刷毛顶端部分进入龈沟,而部分在沟外,然后作前后向颤动 6~8 次,颤动时刷毛移动仅为 1 mm。刷上下前牙的舌腭面时,如牙弓狭窄,可将牙刷头竖起作短横刷颤动。同时还应拉刷后牙咬聆面,清洁聆面的窝沟点隙。

(2) 旋转刷牙法

也叫 Roll 刷牙法或竖刷法。刷毛与牙面成 45°角,刷毛头指向牙龈,和牙龈轻轻接触,然后向牙冠方向转动,刷上牙时刷毛顺着牙间隙向下刷,刷下牙时从下往上刷,要注意执牙刷的手腕一定是在转动的,速度不要太快,这样重复 8~10 次,逐渐在每个牙齿的唇(颊)面和舌面移动。在刷前牙舌腭面时可将牙刷竖起,部分毛束压在牙龈上,顺着牙间隙向冠方拉刷。这种方法有按摩牙龈、增进局部血液循环和促进上皮角化的作用,有助于增强牙周组织的防御能力。以上两种方法可综合应用,更增添洁净菌斑的效果。

3. 应选用保健牙刷

保健牙刷应具有以下特点:①刷头要小,便于刷到牙齿的各个部位;②刷毛细软而有弹性,排列合理,能有效地清洁牙面,也便于牙刷的清洗;③刷毛顶端磨圆处理,不损伤牙龈和牙齿;④刷柄较扁而宽,长宽适合易于把握,不易滑脱。近年来,国内外还设计一些具有特殊功能的牙刷,如喷头式、喷雾式、弯毛式、半导体式及电动牙刷等,这些牙刷各有其优缺点,目前我国仍以使用保健牙刷为主。

4. 牙刷的保养和更换

每次刷牙完毕,应将牙刷洗净,将刷头朝上放入杯内,置于通风干燥处。

每 1～3 个月应换一把新牙刷,如发现刷毛散开、变曲、倾斜,应及时更换。

5. 刷牙应避免的几个误区

(1)要先做全口洁牙,把牙面上的牙结石彻底刮干净。牙结石比较坚硬,单靠刷牙刷不掉,只会越积越多,引起牙龈炎,出现牙龈出血,进一步发展就造成牙周炎,导致牙齿松动。必须做超声波洁牙,才能把牙结石去除,如果已经有比较严重的牙周炎,还得做龈下刮治,甚至牙周手术,才能控制病情。牙结石清除干净后再来认真刷牙才能起到保健预防的效果。

(2)必须把每个牙、每个牙面都刷干净。很多人对于容易刷的部位(如牙的颊面、咬合面)会认真刷,对于不容易刷到的部位(舌面、邻面)则比较马虎,其实这些才是更容易堆积牙结石的部位,更需要认真刷才能刷干净。重点要刷牙齿和牙龈交界的部位。有些人由于害怕刷到牙龈或因牙龈出血而不太敢刷,结果造成了恶性循环,导致症状进一步加重。一般每次刷牙需要 3 分钟,要感觉每个牙、牙的每个面都刷到,不容易刷的部位更要来回多刷几次。

(3)牙膏的选择。很多人都迷信药物牙膏,询问使用哪一种牙膏比较好。其实要保持口腔卫生,最主要的是定期口腔检查、洁牙、早期防治,掌握正确的刷牙方法。选用哪种牙膏是次要的。当然,选用合适的牙膏可以会起到一定的防治效果。一般小孩子以防龋为主,只能选用双氟牙膏;对于牙龈出血、口臭及牙周炎患者,可考虑选用药物牙膏;对冷、酸比较敏感的可选用脱敏牙膏。但必须记住,牙膏是次要的,只能起到辅助作用,药物牙膏和脱敏牙膏要在医生的指导下使用,才不至于延误病情。

(4)刷牙时间及次数的选择。目前多数人都是早晚刷牙,如果能够刷干净也够了。睡前刷牙是极其重要、必不可少的。睡觉后唾液分泌减少,没有了唾液的冲洗,牙菌斑便容易滋生,晨起后会感到口腔内有异味。因此睡觉前要尽量刷干净,使牙菌斑减少到最低程度。刷牙后除喝水外不要吃其他的东西。对于牙周炎比较严重、牙列拥挤或其他因素导致不容易自我保持清洁的,最好在三餐后 3 分钟刷牙,对于口内有义齿和做矫正牙齿的患者,每次吃完东西都必须刷牙。

(二)漱口

牙齿冲洗可作为一种补充,不能代替刷牙,重要的是先刷牙后漱口。漱口对于我们已是习以为常的事,每次刷完牙后,人们都用水清洗牙膏的颗粒及食物碎屑。

1. 水漱

清水漱口习惯不仅使人感到清爽,亦可去除食物残渣或部分软垢。清水不仅可以去除齿垢,还能给牙齿及牙周组织以冷刺激,达到口齿的保健效果。以冷水为佳,可因人而已,有牙病、牙敏感症者用温水。

2. 茶漱

我国是茶的故乡,自古有饭后饮茶的习惯。浓茶漱口解油去腻,爽口洁齿,可清除牙齿缝中的食物,有利于坚固牙齿,又有清热解毒、化腐去异味之功效。茶中含有丰富的维生素和氟素,可补充体内维生素的不足,所含的氟有防龋的作用。

3. 各种抗生素漱口剂

可减少龋病、牙石、牙龈炎的发生,常用的有季铵化合物、洗必泰及各种抗生素等,个别人使用后会觉得口苦,长期使用可能导致味觉减退,不宜久用。

4. 含氟漱口剂

如坚持使用 0.05% 含氟漱口水,一天一次,每次一分钟。0.2% 的则每周 1 次,每次含漱 1 分钟,量为 10 mL。注意含漱后半小时内不进食,不喝水,以免降低效果。坚持使用含氟漱口水可阻止根面龋、冠龋的发生和发展,有利于预防龋病。

5. 中药含漱

可清热解毒,芳香化湿。如金银花、野菊花、蒲公英、藿香、薄荷等都有一定解毒杀菌作用,可含漱。

(三)辅助清洁工具

老年人牙龈萎缩与牙周附着水平丧失明显,牙根外露、牙缝增宽、牙齿稀松,光靠刷牙还不足以保持牙齿清洁,推荐使用以下辅助清洁工具。

1. 牙线

是较好的洁齿工具,对清除牙间隙中的食物残渣、去除牙齿邻面菌斑有较好的效果,可在食物嵌塞时及睡前刷牙后使用,优于牙签,值得提倡使用。牙线具体使用方法:拉下一段约 25 cm 的牙线,将线的两端打双结形成一线圈,或取约 33 cm 的牙线,将线的两端绕在两个中指上,用右、左手指将牙线通过接触点,两指间控制牙线的距离约 1~1.5 cm。当有紧而通不过的感觉时,可做前后拉锯式动作,通过接触点轻柔地到达接触点下的牙面,同时将牙线放到牙龈沟底,以清洁龈沟区,注意不要硬压入龈沟以下过深的组织内。用两指将牙线紧绷,并包绕颈部牙面,使牙线与牙面的接触面积大一些,然后作上下刮动,每一牙面要刮5～6次,然后依次进入相邻牙间隙,逐个将全口牙齿的邻面刮净,并漱去刮下的菌斑。在每餐饭后,依次把每个牙邻面清刷干净。在操作时要注意不要用力过大,切不可用拉锯式前后扯动,避免损伤牙周组织。如果执线不便,可用持线器,将牙线固定后,通过接触区面牙间隙。

2. 齿间刷

当口腔内有复杂修复体或牙龈萎缩时,推荐使用齿间刷(牙缝牙刷)。其形状似瓶刷,但极微小,刷毛柔软,可顺利通过牙间隙,尤其适用老年人。

3. 牙签

牙龈乳头萎缩,特别是在牙周手术后牙间隙增大的情况下,用牙签来洁净暴露的牙面,特别对凹的牙面或根分叉区最为合适。也可以用来对着牙龈加压以刺激及按摩萎缩的牙龈乳头,但习惯上都用牙签剔除嵌塞的食物纤维。牙签有木质和塑料两种。牙间有空隙存在的情况下,牙签以45°角进入,尖对骀面方向,侧缘接触牙间隙的牙龈,然后用牙签的侧缘洁净牙面,特别在凹的根面和根分叉区可用牙签尖端及侧缘刮剔。如果有食物纤维嵌塞,可作颊舌侧穿刺动作,将食物剔出,然后漱口。使用牙签时要注意,不要将牙签尖用力压入健康的牙间乳头区,因为这样会造成一个先前并不存在的空隙,而这样一个小间隙极难保持清洁,以后只能经常用牙签来剔刮,以致空隙日益增大。牙签不要垂直插入,要沿着牙龈的形态线平行插入,否则会形成平或凹陷状的牙龈乳头外形,影响美观和功能。

(四)基牙和假牙的护理

基牙往往不容易清洁或者容易被忽视,护理基牙最主要是每天认真仔细地刷牙,尤其是邻面,基牙有牙病时更需要及时治疗。人的牙齿缺失之后,通常需要镶义齿(假牙)来恢复美观和咀嚼功能。一般拔牙后2～3个月镶牙为宜,以便早日恢复咀嚼功能,有利于消化吸收。由于义齿必须借助基牙固位,所以基牙的口腔护理尤为重要,一旦基牙破坏,则义齿修复宣告失败。已经修复的义齿也要定期检查,及时修改调整。久戴义齿常有不适,甚至引起口腔组织水肿、疼痛、溃疡,需要医生检查,及时处理或更换。假牙不能长期放置不戴,戴用数年后,如出现松脱或摩擦痛等不适时,应到口腔修复科检查、修改或重做,不要勉强使用。假牙不合适,切勿自己修理。尽量不戴假牙睡觉,尤其是患有老年痴呆症者。

义齿的清洁方法:每餐之后需刷净假牙,睡前取下义齿,用牙膏、清水刷洗干净,将假牙浸泡在凉开水或自来水杯中。切勿用开水冲洗。

1. 物理清洁法

①用牙刷刷洗是常用而且最便于患者接受的方法(牙膏、牙粉、肥皂水清洁)。牙刷易磨损假牙,应使用软毛牙刷。②超声既增加消毒剂的杀菌和去污作用,又不损伤义齿,但不能有效地去除义齿表面的菌斑。

2. 化学清洁法

碱性氧化物对义齿表面早期菌斑和污渍效果好,有较强杀菌和杀真菌作用,抑制菌斑和牙结石的形成,去着色,但对已形成的结石作用不明显。其费用高,并能改变树脂的颜色。洗必泰为酸性消毒剂,味道较差。

3. 其他方法

微波、臭氧消毒。

4. 联合方法

刷牙＋义齿清洁剂浸泡,超声＋义齿清洁剂浸泡。

(五)养成常咀口香糖的习惯

口香糖能中和酸性物质,并能通过咀嚼运动增加自洁作用。

(六)传统医学的口腔保健操

是预防口腔疾病的独特方法,效果较好,如叩齿、鼓漱、运舌等几种按摩方法。

1. 叩齿方法

先心静神聚,口轻闭,然后上下齿互相轻轻叩齿 36 次。要领:所有牙都要叩击,用力不可太猛,还要防止咬舌。叩齿宜在清晨及晚上进行,每次叩击数不拘,必须持之以恒,每天坚持做可以牢固牙齿。

2. 鼓漱

方法是闭口咬牙,口内如含物,用两腮和舌做漱口动作,漱口 36 次以上。漱口时,口内多生唾液,等唾液满口时,再分三次慢慢下咽,初练时可能津液不多,久练自增。鼓漱主要是为了使口腔多生津液,以助消化,并可清洁口腔,锻炼口周肌肉。坚持经常鼓漱,面部不易塌陷,可使两腮饱满。

3. 运舌方法

用舌头在口腔里,牙齿外,左右、上下来回运转 36 次以上,等到唾液增多时,鼓漱十余下,分一口或几口咽下。运舌对预防老年口腔黏膜病、舌体萎缩有效,并能防止口苦、口臭,还刺激涎腺分泌增加,滋润胃肠,有助于改善胃脾功能。现代医学已知唾液含有多种人体必需的有机物、无机物、免疫蛋白以及溶菌酶,对维护口腔及机体的健康非常重要。

4. 牙龈按摩方法

①牙刷毛以45°压于牙龈上,牙龈受压暂时缺血,当刷毛放松时,局部血管扩张充血,反复数次,使血液循环改善,增强局部抵抗力;②用干净的手指置于牙龈黏膜上,由牙根向牙冠作上下、沿牙龈水平作前后方向的揉按,依次按摩上下左右的内外侧牙龈约三分钟;③以锥形橡皮按摩器进入牙间隙,对牙龈乳头进行按摩,按摩牙龈增强血液循环和上皮角化程度,提高牙周组织对外界的抵抗力,减少牙周疾病的发生。长期坚持对防治牙周病有一定的效果。

二、纠正不良的口腔卫生习惯和生活方式

口腔不良习惯亦为影响口腔健康的重要因素之一。如长期只用一侧咀嚼食物的老年人,由于两侧的生理刺激不均衡,可造成非咀嚼侧组织衰退,发育不良;且因无咀嚼运动而缺乏自洁作用,易使牙面堆积牙石,导致牙周疾病的发生;还可引起下颌关节病变。又如,有吸烟或饮酒嗜好,常用牙咬硬物,加之口腔卫生差,协同作用下可导致口腔疾病的发生。

三、合理膳食

改善膳食营养状况。由于多种因素的影响,老年人特别容易营养不良,增龄过程本身就影响营养不良状况。大多数专家认为,老年人需要的热量、蛋白质比年轻人少,但钙、铁等矿物质、维生素需要量则随年龄增长而增加,因此,老年人要严格限制各种甜食,多吃新鲜蔬菜与瓜果,注意膳食平衡。平衡饮食是合理营养的唯一途径。适度根据医生的建议选择适合自己的食品。老年人的零食为花生米、核桃仁、牛奶、茶等。坚持一日三餐,限制过量的甜食和饮料,二餐之间更要避免吃甜食。平时进食粗糙及纤维食物,需用力咀嚼,作为一种功能恰的刺激,有益于牙周组织健康,可引起牙周膜变厚,使牙槽骨致密,从而使牙周组织适应性增强。食物不断与牙龈摩擦,这种生理性按摩刺激增加了牙龈组织对疾病的抵抗力。适当应用氟化物有益于牙齿健康,而最常用又最容易得到的就是含氟牙膏。含氟牙膏对龋病和牙周病有预防作用,尤其对老年性根龋的预防有较好的作用。

四、消除影响口腔卫生的不利因素

口腔中不能治疗的残根、残冠应拔除,以免慢性不良刺激形成溃疡和病变;缺失牙需及时修复,以免引起邻牙移位及对𬌗牙伸长;不良修复体要及时磨改、处理,以免引起新的口腔疾病。

五、定期口腔健康检查

由于老年人口腔功能差,加之口腔卫生状况差,口腔疾病常处于较晚期阶段。有些口腔疾病自己不能发现,如牙缝的缺损、根面龋以及口腔癌前病变,尤其是有烟酒嗜好及长期嚼槟榔的老年人,因烟、酒刺激口腔出现白斑的,更要加强检查,以便及时发现和治疗。有条件的老人最好定期去医院进行口腔检查,并清洁牙齿,以便及时发现,做到有病早治、无病早防。老年人有假牙、全冠及修复体等,也需定期检查,及时治疗口腔疾病,对已经修复的义齿进行修改调整。老年人应每隔半年检查一次口腔。

六、老年人自检方法

除请医生定期进行口腔保健外,也要学会自我检查方法。

1. 对头颈部进行对称性观察,注意皮肤颜色的变化。

2. 双手食指触摸面部。面部如有颜色的变化、触疼或有肿块、疣痣增大,应及时就医检查。

3. 触摸颈部。从耳后触摸至锁骨,注意触摸疼痛与肿块。检查两侧颈部。

4. 观察唇部。翻开下唇,观察唇红部与唇内侧黏膜;用食指与拇指从内向外、从左向右触摸下唇,对上唇也作同样的检查。触摸是否有肿块,观察是否有创伤。

5. 观察牙龈与颊部。用食指拉开颊部,观察牙龈,并用拇指与食指夹住颊部触摸。

6. 观察舌与口底。伸出舌,观察舌的颜色与质地,用消毒纱布包住舌尖部,然后把舌拉向左或右,观察舌的边缘部位。用食指与拇指触摸舌体,注意是否有异常肿块。检查口底需用舌舔上腭部,观察口底颜色与形态的变化,然后用食指触摸口底。不宜过于频繁地伸舌自检,以免舌肌疲劳诱发舌痛。

7. 腭部观察。对腭检查有时需用牙刷柄压住舌,头略后仰,观察软腭与硬腭的颜色与形态。

8. 提高老年人对口腔癌警告标志的认识,以便加以警惕,及早就医。

口腔癌的警告标志:①口腔内的溃疡两周尚未愈合;②口腔黏膜有白色、红色或发暗的斑;③口腔与颈部有不正常的肿胀和淋巴结肿大;④面部、口腔、咽部和颈部有不明原因的肿块,伴有麻木与疼痛;⑤口腔反复出血,出血原因不明。

对于口腔癌症,定期检查是为了早期发现并提高早期治疗率,一般有较长的存活期和较好的生命质量。人们必须有预防为主的思想,创造有利于口腔预防保健的条件,以预防和控制口腔疾病的发生。

第二节　社会和行政卫生部门可实施的措施

提高老年人口腔保健水平应作为国家、社会的共同目标。为控制老年口腔疾病,保障和提高老年群体的口腔健康水平,不仅需要口腔专业人员与卫生工作者的努力,更需要政府行政机构人员的支持和帮助、社会的关注和认同。在开展初级口腔卫生保健、推动医疗保险、发展口腔公共卫生事业的同时,通过行政卫生部门建立老年口腔医学保健信息网,有组织地定期进行老年人口腔流行病趋势调查、老年人口腔健康状况调查、口腔常见病的患病率调查、老年人口腔医疗保健的需求调查、老年人医疗费用的来源调查、老年人口腔保健宣传教育调查以及口腔健康教育行为变化调查和各级老年人口腔医学保健专业人员培养情况调查等。对统计资料进行监测、评价(初级口腔卫生保健与老年口腔疾病控制管理),并针对老年人全身、口腔健康状况的不同,生活习惯和各种口腔疾病问题的差异,找出因地制宜的保健方式,指导老年人口腔保健行为,为老年人提供口腔保健具体技术指导,对老年人群提供特别的口腔保健护理服务项目,对口腔卫生保健人员加强老年口腔保健知识和技巧能力的培训,确保牙科医生和口腔卫生保健人员都各尽其责。充分利用社会保障措施,以最大限度地缩小老年人口腔健康状况的差别,尽快地实现人人享有初级口腔卫生保健的目标,真正实现让牙齿为人类健康服务终生的愿望。

一、口腔卫生宣传

口腔疾病是老年人的一种常见病、多发病,无论其普遍性还是严重性,都已经构成了一个社会公共口腔问题。口腔疾病的发生与口腔卫生状况有很大的关系,尤其与龋病、牙周病关系更为密切。正是由于龋病、牙周病,老年人失牙较多,侵犯口腔健康,直接影响老年人的生活质量。因此,如何控制口腔疾病的致病因素,提高老年人自我口腔健康意识,尽快改善口腔健康状况,就需要经常反复地利用多种宣传教育方式开展口腔健康教育,不断地向老年人宣传普及口腔卫生健康知识、理念及保健方法,让老年人在增长健康知识的同时,学会并掌握实施自我口腔健康保健的方法和行为,纠正不良生活方式,养成合理的膳食习惯,定期进行口腔健康检查,培养良好的口腔卫生习惯。让"实现人人享有口腔卫生保健"成为全社会和人人参与的共同目标,建立和推进一整套有效控制牙菌斑、预防口腔疾病的措施与项目,使老年口腔保健达到基本目标:80岁老人至少保持20颗功能牙,维持最基本的口腔功能状况,或者通过最低限度的修复,尽可能康复口腔功能,提高老年人的口腔健康水平和生活质量。1981年,WHO制定的口腔健康标准是:牙齿清洁,无龋洞,无疼痛感,牙龈颜色正常,无牙龈出血现象。口腔健康标准不仅要有健全的口腔功能及没有口腔疼痛,还应具有良好口腔卫生状况。口腔疾病的发生与不卫生的口腔行为和不合理的生活方式密切相关。主要的预防措施是:动员老年人自己行动起来与不良卫生习惯作斗争,提高老年人的自我口腔保健意识和能力,消除一切可能的致病因素,以预防和控制口腔疾病的发生。这样,才能更有效地达到老年人口腔卫生保健的目标。

(一)口腔卫生知识内容

口腔健康教育(WHO,1970年)指出,牙科健康教育的目的是使人认识到并能终生保持口腔健康。口腔健康不仅指没有口腔疾病,有健全的口腔功能,还应有良好的口腔卫生状况。口腔卫生的重点就是通过自我口腔保健方法和保健措施控制菌斑,增强生理刺激,消除软垢、食物残渣、牙石及一切口腔致病因素,纠正有碍于口腔卫生的不良习惯,使口腔及𬌗关系有一个良好环境,充分发挥口腔生理功能,创造有利于维护口腔健康和控制口腔疾病发生的环境。

使牙齿易患龋病、牙周病的不利环境有牙菌斑、牙结石、色素、食物残渣等。

1. 牙菌斑

牙菌斑是唾液中的蛋白成分、细菌、食物残渣和口腔黏膜脱落的上皮细胞紧密附着于牙齿表面上的膜状物,肉眼不可见,用菌斑着色剂可显示出来。牙菌斑最常见于口腔卫生达不到的地方,如牙齿的殆面的窝沟、两牙邻面接触点下方。唾液薄膜在刷牙后2小时形成,去掉之后又会自动再形成,在唾液薄膜形成的24小时内,就有细菌进入膜中,形成牙菌斑。牙菌斑的形成凭借牙表面、唾液及口腔细菌间复杂的相互作用,且是一个动态过程。口腔内细菌的种类和数量因人而异。口腔卫生情况差的,细菌的种类和数量均有不同,一般数量多,而且主要是厌氧杆菌和腐败性细菌。这些细菌在人类长期进化过程中与人类相互适应,细菌数量、种类、部位上的变化与口腔疾病和健康的关系至为密切。菌斑是造成龋病、牙周病的重要因素。电镜观察发现,在菌斑下方的釉质表面有许多由球菌产酸脱钙而产生的痕迹,菌斑基质向釉柱间渗入表层部脱钙形成龋坏。牙菌斑堆积是形成牙周疾病的主要原因。菌斑中的细菌代谢产物和菌体内的毒素对牙周组织具有强烈的病原性,可诱发牙周组织炎症或坏死。

2. 牙结石

牙菌斑经过2~3日后,一部分钙化形成牙结石,牙结石多发生在不易刷到的牙面上。唾液导管口附近的牙面上容易沉积牙结石,主要是由唾液中的矿物质沉积于牙面,多堆积在牙颈部。牙结石在口腔内是有害的,对牙龈形成机械刺激,并以覆盖于牙结石表面的菌斑毒素产物致使牙龈充血、出血、发炎或牙龈肿痛流脓。若牙龈长期受刺激而发炎,就会导致牙龈萎缩,牙根暴露,还可破坏支持牙齿的骨组织,使牙周袋加深、牙松动。附在牙结石多孔表面的菌斑更易形成细菌及毒素产物,因此,彻底去除牙结石是彻底控制牙周病的预防和治疗措施中非常重要的一环。

3. 牙垢

软垢由食物碎屑和细菌组成,多附着在牙颈部,呈白色、浅黄色或浅灰色附着物,肉眼可见,质软而易被刷牙漱口去除。软垢对牙龈的刺激作用主要是由于有大量细菌产物,能引起口臭、牙龈炎。

4. 牙齿色斑

牙齿着色大都是由具有色素的细菌、色素食物及其他化学物质引起的。常见的着色斑主要有茶斑、烟斑。牙齿色斑一方面影响牙齿色泽美观和口腔卫生,另一方面,由于牙齿存在着色斑,造成牙面不光滑,容易有细菌附着。

5. 食物残渣

口腔中大部分食物残渣一般进食后迅速从口腔内排除,但往往有一些食物碎片残留在牙缝中,粘附在牙面或黏膜上,而不容易去除。通过含漱可去除部分残渣。

以上这些口腔卫生不良的状况影响和危害口腔健康。只要能通过自我口腔保健,及时地把牙面和口腔组织上的菌斑清除,做到彻底地控制菌斑形成,或定期进行龈上洁治术(对牙龈炎患者,每6~12个月做一次洁治),就可有效地维护牙周健康。龈上洁治术是使用龈上洁治器械去除龈上牙石和菌斑、软垢等局部刺激因素,并抛光牙面,防止菌斑和牙石再沉积,是防治牙周病的有效措施。还可配合其他机械性或化学性措施,及时控制菌斑的形成,消除细菌赖以进行新陈代谢的特殊环境,控制菌斑的致病性。

(二)口腔卫生保健的宣传方法

口腔卫生保健宣传要做到有的放矢。针对老人不同的思想、心理、行为特征,结合生活习惯、环境、文化、身体状况,同时考虑老年个体或群体对口腔健康的需求、兴趣,选用不同的教育内容和方式,才能收到预期的效果。

1. 语言教育

在健康教育工作中,语言教育最方便。交谈是交流的重要方式,且比较容易掌握。为此,在交流过程中一定要把握和运用好语言这一项技巧性较强的方法。特别是在与老年人交流时,要注意语言的文明、礼貌、艺术、贴切,沟通要自然,让对方听起来实际易懂,建立信任才能被老人接受。沟通的方式多种多样,如:(1)一对一交谈。就口腔健康与预防保健问题进行交谈,针对性强,知识可深可浅,内容可宽可窄,简便易行,灵活自如。在交谈中,医务人员要设身处地地理解与帮助老年人,让他们在口腔健康方面学会自助,在掌握有关知识后自觉地实践。(2)组织小型讨论会、座谈会、专家讨论会、专题讨论会等,进行宣传教育。座谈会是医务人员与老年人一起讨论研究问题的一种口头宣传形式,它的特点是人数较少,精力集中;针对性强,目的明确,内容突出;指定专人讲解。根据老年人的文化程度、理解能力、具体要求编写发言稿,每次就一个专题讲,在条件允许的情况下,还可以挂图、照片、模型、幻灯、录像等形式帮助加深理解,提高宣传效果。(3)借助大众传播进行口腔健康咨询服务。电视、广播健康教育节目传播迅速,覆盖面广,直观性强,影响深远。

2. 文字教育

文字教育是应用最广泛的一种形式,将口腔科学知识编写成简明生动的文字材料,作用于人的感官,使人们在潜移默化之中接受科学道理,树立起口腔卫生观念,促进口腔卫生行为的形成。它不受时间和空间条件的限制,便于保存、查询,如口腔卫生传单、小册、报纸杂志、书籍、街头挂图、美术摄影作品与橱窗、口腔卫生展板等。在当前口腔医务人员短缺的情况下,发挥大众传播媒体的作用,可起到较好的效果。

3. 综合性教育

综合性教育具有内容丰富、生动活泼、艺术性强、宣传面广、形式多样、视听结合的特点,是口腔健康宣传教育最理想的方法。(1)口腔卫生展览。展览在普及口腔健康卫生知识中有独特的作用。形、色、声、动、静结合,图、文、实物、模型的展出,以及播放电影、录像和讲解员的解说,使观众受到感性和理性教育。这种教育具体、形象、生动、集中,易于理解和记忆。形式有医院候诊室展览、橱窗展览、游园展览、流动展览、社区宣传柜展览等。(2)卫生文艺活动。组织社区文艺活动,运用文艺形式在社区、街道、居民区、村口宣传口腔健康知识。可以演刷牙操、唱爱牙歌和以文学、音乐、戏曲、电影、摄影、美术等多种文艺形式,在街头、里弄、社区向老年人宣传口腔卫生知识和技术,提高老年人对口腔健康的认识,引起兴趣,使其产生强烈的保持口腔健康愿望,以便寻找口腔健康教育的资源。

4. 网站教育

互联网的广泛应用将改变传统的健康教育方式。健康网站的开通,使老年人在互联网上获得有关口腔健康保健知识、求医信息。还可通过电子邮件方式交流和讨论问题。以下网址就是有关健康教育和口腔健康教育的网站:中华口腔医学会 http://www.cndent.com,第四军医大学口腔医学院预防医学教研室口腔健康教育网 http://kqyfzhs.yeah.net/,好大夫网 http://www.haodf.com,口腔医学网 http://www.kq88.com,三九健康网 http://mouth.39.net/。

二、社区牙病预防保健

在 1994 年的世界卫生日上,时任 WHO 总干事的中岛宏博士在致辞中着重指出,口腔健康习惯的改变,不仅反映了口腔卫生保健项目的成功,而且造就了一种新的社会口腔医学模式,在社区建立网络保健组织,开展社区保健,是以社区人群为对象,以健康为中心,融疾病防治、健康教育、健康促进为一体的综合服务模式。也可以将社区保健理解为以健康促进为核心的社区综合防治模式。社区口腔保健以改善社区人群的口腔健康状况为目标。它的基本构架是以初级卫生保健为途径,以三级医疗卫生保健为依托,把社区口腔医疗服务纳入政府社区服务发展规划。由于社区保健最符合公平和可持续发展这两条健康的基本原则,因此具有充分的合理性和无限的生命力。从社区的实际需要与可能出发,通过口腔健康教育促进自我口腔保健及口腔公共卫生措施的实施,开展基本的口腔医疗保健服务项目;以常规的、经典的口腔医疗保健项目为内容,如拔牙、补牙、洁牙、镶牙等,主要依靠常规技术为老年人提供高质量服务,尽量缩小老年人群口腔健康状况差别,使老年人口腔卫生状况普遍得到改善,真正实现生活在社区的老年人群人人享有初级口腔卫生保健的目标。牙健康者,能终生享受口腔保健;有牙病的老年群体,能终生就近得到口腔保健和医疗。

(一) 社区口腔健康教育促进与具体措施

社区口腔保健有三大对策:口腔健康教育、口腔健康促进和综合防治,其中,口腔健康促进是核心。社区口腔健康教育就是通过多种形式(大众媒体的宣传)的口腔健康教育和各种政策、法规以及组织的宣传和支持,促进老年人自觉地采纳有益于口腔健康的行为和生活方式,消除和减轻影响口腔健康的危险因素,并针对老年人普遍存在的口腔卫生问题,如龋病(特别是根面龋)、牙周疾病的控制及预防知识、方法,进行口腔健康教育与具体指导实施,促进老年人口腔健康和生活质量的提高。

1. 自我保健技能培训

动员老年人积极参与,利用不同场所开展各种口腔保健活动,提供口腔卫生保健信息及口腔卫生指导(知识、技能、技巧、各种保健方法与实践),进行自我口腔卫生保健讲解与技术示范等口腔健康教育和健康促进,提高老年人的口腔卫生知识和口腔保健技能,建立良好的口腔卫生习惯和行为,使每个老年人都能终生接受口腔健康教育和服务。

2. 改变不良的口腔卫生习惯与生活方式

针对影响口腔健康的主要高危因素,如吸烟、酗酒、吸毒等不良的口腔卫生习惯,开展口腔健康咨询及行为纠正:(1)抓住每次机会询问吸烟、饮酒情况;(2)劝告所有的吸烟、饮酒者戒烟、戒酒;(3)帮助求医者戒烟、戒酒;(4)随访、打电话询问,定期检查他们戒烟、戒酒情况,以巩固戒除不良习惯的效果。

3. 培养合理营养、饮食习惯,提供食物选择咨询与指导。

4. 提供补充适量氟化物(除高氟区外)的咨询与指导。

5. 提供适当限制糖消耗量、次数与消耗方式的指导。

6. 提供基本口腔保健用品(合格、有效、廉价)和不同质量的口腔保健用品的选择(如菌斑显示液、口腔清洁剂、口香糖、保健牙膏、保健牙刷、电动牙刷、改良牙刷、间隙刷、牙线、牙线夹持器、牙签、橡皮按摩器、水冲洗装置等)。

(二)监测社区老年人口腔疾病发病状况

1. 对社区老年群体每年进行一次口腔健康流行病学调查,对口腔常见疾病及未来发展趋势提供参考价值(患龋率、龋均等)并进行监测、评价,制定对策(初级口腔卫生保健与老年口腔疾病控制管理)。通过对口腔流行病学资料的分析,了解老年群体对口腔健康的需求和需要。根据老年人不同层次、不同健康状况、不同口腔健康状况制定不同的口腔预防和口腔保健服务计划。

2. 建立老年口腔医学和口腔健康保健信息统计资料,调查统计关于开展老年口腔医学保健信息结构建设状况、组织体制状况、老年人口腔健康状况、口腔常见病的患病率、老年人口腔医疗保健需求、老年人医疗费用的来源和老年口腔保健宣传教育及口腔健康教育行为变化、各级老年人口腔医学保健专业人员培养情况、65~79岁有关口腔保健活动(基本服务及特殊服务项目)所需时间等方面情况,并对调查统计资料进行监测、评估。

(1)评估老年人口腔保健需求。其基本信息包括老年人口普查、口腔健康状况与口腔保健服务三个方面。

(2)评估老年人群口腔健康水平的需求。①牙体与牙列健康;②牙周、黏膜健康;③与口腔健康教育有关的群体口腔卫生知识及态度、行为与实践方面的信息;④初级口腔保健教育、临床预防与医疗保健方面的信息;⑤临床病历资料可准确提供疾病病种类型以及严重程度等方面的资料。

(3)健全口腔保健服务系统。社区口腔卫生保健服务,是在政府领导、社区参与、上级卫生机构指导下,以基层为主体、家庭为单位、社区为范围、需求为导向、口腔保健专业人员为骨干的一整套口腔保健服务系统。

(三)社区为老年人提供基本口腔保健措施、特殊口腔保健服务

社区口腔保健是根据社区保健的原则,在社区范围内开展老年口腔健康项目,预防和控制口腔疾病的一种服务模式。在社区口腔保健实践中,预防并不排除治疗,但要改变传统的基本治疗方法,尽可能提供非创伤性口腔保健,主要是在影响人们生活方式方面提供口腔保健服务。所以,防治措施是以一级预防为主,并辅以二、三级预防。以预防为主,治疗也是很重要的内容,为已患病者提供适当治疗,防治口腔功能丧失。防治结合,以最大限度地利用社区口腔保健的措施,缩小老年口腔健康状况的差别,最迅速地达到人人享有初级口腔卫生保健的目标,真正实现让牙齿为人类健康服务终生的愿望。

1. 定期口腔健康检查

对龋病与牙周病进行定期检查,每隔半年检查一次,做到早期诊断与即刻处理,建立老年口腔保健记录与报告。

2. 基本口腔保健项目

(1)预防性洁牙,如去除牙菌斑和牙结石;

(2)局部应用氟化物:涂氟、含氟牙膏的使用和含氟漱口水的推荐;

(3)预防性充填:非创伤性充填 ART、根龋、邻面龋。

3. 口腔症状的保健

(1)缓解疼痛。针对不同疾病引起的疼痛,首先采取缓解疼痛的方法。

(2)应急处理,包括止痛、止血。

(3)拔除Ⅲ°松动的残根、残冠,以预防继发性感染。

(4)安排转诊治疗。

4. 特殊口腔保健

(1)针对老年人身体健康、口腔健康、口腔及全身疾病等状况的不同,提供相应的口腔保健服务和技术指导或特别的口腔保健护理服务;

(2)根据经济状况的不同,为老年人提供基本或高质量口腔卫生保健用品(选择不同的材料、设备及全方位、系列的口腔服务)。

(三)计划

由于我们国家幅员辽阔,经济发展极不平衡,在我国开展口腔健康教育的资源极其有限。在开展口腔健康教育活动中,人员是组织保证,经济是物质保证,要遵循"少花钱,多办事"的原则。预防服务是投入最少、产生效果最好的口腔卫生服务。计划是通过一种系统的方式,根据社区现有机构、人力、物力及所能提供的口腔保健设施、保健服务方面的信息,做出周密的、操作性强的行动计划,然后按计划分步骤实施。

三、老年口腔健康保健的政策支持

健康促进策略已成为全世界疾病防治的共同策略。公共卫生措施是实现口腔健康促进策略的关键措施。为了确保老年人能享受公共口腔卫生保健和服务,有些国家已立法加以保证。而我国是通过国家、社会经济支持,组织保证,以及更新个人观念来改善和提高老年人的口腔卫生状况和水平的。

(一)立法

对一般的老年人定期进行免费口腔健康检查,而对有特殊需要的老年人,则提供所需要的特殊服务。其对象为养老院的老人及长期慢性疾病导致生活不能自理的老人。瑞典、新西兰等国家保健条例规定,老年人在日常医疗中,有权享受免费的口腔检查以及进一步必要的口腔急症处理。一些国家和地区预防龋病得到了政府支持,如加拿大、墨西哥、牙买加、美国、香港等,在饮用水中加氟立法化。我国口腔卫生保健事业的指导方针是"预防为主,防治结合,以防养防,以防促防"。政府对老年口腔健康负有责任,也要求承担医疗任务的卫生系统对初级卫生保健提供适当支持,如医疗设施、经济、文化及初级口腔保健服务。制定老年人口腔保健目标及措施,最大限度地开展和发展社区公共口腔卫生保健和服务项目。在个人与社会参与下,以自我保健为基础,通过口腔卫生人员和社区卫生工作者的共同努力,使全体老年人平等地享有最基本的口腔卫生保健,实现"人人享有口腔卫生保健"的目标,促进老年人口腔健康质量水平的提高。

(二)建立老年公共口腔卫生保健服务体系

1. 争取政府的支持,建立相关的法规和制度

有些国家通过立法加以保障,而我国通过改善政府医疗卫生服务的管理,建立方便老年人医疗和保健的制度和措施,健全老年人口腔医疗保健咨询服务组织,资助和实施公共卫生措施等,确保老年人能享受口腔公共卫生保健和服务。

2. 培训口腔保健人员和加强机构建设

为适应口腔健康的发展趋势和满足不同类型的老年人口腔保健的需要,不仅要求设计一套口腔卫生保健的"阶梯"型服务系统,培养高、中、低各种类型的口腔专业性人才,而且要建立一套培养口腔公共卫生保健的"一体化"服务系统。在全国重点医学院开设老年医学的进修课程,加强对各种医疗卫生人员口腔卫生保健的多种培训,接受有关老年口腔医学方面的专业训练,提高医务人员对老年口腔专业知识的认识,确保所有医务工作者对老年群体口腔公共卫生事业的重视。

3. 人力资源开发

要发挥非口腔专业的部门、组织和人员的作用,充分利用各种卫生资源,鼓励药品、设备供应部门扩大服务面,进入市场竞争;动员医疗器械、口腔保健用品厂家和商家每年拿出一部分资金支持公共牙科保健计划,赞助老年口腔保健项目,开展老年群体的口腔保健活动,发展老年群体口腔公共卫生事业。

(三)建立老年人口腔医疗支付系统

通过国家、集体、个人三方共同投资统筹口腔保健制,保障老年人口腔预防、治疗、修复与康复等所需的费用。如引进竞争机制促进社会医疗保健服务的多样性,鼓励开展基本口腔保健服务。社会保险由政府资助老年人,实行"国家出一点、原单位补一点、个人出一点"三结合的基本口腔健康服务体系。对于低收入(符合标准)的老年人,应有一定灵活性和选择性,如对无工作单位的低收入老年人,个人不出,由国家和单位共同承担。

四、成立老年口腔病防治院所

成立老年口腔病防治院所,进行高水平的老年口腔病预防保健服务,承担老年口腔医疗、教学、科研、预防等工作。防治院所可作为高等医学院附属单位,也可以在地市级以上的城市成立专门从事老年口腔病防治工作的机构,并接受下级牙病防治所的转诊和对其进行技术指导、人员培训。为老年人提供口腔治疗、康复保健、预防和服务一体的全方位服务体系。从"纯生物医学模式"转为"生物—心理—社会—环境模式",从"单纯治疗型模式"转为"综合预防保健型模式",做好老年人口腔防治工作,提高其生活质量。

(一)工作任务

对本地区承担老年口腔医学的医疗与预防、修复与康复、教学和科研任务。在基础医学和临床医学发展的基础上,预防口腔医学本身也将向高科技的方向发展。

1. 口腔医疗

在口腔医学水平综合发展的基础上,突出老年口腔医学特点的专科性服务,为老年人口腔疑难重症作出正确诊断,实施与其水平相适应的各种治疗,并提供老年人群需要的特殊服务。

2. 口腔预防

主动开展和承担社区口腔预防保健工作。掌握老年人口腔流行病学调查方法和动态资料，为制定区域性口腔卫生保健规划提供依据；建立监测和评价口腔卫生保健项目，负责培训社区口腔卫生保健人员及指导社区发展口腔疾病防治技术。所有从事口腔保健的专职人员，都要接受口腔健康保健基本培训。着重宣传口腔卫生不良所造成的健康威胁，对个人口腔卫生进行指导和持续监督。

3. 承担国家、省、市关于开展老年口腔健康医学科研工作。为国家培养从事老年口腔医学的中、高级专业人才，开展牙病防治所需技术骨干专业培训，为本科生、研究生提供老年口腔医学的地方培训基地。大学本科应设老年牙医学和保健学科，可有助于形成口腔医学医、教、研齐备的专业性学科。

4. 参加当地急诊医疗网，接受院内外老年人口腔颌面外伤病人的急诊、抢救工作，完成日常口腔科急诊工作。

(二)技术管理

开展老年口腔医疗保健服务技术项目。门诊以常规经典的口腔医疗保健项目为内容，如拔牙、补牙、洁牙、镶牙、根管治疗等。病房主要开展重症、肿瘤、颌面外伤等治疗项目。除承担老年人口腔医疗服务外，还要主动开展社区和养老院的老年口腔保健项目。另外，还要为老年人的特殊需要提供医疗设备和技术，开展急诊工作。

(三)设备管理

医疗设备功能应与老年人治疗和预防口腔疾病特点相适应，并能为医疗、教学、科研项目提供必要服务。常规设备必须配套完好，尽量做到资源共享，提高服务效率。牙科设施要考虑老年人口腔健康的需要，针对老年特殊需要及适应于目标人群的牙科保健，还要有特别为患有生理和精神疾病的老年人设计的设备。老年、疾病、残疾和社会经济因素使老年口腔治疗和护理变得更加复杂，可适当增加为伤残老年人口腔服务所需的资源和设施，如可移动牙科治疗椅、轮椅式牙科综合椅、床旁洁牙设备等。

（徐东伟）

第十三章　老年人口腔流行病学

第一节　老年人口腔流行病学意义

口腔流行病学是口腔预防医学、社会牙医学和公共卫生学的基础。实际上,口腔流行病学是医学中的一门独立学科,现代口腔流行病学的研究已从对口腔疾病的研究发展到对口腔健康的研究,任何对健康产生影响的因素都已成为现今老年口腔流行病学研究的课题。本章仅重点介绍在老年群体中,采用老年口腔流行病学原则、基本原理和方法,探索老年人口腔疾病发生、发展和影响的分布规律及与健康有关的各种因素,制定完整的口腔卫生规划及老年口腔常见疾病的预防保健策略,评价老年口腔卫生保健服务效果,从而促进老年口腔医学的发展。

一、提供老年人口腔疾病和健康状况流行因素的资料

老年口腔疾病的流行病学受到多种因素影响,如行为与生活方式、环境、卫生保健服务状况等。这些因素的改变常导致口腔疾病流行情况的变化。研究老年口腔疾病和健康状况就是根据不同时间、不同地区、不同社会环境,如生活条件、生活方式或习惯、文化程度、医疗条件及遗传因素等,进行流行病学调查,用数量、数值比较来描述某些口腔疾病发病因素的分布特点。中国牙病预防机构定期对全国口腔健康状况进行积极监测。流行病学调查描述了老年人口腔常见疾病的发病率,以及龋病、牙周病可随着年龄增加而迅速增长的趋势。老年人的口腔健康问题比其他人群更严重,解决的难度更大。这些情况为全面评估我国城市和农村老年人口腔健康状况,制定提高老年人口腔健康水平及防治老年人口腔疾病的策略和措施提供了可靠的依据。

二、提供老年口腔疾病预防、早期诊断、早期治疗的系统评价

根据老年口腔流行病学的调查,可以了解老年人口腔疾病的过程和结局,即该病的自然发展史。强调疾病前期、亚临床前期的研究,促进早期诊断,如对龋病、牙周病的早期诊断与早期治疗。老年口腔流行病学对口腔常见疾病全貌的认识和监测,有助于研究各种老年口腔疾病的预防方法和措施。一种新的老年口腔疾病的预防方法或预防措施在应用前必须依照严格的口腔流行病学的研究方法进行考核与筛选,并通过循证医学论证,使临床决策突破以往个人临床经验的局限性,全面提高医师的诊断水平,使之更为合理、科学、高效和经济。还有,对各种预防药物的疗效、安全性及毒副作用进行效果检验、判断评估,以确定这些预防措施、治疗方法是否有效,为临床医师合理用药和选择治疗方案提供有价值的信息。另外,老年口腔流行病学还对已发表的老年口腔医学研究结果进行评估,提高研究文章质量的可靠性和科学性,为老年口腔医学发展提供高质量的系统评价医学信息。

三、提供卫生决策和评估的依据

老年口腔流行病学调查研究可提供该地区的老年人口腔常见疾病和健康状况的信息,以及影响健康的因素、现有卫生资源与医疗卫生保健服务实际需要相适应程度等信息。根据这些信息,卫生行政部门提出具体的老年口腔保健策略措施,也可据此对目标进行适当调整,使其更切合实际,从而合理配置卫生资源,提高有限卫生资源的利用效率。老年口腔流行病学调查的结果,是各级卫生行政部门制定老年口腔健康目标、规划老年口腔保健措施的主要决策依据,并对目标规划的卫生技术和实施效果进行评估。卫生技术评估,是对老年口腔卫生保健领域和医疗服务系统的卫生技术,从技术特性和社会安全性、有效性、经济学特性和社会适宜性等方面进行系统全面评估。

第二节 老年口腔流行病状况及特点

一、老年人常见口腔疾病流行特征

老年人常见口腔疾病的流行与地区、经济发展状况、口腔健康水平、对

口腔健康教育的重视程度、口腔卫生习惯以及含氟牙膏的推广使用等有较高的关联。先进发达国家和有些发展中国家对龋病、牙龈炎的预防工作已取得较大进展。目前,美国牙协会主要精力已放在牙周病、口腔癌与艾滋病的预防研究工作上,但老年人的口腔疾病的改善确切程度及影响机制仍需更深入研究。

(一)地区

老年口腔常见疾病的差异在不同地区有不同的表现。如龋病在不同地区的分布与该地区地理环境、气候、水氟含量及经济情况有一定关系,水氟含量高的地区,患龋率较低。经济发展情况对龋病发病也有一定的影响,一些以前龋病率较高的国家和地区现正在逐步下降。牙龈炎在发展中国家更普遍,是因为口腔保健工作比较差。但是牙周炎的情况就不一样,WHO全球口腔资料库表明,严重牙周炎的患病率在发展中国家与发达国家没什么不同,几乎都在7%～15%范围内。可能由于资料收集方法不同,陈述各异。口腔癌在全世界都有发现,不同地区发病率不同,以东南亚地区(孟加拉国、缅甸、印度、越南)发病率最高。这是因为该地区居民有咀嚼烟草、槟榔等习惯。在我国,口腔恶性肿瘤可占全身恶性肿瘤的5.2%(如台湾、海南等地区)。

(二)时间

从时间上看,西方国家在经过20世纪60年代的一个龋病高峰以后,自70年代后患龋率逐渐下降。专家们把这种下降归功于这些国家口腔预防保健工作的成功,尤其是含氟牙膏的广泛使用,对降低龋病率起到重要作用。相反,一些发展中国家近20年来经济有了快速发展,人民生活水平逐渐提高,糖的消耗量上升,但口腔保健措施未随之跟上,因而龋病发病率的上升趋势仍在继续。老年口腔流行病学提供有关时间因素的影响目前不太确切。

(三)人群分布

研究口腔疾病在老年人群的分布特征有助于探讨病因和流行因素,明确高危人群。在口腔流行病学调查中,不同人群的疾病发病率有显著差别,主要与宿主的遗传、免疫、生理及暴露机会等相关。可根据不同特征对人群进行分组,如年龄、性别、职业、民族、种族、文化教育水平、经济水平、全身疾病、某些行为特征和特殊生活习惯(如吸烟、饮酒、喝茶等)。

1. 年龄

年龄是人群分布中最重要的因素。由于不同年龄人群有不同免疫水平、不同的生活和行为方式,其对危险因素的暴露机会亦不同。另外,不同疾病的潜伏期也不同。因此,几乎所有疾病的发生、发展都与年龄相关。常见的口腔疾病的患病率与年龄密切相关,在不同年龄组的人群中口腔疾病分布是不同的,老年前期楔状缺损和牙体磨损的患病率比较高。牙周袋检出率、牙周病患病率亦是随着年龄增大而升高。65~74岁老年人因牙缺失,牙结石检出率有所下降。李宏毅对北京的人群(6 132例)研究表明,30岁以下牙周病的患病率为10%,60岁以上为80%,炎症型逐渐减少,萎缩型逐渐增加。进入老年期后,老年人牙龈退缩,牙根面暴露,牙骨质在口腔中的暴露率、增龄性牙龈退缩率均较高。加之个人口腔卫生状况差,细菌和菌斑在根面上堆积的作用,更容易引起根龋的发生,根龋的数目、RCT再次随年龄的增大而快速升高。而在80岁以上年龄组,这些因素相对不明显,老年人群中牙体、牙周病患病率则随年龄相应增加。1980年,岳松龄总结发现人群(170万例)总患龋率为37.3%,龋均2.47;哈萨克族老年人患龋率为96.23%,龋均1.4;维吾尔族患龋率为84.38%,龋均3.5。口腔黏膜病、肿瘤和自身免疫病是老年患者的常见病,口腔癌的发病率随年龄增长而升高。口腔癌在国内发病率高峰为40~60岁,而西方国家的发病率高峰在60岁以上。江苏扬州1981—1982年进行一次口腔恶性肿瘤普查,调查0~70岁共80 028人,其中30岁以上恶性肿瘤患病率为0.038%,60岁以上上升为0.34%,增加了近10倍。据上海、天津、陕西、武汉4个地区的调查资料显示,白斑病随年龄的增加而上升,50~59岁达高峰,占23%~32%,以后逐渐下降,70岁占10.38%,80岁占4.17%。

2. 性别

有些口腔疾病的发病率有一定的性别分布差异,主要是由于不同性别接触致病因素的机会或解剖生理、内分泌的差异。同一疾病不同性别的发病率、患病率或死亡率常有不同。

口腔白斑患病率一般男性明显高于女性。1981年,Axell在瑞典调查了20 333人,发现口腔白斑患病率男女比例为1.6∶1。白斑是一种癌前病变,有些学者认为,白斑患病与吸烟有关。在我国吸烟的人数男性远多于女性,口腔白斑患病率男性明显高于女性,比例接近2∶1,近年来女性发病率在上升。

张陈平教授等对1 751例口腔黏膜鳞癌的分析表明,女性患者的增长速度远远高于男性,这种现象可能与女性吸烟和饮酒习惯上升及女性参加和从事与男性同等职业有关。但韩姚娟1981年资料报告,即使按吸烟与不吸烟分组,男性患病率仍明显高于女性,可见除吸烟外,还有其他因素。

口腔扁平苔藓患者女性比男性略多。Hersle 1982年的调查显示,男女比例是1∶1.5;1983年Landstrom报道男女比例为1∶2.3。其发病原因尚不清楚,严重时有癌变的可能。

国内不少对老年根龋的流行病学调查也有类似报告,根龋的发病率男性高于女性。

牙周病与性别关系尚不明确。各种研究的结果虽然不同,但多数报告为男性重于女性。

3. 民族

不同民族或种族人群包含着许多不同的因素,可能与民族、种族之间的遗传因素、社会经济、自然和社会环境、文化、生活、饮食卫生习惯等的差异有关。不同民族或种族牙周病、龋病的患病情况差异很大。口腔流行病调查发现,有饮茶习惯和口腔卫生习惯良好的民族,其龋病、根龋患病率下降。牙周病严重程度与教育水平、经济收入呈负相关,城市低于农村,经济收入低的人群病情较重。美国龋病患病率黑人略低于白人。少数民族人群有的无刷牙习惯,据西藏的调查资料报告,2 000人中仅有124人刷牙,占6.2%,因此有牙龈炎者占69.68%,有牙石者占52.21%。

二、老年人常见口腔疾病相关因素

(一)行为与口腔疾病

行为是人类为了维持个体的生存和种族的延续,在适应不断变化的复杂环境中作出的反应。有的行为有利于口腔健康,甚至促进口腔健康,而许多不良行为和不健康的生活方式可导致许多口腔疾病的发病率增加。口腔卫生状况直接与龋病、牙周疾病有关,如不刷牙或刷牙不彻底,口腔内牙菌斑、牙石堆积的局部刺激作用可促进龋病、根龋的发生。危害健康的行为是在后天的生活过程中形成的人为行为,表现多种多样,如有的老年人长期吸烟造成牙菌斑、牙石堆积增多,牙槽骨吸收加快,进一步加重牙龈炎症及牙周炎症。应根据老年人个人身体状况的不同,消除不利口腔健康的因素(如吸烟、饮酒、嚼槟榔等),建立良好的自我口腔卫生和口腔保健习惯。

流行病学研究表明,糖的摄入量、摄入频率及加工的形式与龋病有密切的关系。老年人常因年纪大,生活孤独,缺乏热情和食欲,而影响正常饮食习惯。应针对不良饮食习惯对口腔健康造成的影响加以消除,如限制对糖、某些过敏食品的摄食,以免龋病发生和引起口腔黏膜疾患。还应适量控制摄入酸性、过冷、过热的食品,建立有益于口腔健康的饮食习惯。

老年人自我口腔保健的观念及意识对老年人口腔健康影响也是一个不可忽视的因素。老年口腔健康除了受生理功能衰退影响外,还受其他因素的影响,其中,经济状况是一大影响因素。对治疗和保健费用的担忧是老年口腔保健的重要的障碍,即使在西方国家也同样存在。一份调查表明,65~74岁年龄组25%承认费用是一个重要的障碍。退休后收入下降,在一般的家庭,很少考虑牙齿的健康,口腔护理费用逐渐上升,口腔服务的利用率在下降。恐惧是口腔健康的另一个障碍。40%的老年人曾有不愉快的牙科就诊经历。许多老年人对口腔保健认识相对不足,即使经济和时间宽裕的老年人也很少把注意力放在口腔保健上。老年人生活自理能力差,75岁以上人群中46.5%的人生活不便。因此,加强老年人口腔健康教育是促进老年人口腔健康的有效措施之一。

(二)营养

合理营养是健康的物质基础。营养是牙体、牙周组织、口腔软组织的代谢、修复和维持正常功能所必需的。良好的营养状态和对于疾病的预防和治疗康复是必不可少的。营养不良如蛋白质缺乏,可使牙周组织变性,牙槽骨疏松,免疫力下降,影响牙周组织愈合。又如,以蔗糖为代表的各种糖类食品对牙健康的影响最为重要,不论是天然的还是加工精制的,在菌斑和细菌作用下,都具有很强的致龋性。另一方面的研究又显示,通过饮食途径补充适量氟化物,可预防和减少龋病发生。可改变食物摄入方式和频率,尤其是不含蔗糖食品,来调节食物的致龋性。大多数专家认为,老年人需要的热量、蛋白质比青少年少,但钙、铁等矿物质,以及维生素的需要量则随年龄增长而增加,因此,要严格限制各种甜食,多吃新鲜蔬菜与瓜果。合理营养可促进牙齿与牙周的健康,改善口腔功能,提高生命质量。

(三)系统性疾病及遗传

在系统性疾病中,比较公认的影响牙周组织的疾病是糖尿病、心血管疾病等。遗传因素在口腔疾病中也有不少研究,如唇、腭裂与牙周疾病等。多项研究显示牙周炎受到强烈的遗传成分的影响。

第三节 老年口腔健康状况调查

老年口腔健康状况调查主要用于调查老年口腔疾病现患情况和人群的健康状态,掌握口腔疾病的流行特征,提示影响老年口腔疾病发生的因素及流行趋势,为进一步开展口腔健康流行病学研究和制定老年口腔保健工作规划提供科学依据。老年口腔健康状况调查是在一个特定的时间内收集一组老年人群患口腔疾病的频率、流行强度、分布及流行规律的资料,是一种横断面研究(即现况调查)。

一、抽样调查方法

调查方法很多,我们可根据不同情况(调查目的、人力、物力)加以选择。现况调查是描述性研究中应用最为广泛的方法。根据调查方法的不同可分为:(1)问卷调查方法。(2)检查调查方法,包括普查、试点调查、捷径调查和抽样调查(本节重点介绍的内容)。所谓抽样即从目标人群中随机抽取部分人作为调查对象。被抽到的人群称为样本人群。抽样调查是用样本人群的调查结果推断总体人群的现患情况。抽样调查要遵循的原则是随机化和样本量适当。"随机化"也就是在总体中的每一个观察单位都有同等的机会被抽到,抽中与否和主观意识无关。在抽样调查设计时,要考虑抽样方法、样本量的大小、调查对象分组等。确定调查所需的真实性和可靠性非常重要。真实性是指由样本获得的观察值与总体的真实值之间的差异;可靠性即以样本估计总体时,在相同的条件下重复抽样获得相同结果的稳定程度。真实性和可靠性主要受系统误差和抽样误差的影响。系统误差是人为造成的错误,可以在调查设计、实施和资料分析时加以认识、控制和防止。

抽样调查的方法有单纯随机抽样、系统抽样、分层抽样、整群抽样、多级抽样等常用方法。

(一)单纯随机抽样

随机化抽样是按照一定技术程序以同等概率取样的抽样方法。对一些比较单纯的现象,且观察单位在总体中分布均匀时,可采取抽签法、掷币法或随机数字表法抽样。抽签法、掷币法在实际调查时应用价值很小,但它们是理解和实施其他抽样方法的基础。随机数字表法是比较简单而可靠的随机方法。对个体差异较大的人群研究,利用单纯随机抽样方法就能较好地抽出代表研究人群,但学会正确使用随机数字表,才能保证抽样的随机性。

(二)分层抽样

是将调查总体中与调查研究有关的特征因素,如年龄、性别、城乡、文化程度、经济条件、饮用水氟浓度等,分为若干层,即组别或类别,然后按一定比例从各层中随机抽样的方法。具体抽样时,可用简单随机抽样法或系统抽样法。例如,进行龋病调查最适合用分层抽样法:先将每个人有关因素(年龄、性别、城乡)作为一组,还可分成等比(即按比例)和不等比(即最优分配)两种分层随机抽样,分别从各层随机抽样,所得样本相当于总体的缩影,其资料可以代表总体的患龋情况。

(三)系统抽样

系统抽样方法是按照一定顺序,机械地每间隔若干单位抽取一个单位作为调查对象的方法。此种方法简单且获得的样本在整个人群中分布均匀,代表性比较好。但是,需要事先了解总体的结构,正确地选择抽样范围、样本量和抽样比,才能保证对总体有较好的代表性。方法是:首先确定抽样范围和样本大小,并给每一单位依次编号,然后确定抽样比,即确定每隔多少单位抽取一个单位进入样本,再应用随机的方法从1~n个单位数中随机选出一个数,把它作为起点,每n个单位选一个单位进入样本。例如,一个社区有10 000名老年人,决定抽取100个样本,其抽样比例为每100名中抽1名。抽样前先对每名老年人进行编号,从1~100号中随机抽取1个作为起步,之后每隔100名抽1名。如果需要以个人为单位抽样,则总体的名单应按个人排列。

(四)整群抽样

是从总体中随机抽取若干群体,以抽样群体为观察单位,全部加以调查。此法适用于群间差异较小的调查对象,如学校、工厂、村庄、社区等,对整群内所有单位进行调查。例如,对学生人群用单纯随机抽样方法抽到的对象分散在各所学校,不方便调查的实施,若随机抽取4所学校,对抽到的各校全部学生均进行调查,即为整群抽样。整群抽样的缺点是抽样误差较大,但实施方便,可节省人力、物力,易被调查对象接受。

(五)多级抽样

是上述抽样方法的综合运用。在进行大规模调查时,常采用此种方法。进行大规模调查时,如按行政区域逐级进行抽样,一级抽样单元为省、自治区、直辖市,二级抽样单元为县、区、街道,三级抽样单元为村、居委会、学校。把抽样过程分为几级或几个阶段,每级或每个阶段可采用单纯随机抽样,也可采用以上各种方法先后交叉重复结合使用,可称为分层、不等比、多阶段、整群抽样法。

二、样本含量

样本含量大小直接影响调查效果,含量小则抽样误差大,不足以发现所研究因素与疾病之间可能存在的统计学联系,也不易获得能说明问题的结果;含量太大则造成浪费,同时难以保证调查质量。样本含量的确定依所采用的流行病学方法类型不同而不同,应根据调查对象的变异情况、患病率大小、要求的精确把握度大小确定样本含量。一般来说,调查对象变异大,患病率低,对调查要求的精确把握度大,所需的样本含量就大,反之则小。

(一)估计样本含量的决定因素

1. 研究因素的有效率

有效率越高,即实验组和对照组比较数值差异越大,样本量就越少,反之就要越多。

2. 研究事件或疾病的发生率

预期结局出现的事件或疾病的发生率越高,样本量就越少,反之就要越多。

3. 显著性水平

即假设检验的第一类错误(α),α 为假阳性错误出现的概率。通常 α 取 0.05 或 0.01,α 越小,所需要的样本量越大。

4. 效率

为 $1\sim\beta$,即避免假阴性的能力,为假设检验的第二类错误,即假阴性错误出现的概率。通常 β 取 0.10 或 0.20,β 越小,所需的样本量越大。

5. 双侧检验比单侧检验需要的样本量大。

(二)样本量的计算

现况调查样本含量的计算常用以下公式:

$$N = K\frac{Q}{P}$$

其中，N 为样本含量；P 为某病预期现患率，$Q=1-P$；K 为系数，当允许误差在 $10\%(0.10P)$ 时，$K=400$；当允许误差为 $15\%(0.15P)$ 时，$K=178$；当允许误差为 $20\%(0.20P)$ 时，$K=100$。表 13-1 所示为根据不同的允许误差和预期现患率计算出需要的样本含量。

例如，为了解某市 60 岁以上的老年群体患龋情况，准备开展一次口腔健康调查，从既往资料中已知该市 60 岁以上的老年人患龋率为 95.3%，要求抽样误差为 10%。

应用公式 $N=K\times Q/P$，今 $P=95.3\%=0.953$，$Q=1-P=0.047$，$K=400$，代入公式，得：$N=400\times 0.047/0.953=19.8$。

需要调查 20 名 60 岁以上的老年人。

表 13-1 不同预期现患率和允许误差时的样本含量

预期现患率	允许误差		
	0.1 P	0.15 P	0.2 P
0.05	7 600	3 382	1 900
0.075	4 933	2 193	1 328
0.10	3 600	1 602	900
0.15	2 264	1 009	566
0.20	1 600	712	400
0.25	1 200	533	300
0.30	930	415	233
0.35	743	330	186
0.40	600	267	150

三、测量老年人口腔常见疾病流行情况常用指数和标准

(一)指数

在评价口腔疾病的患病状况时，常用患病率来表示人群中疾病状况。指数指标与患病率的意义相同，都是表示在某时点内口腔疾病患病情况分布严重程度的指标。但是均数和指数指标能更精确敏感地反映口腔疾病情况，因此，我们必须熟悉这些指标的诊断和适用条件。

冠龋的诊断标准：牙的窝沟或光滑面底部有发软的病损，釉质有潜在损害

或沟壁软化者即诊断为龋。

根龋的诊断标准:用 CPI 探针在牙根面探及软的或皮革样的损害即为根龋。

1. 患龋率

指在调查期间某一人群中患龋病的频率,常以百分数表示。患龋率主要用于描述龋病的分布和对比,探讨龋病病因和流行因素等。计算公式:

$$患龋率 = \frac{患龋病人数}{受检人数} \times 100\%$$

2. 龋病发病率

通常是指至少在一年时间内,某人群新生龋病的频率。为在一个特定时期内新发生龋的频率,是精细反映疾病发病的重要指标。计算公式:

$$龋病发病率 = \frac{新发生龋的人数}{受检人数} \times 100\%$$

3. 无龋率

全口牙列均无龋的人数占全部受检人数的百分率,称为无龋率。计算公式:

$$无龋率 = \frac{该年龄组全口无龋的人数}{受检年龄的人数} \times 100\%$$

4. 根龋指数

根龋多见于中老年人牙龈退缩后,常发生在牙颈部。它包括发生在牙根面和因牙根面龋而做的充填,根龋指数就是反映根面龋数(患根龋的牙面数和因根龋而充填的牙面数)的指标。由于根龋的发生与牙龈退缩有关,平时所用的患龋率和龋均难以表达牙龈退缩与根龋的关系。Katz 于 20 世纪 80 年代提出根龋指数(RCI),将牙龈退缩引入其中。因此,患根龋数的计算应包括患根龋的数目和因根龋而充填的数目。计算方法如下:

$$根龋指数(RCI) = \frac{根面龋数(龋数 + 充填数)}{牙龈退缩根面数} \times 100\%$$

5. 龋、失、补指数

为检查龋病时最常用的指数。龋、失、补指数用龋、失、补牙数(DMFT)或龋、失、补牙面数(DMFS)表示,后者能更准确反映患龋程度。"龋"即已龋坏尚未充填的牙,"失"指因龋丧失的牙,"补"为因龋已做充填的牙。作为个别病人统计,DMF 指数是指龋、失、补或牙面数之和,而在某人群中的 DMF 指数是这个人群的平均 DMF 牙数或牙面数,也可称为龋均或龋面均。老年群体失牙数按一个人实际丧失牙数统计(因牙周病丧失的牙计算在内)。

6. 牙周病指数

社区牙周指数(CPI)：WHO推荐使用,判断牙龈出血、牙石积聚和牙周袋深度,具有简便的特点,常被使用。常用来衡量老年的牙周健康状况,也能够反映老年人口腔牙龈、牙周卫生情况。社区牙周指数操作简便,重复性好,比较适合较大样本口腔流行病学的调查,但描述牙周疾病的精密度和完善度有限。

附着丧失：表示釉牙骨质界到临床牙周附着的垂直距离,用毫米(mm)来表示。测量牙周病流行病学的尺度是附着丧失。附着丧失$\geqslant 3$ mm,当作牙周病患者。而把这种牙周病患者在受检人群中的百分率,作为牙周病患病率。

骨丧失：指牙近中或远中(或两者)面牙槽骨垂直丧失的量,常用毫米数或占整个根长的百分比来表示。用牙槽骨丧失毫米数来评价牙周病,会带来不同的患病率。

7. 无牙殆指数

为流行病学中对无牙殆的评价中用得较多的指数,是无牙殆的患病率。无牙殆的患病率指受检人群中无殆患者所占的百分率。计算公式：

$$无牙殆患病率 = \frac{无牙殆患病人数}{受检人数} \times 100\%$$

8. 口腔癌指数

衡量口腔癌的患病情况多用患病率和发病率。一般用十万分之几来表示。

口腔黏膜病指数：目前用得较多的能反映口腔黏膜患病情况的指数,是患者数占受检人数的百分比。

(二) 均数

常用人均患病牙齿数表示某种牙病的严重程度。

1. 龋均(DMFT)和龋面均(DMFS)

人群中每个口腔中平均龋、失、补的牙数称为龋均,人群中每个口腔中平均龋、失、补的牙面数称为龋面均。龋均和龋面均反映了受检查人群龋病的严重程度。计算公式：

$$恒牙龋均 = \frac{龋、失、补牙数之和}{受检人数} \times 100\%$$

2. 还可按牙齿所在位置把上下牙弓分成六个区段,把某种牙病累及区段人均数作为描述该病严重程度的指标。如：

$$牙龈出血平均区段数 = \frac{牙龈出血区段总数}{被调查者人数} \times 100\%$$

四、总结资料

(一)资料整理的方法

调查工作结束后,按原设计要求将原始资料按照标准的计算机程序进行调查资料整理。在无条件使用计算机的地区,可采用手工整理计数方法进行。

1. 核对

在资料收集过程中应随时对资料进行核查,在对资料进行正式整理之前,再将所有收集到的数据和各种资料进行认真检查和核对。如:一般项目中的性别、年龄、职业是否相符,口腔健康状况项目中是否有缺漏,有无不符合逻辑的错误。如在龋病检查中,明明在牙列状况一栏中记录为"牙龈有萎缩","根面有龋",在下面的治疗需要栏中却记录为"不需治疗"。类似差错在流行病学调查资料中常会看到。发现不合理、有疑问或明确有错误的资料时,应及时进行补充调查或纠正。核查时还应检查资料的完整性,将不合格和不能使用的资料剔除,填写不清楚或不详的资料要归入"不详"项下,以保证分析结果不致发生偏差。

2. 分组

分组设计应根据事物特性(质量、数量)或程度进行正确的分组,才能显示出资料内部的规律性。

(1)常用数量分组标志:将观察单位按数值大小(如年龄、个数)分组。

(2)质量分组标志:将观察单位按其属性或类别(性别、地区、牙位、程度)归类。

(3)组距分组:组距大小取决于资料的性质、数目。

分组是口腔流行病学调查中进行统计分析的关键一步,分组是否合理将影响统计分析的正确性。合理分组必须选择被研究对象的与本质有关的特性作为分组的依据,坚持在同质的原则下进行恰当的分组,方可正确反映疾病的流行特征,提示各种影响流行的因素,并能建立病因假设,而不恰当的分组可能会掩盖许多有用的信息。例如,口腔疾病常与年龄有很密切的关系,随着增龄变化,患病率也会随之而改变,如果我们在对调查资料进行分组时没有按年龄分组,就难以看出年龄对疾病的影响。另外,在对连续性变量进行分组时,必须考虑到变更分界点的选择,应按照习惯分界点或按国际上普遍使用的分界点和分组标志分组,以便我们统计的数据可以进行相互比较,假如不这样,结果之间就难以比较。分组整理也要随时审核资料的有关错误。审核资料包括逻辑检查和计算检查,逻辑检查从资料相互关系中检查是否合乎逻辑,有无矛盾;计算检查是检查各数字相加是否等于小计,各横行与纵列相加是否等于总计。检查无误才能进行统计分析。

3. 汇总(计算)

整理表拟好后,就可进行归组整理,清点每组中频率。人工整理时,可用计数法将每一组中频数相加。

(1)划记法:把原始口腔调查表中标志相同的内容用划记的方法分别列入整理表内,一般用"正"划记。缺点:资料太多,易搞错。

(2)分卡法:把原始记录卡按预定的项目分为若干组,然后清点每组张数,填入整理表内。该法不易搞错,有错也易查出。

人工整理花时长,且误差大,尤其是在进行大规模的口腔流行病调查时,变量达几千万个或更多,资料整理十分困难。当调查数量较大,分析内容较复杂时,通常采用电子计算机汇总。计算机整理可以借助各种数据软件,如Foxbase、FoxPro、Dbase、Epiinfo等软件对于口腔流行病学研究非常有用。

(二)统计分析

资料分析是对整理出的基础数据作进一步的计算分析,是口腔健康调查研究中很重要的一环。分析资料一般分为计数资料或计量资料,用适当的统计指标(平均数、标准差、相对数、绝对数)来反映口腔健康状况的客观事实,分析事物的相互关系及其规律,辨别其数量上的差异程度是否显著,提出符合实际情况的合理化建议。这是开展老年口腔预防保健资料分析的重点。由于抽样误差的影响,样本均数和率往往不相等,且两个样本均数 x_1 和 x_2 也不相等。因此,在实际工作中遇到样本均数与总体均数或样本均数间不相等时,要考虑两种可能:(1)由于抽样误差所致;(2)两均数确定存在质的差别。如何作出判断?统计上通过假设检验,又称显著性检验。所以,显著性检验的目的是以样本之间的差异来推断总体间是否确有差异,是属于抽样误差所致的范围内的波动,还是有本质上的差别。若是由于抽样误差引起的可能性很小时,就可以推断它们之间确有本质差别。

以 P 值表示概率大小,常用5%(即0.05)作为判断显著性水平的标准。

统计推断:包括总体参数估计和假设检验,若样本量小时,一般用 t 检验,样本量大时一般用 u 检验,两个样本率和构成比之间差别常用卡方检验(χ^2)。

统计资料一般分为计量资料与计数资料。计量资料是对每个观察单位用定量方法测定某项指标的数值，一般用度量单位表示，如龋的个数、牙龈炎的区段数等。计数资料是先将观察单位按性质或类别进行分组，然后清点各组观察单位的个数。如对某社区老年人进行口腔健康检查，将检查结果按患龋人和无龋人分为两组，然后计算每组人数，即该社区有多少老年人患龋病，有多少老人无龋病。

数据统计分析可以使用公式计算，也可借助计算机统计软件计算。常用的数据统计分析软件有 SPPS(社会统计程序包，Statistical Package For Social Science)、SAS(统计分析系统，Statistical Analysis System)等。下面介绍几种统计分析的方法。

1. 计量资料的统计分析(standard deviation)

数值变量数据频率分布有集中趋势(平均水平)和离散程度(变异度)两个主要特征，只有把两者结合起来，才能全面地认识事物。描述一组同质数值变量数据离散程度的常用指标有全距、方差、标准差以及变异系数等，其中最常用的是方差和标准差。适用于对称分布，特别是正态或近态分布资料。

(1)两样本均数的比较

检验两个样本均数差异是否有统计意义，若样本含量小，一般用 t 检验，样本含量大时一般用 u 检验。

(2)多个样本均数的比较

检验两组以上样本均数间差别的统计学意义，通常用方差分析、秩和检验方法。

(3)多组均数的两两比较

经方差分析各组均数之间差别有统计学意义时，就需进一步检验哪些均数间差别有统计学意义。

2. 计数资料的统计分析

(1)两个样本率差异的显著检验

检验两个样本率差异是否有统计学意义，一般用 u 检验。

(2)卡方检验

两个或两个以上样本率和构成比之间差别的假设检验常用卡方检验。

(章和平、黄文霞)

参考文献

1. Poul Holm-Pederse, Harald Löe. Geriatric. *Dentistry*[M]. P. J. Schmidts Bogtrykkeri,1986

2. 童坦石,张宗玉. 医学老年学—衰老与长寿[M]. 北京:人民卫生出版社,1995

3. 李澈. 老年生物学[M]. 北京:中国人口出版社,1995

4. 钱信忠,邱保国,吕维善. 中国老年学[M]. 郑州:河南科学技术出版社,1989

5. 白家祥,郭仓. 老年与抗衰老医学[M]. 北京:学苑出版社,1989

6. 曹采方,和璐. 老年牙周病特点[J]. 实用老年医学,2002,16(6):286~288

7. 全国牙病防治指导组. 第二次全国口腔健康流行病学抽样调查[M]. 北京:人民卫生出版社,1999

8. 吴生根,许能锋,林丹. 2005年中国居民与日本居民期望寿命的比较研究[J]. 河南预防医学,2008,19(4):241~243,253

9. Brown L J,Brunelle J A,Kingman A. Periodontal status in the United States,1988—1991:Prevalence, Extent. demographic variation[J]. *J Dent Res*,1996,75:672~683

10. Marcus S E,Drury T F,Brown L J,et al. Dental caries,restoration and tooth conditions in U. S. adults,1988—1991. Selected findings from the Third National Health and Nutrition Examination Survey[J]. *J Dent Res*,1996,127(9):1 315~1 325

11. 郝志红. 安阳地区老年患者义齿修复情况调查[J]. 中原医刊,2004,31(4):16

12. 郑麟藩,张震康,俞光岩. 实用口腔科学[M]. 第2版. 北京:人民卫生出版社,1999

13. 曹采方. 牙周病学[M]. 北京:人民卫生出版社,2000

14. 林江红,杨晓昀. 现代中西医结合杂志,2002,11(3):203~204

15. Ogata K,Watanabe N. Longitudinal study on torque transmitted from denture base to an abutment tooth of lower distal-extension removable partial dentures with conus crown telescopic system[J]. *J oral Rehabilitation*,1993,20(3):341~348

16. Aydinlik E,Dayangac B,Celik E. Effect of splinting on abutment tooth movemen[J]. *The Journal of Prosthetic Dentistry*,1983,4(49):477~480

17. Karlsson G,Teiwik A,Lundström A,Ravald N. Costs of periodontal and prosthodontic treatment and evaluation of oral health in patients after treatment of advanced periodontal disease[J]. *Community Dentistry and Oral Epidemiology*,1995,23(3):159~163

18. 席焕久. 新编老年医学[M]. 第1版. 北京:人民卫生出版社,2001

19. 邱蔚六. 口腔颌面外科学[M]. 第4版. 北京:人民卫生出版社,2001

20. 李秉奇,温玉明. 口腔疾病治疗学[M]. 第1版. 天津:天津科学技术出版社,1998

图书在版编目(CIP)数据

临床老年口腔医学/陈作良,陈宏柏,朱友家主编.—厦门:厦门大学出版社,2010.11
(2019.9重印)
ISBN 978-7-5615-3735-0

Ⅰ.①临… Ⅱ.①陈…②陈…③朱… Ⅲ.①老年病口腔颌面部疾病-防治
Ⅳ.①R787

中国版本图书馆 CIP 数据核字(2010)第 223365 号

出版发行 厦门大学出版社
社　　址　厦门市软件园二期望海路 39 号
邮政编码　361008
总 编 办　0592-2182177　0592-2181406(传真)
营销中心　0592-2184458　0592-2181365
网　　址　http://www.xmupress.com
邮　　箱　xmup@xmupress.com
印　　刷　厦门集大印刷厂

开本　720mm×970mm　1/16
印张　20.5
插页　2
字数　357 千字
版次　2010 年 11 月第 1 版
印次　2019 年 9 月第 4 次印刷
定价　55.00 元

本书如有印装质量问题请直接寄承印厂调换

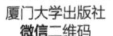

厦门大学出版社
微信二维码

厦门大学出版社
微博二维码

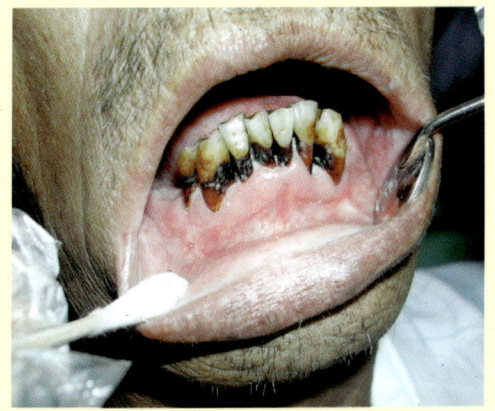
彩图1：根面龋

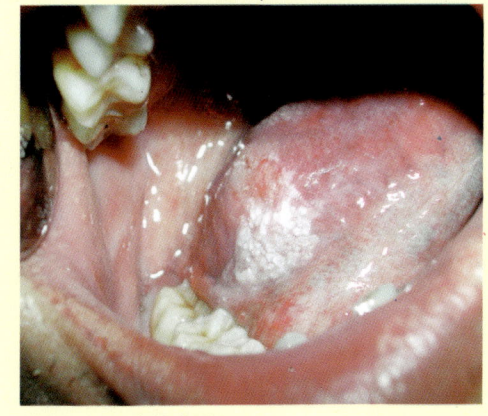
彩图4：斑块状白斑

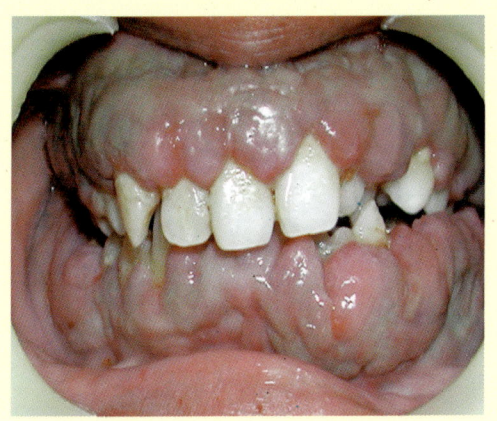
彩图2：药物引起的牙龈增生

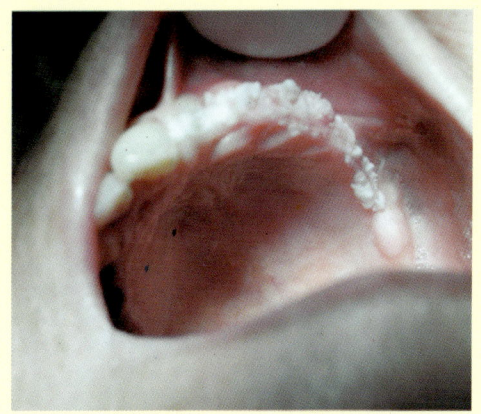
彩图5：疣状白斑

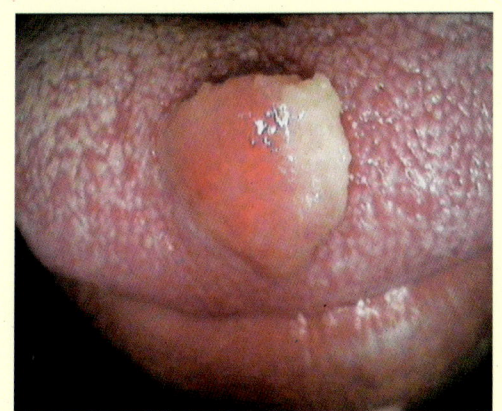
彩图3：舌部乳头状增生

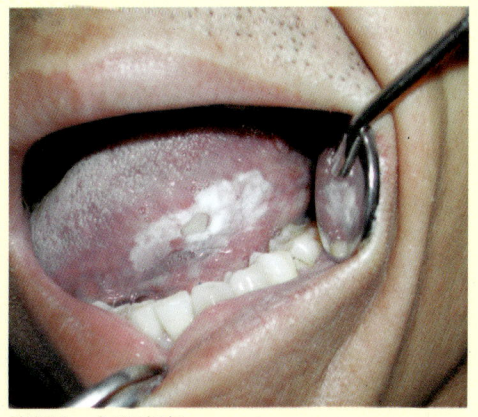
彩图6：白斑癌变

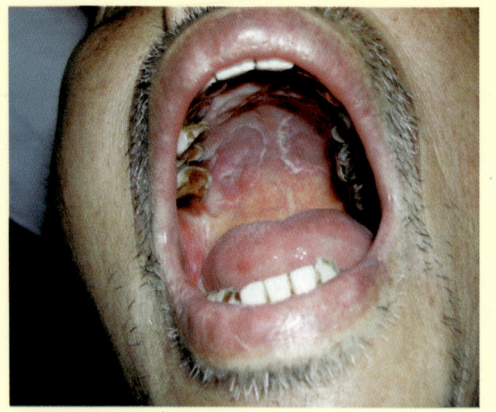
彩图7：腭部的扁平苔藓

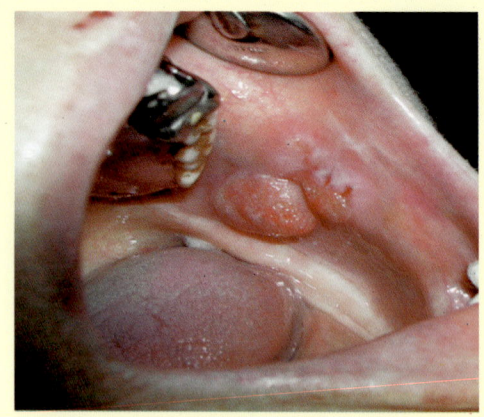
彩图10：中-高分化鳞状细胞癌（颊部）

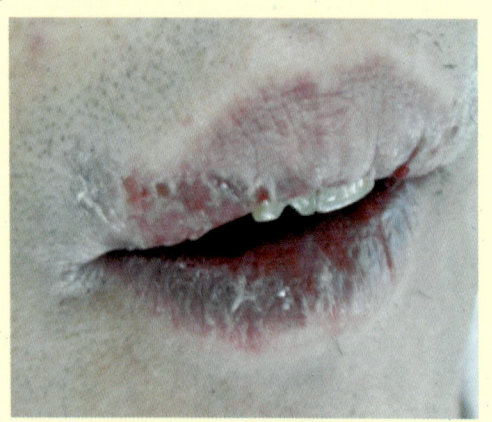
彩图8：盘状红斑狼疮呈放射状

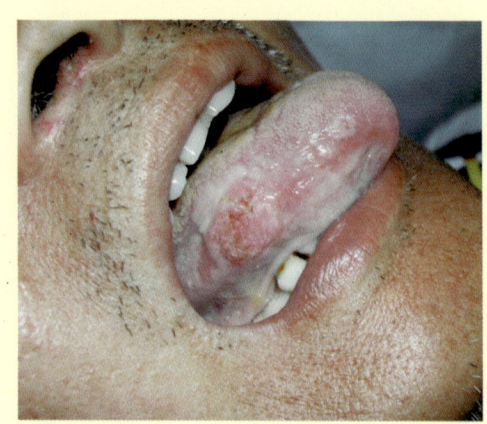
彩图11：舌癌

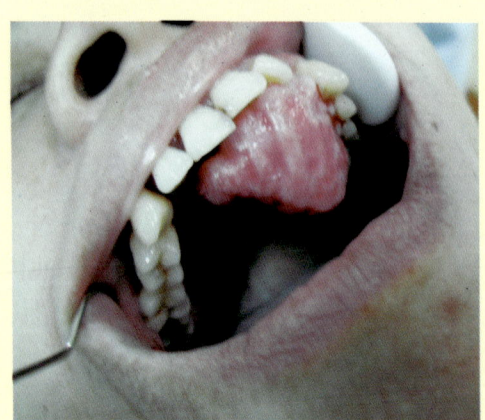
彩图9：乳头状瘤

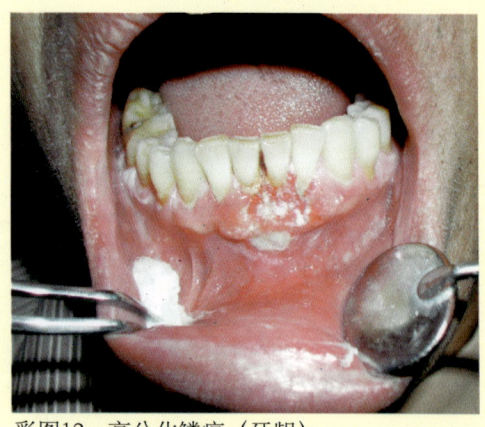
彩图12：高分化鳞癌（牙龈）

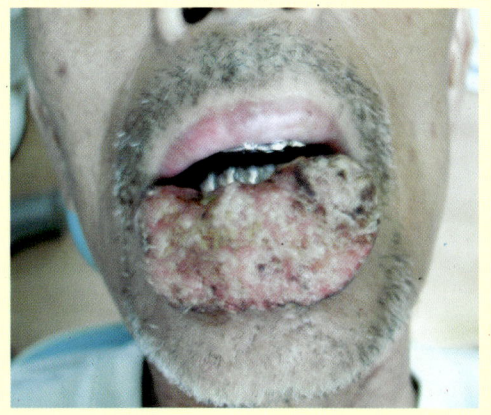

彩图13：唇癌

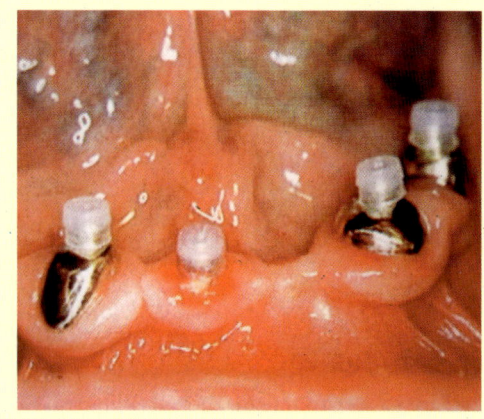

彩图16：植入体的保护

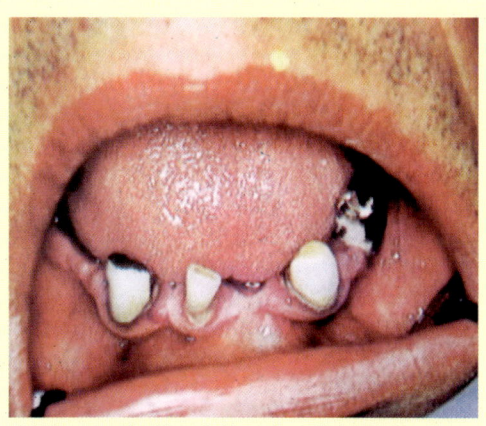

彩图14：下颌剩下少数牙齿，将行覆盖义齿

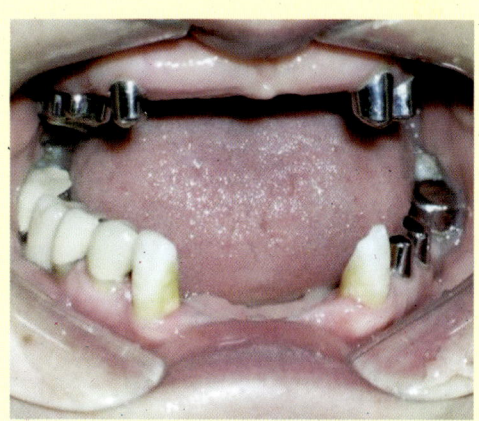

彩图17：牙槽骨吸收Ⅱ-Ⅲ°，牙龈萎缩，牙根暴露，行套筒冠治疗（套筒冠行内冠粘接后）

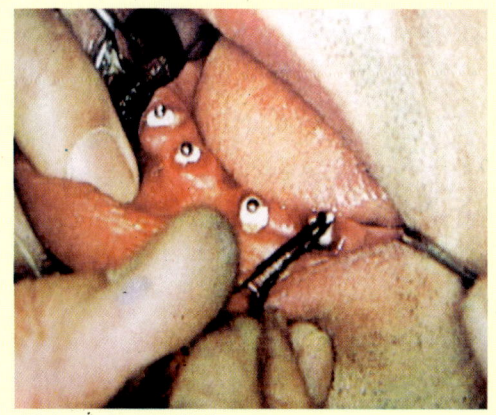

彩图15：植入种植体

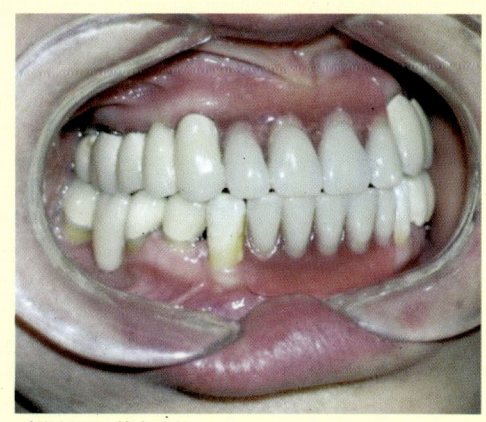

彩图18：修复后

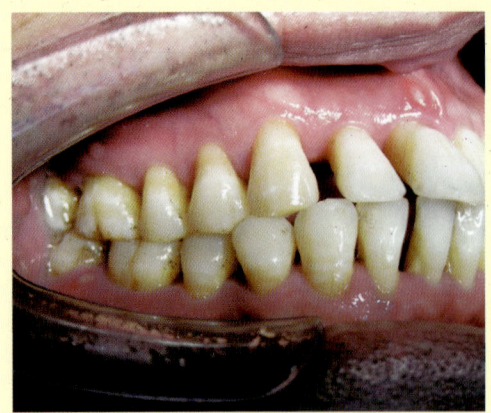

彩图19：患者一，牙周炎导致上下前牙扇形间隙，牙龈萎缩，牙槽骨吸收，牙根暴露

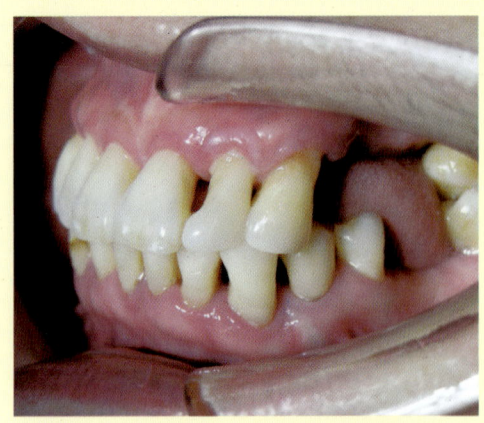

彩图22：老年患者二，左上颌牙龈萎缩，前磨牙及第一磨牙缺失。修复前正畸集中间隙

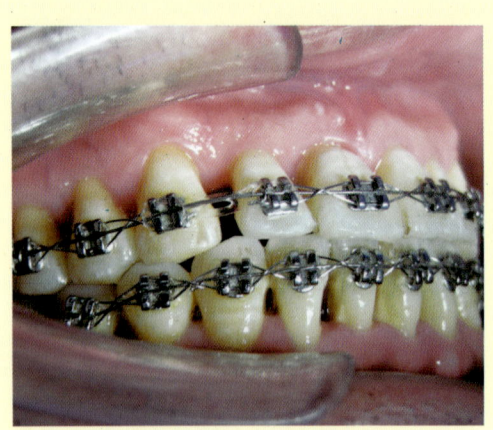

彩图20：正畸治疗中

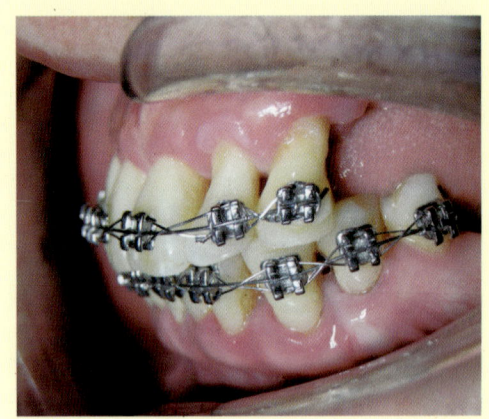

彩图23：正畸治疗中

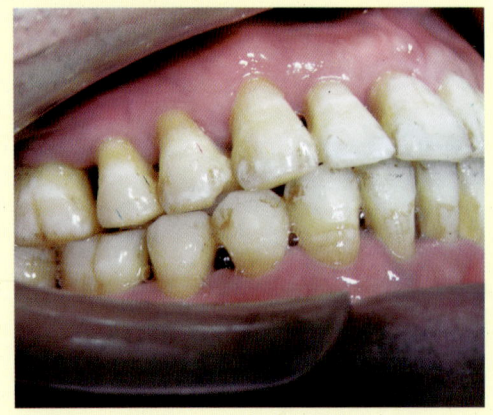

彩图21：正畸后，上下颌间隙关闭

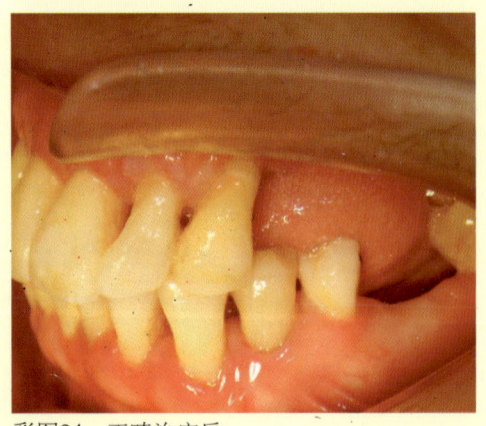

彩图24：正畸治疗后